中医"治未病"与亚健康调理

主　编　彭　锦
副主编　胡镜清　施　展
编　委　黄丹卉　陈伦举　陈仁波
　　　　吴夏秋　郭玉峰　孟凡颖

中医古籍出版社

图书在版编目（CIP）数据

中医“治未病”与亚健康调理/彭锦主编．－北京：中医古籍出版社，2010.3

ISBN 978－7－80174－821－8

Ⅰ.①中… Ⅱ.①彭… Ⅲ.①中医学：预防医学②中医学－保健 Ⅳ.①R21

中国版本图书馆 CIP 数据核字（2010）第 037874 号

中医“治未病”与亚健康调理

彭　锦　主编

责任编辑　杜杰慧
封面设计　陈　娟
出版发行　中医古籍出版社
社　　址　北京东直门内南小街 16 号（100700）
印　　刷　北京义飞福利印刷厂
开　　本　880mm×1230mm　1/32
印　　张　12.625
字　　数　310 千字
版　　次　2010 年 5 月第 1 版　2010 年 5 月第 1 次印刷
印　　数　0001～2000 册
书　　号　ISBN 978－7－80174－821－8
定　　价　22.00 元

前 言

随着医疗模式的转变，医学已进入健康促进的时代。国务院在2006年《国家中长期科学和技术发展规划纲要》中明确提出了要将疾病防治重心前移，从以疾病为主导走向以健康为主导，实施以预防为主、促进健康和防治疾病相结合的前移战略。“治未病”思想是中医防治理论的核心，“未病”在中医学中具有两个方面的涵义：其一，未病即谓无病，是指健康正常状态，此时所言“治未病”，即为预防以养生。其二，未病即已具有各种潜在疾病征兆及机理，但尚处于病而未发或未显状态，是介于“健康”和“疾病”之间的中间状态，即当今所谓之“亚健康状态”。

亚健康是受健康危险因素影响最大的中间状态，在当今社会人群中占有较大比例，已成为国际医学研究的热点之一。中国古代养生学源远流长，经过几千年的实践和总结，逐渐形成理论完善、方法多样、特色鲜明的学术体系。但从应用角度出发，基于中医理论和方法对亚健康状态进行综合调理的相关著作，目前市场上并不多见，一定程度上阻碍了学术的发展及推广。有鉴于此，笔者依托科技部十一五支撑课题“亚健康人群监测方法与监测网络”研究工作，结合亚健康人群特点，从家庭使用的实际需求入手编纂此书。

全书以自我保健为主，内容翔实，分上、中、下三篇。上篇从中医健康观入手，阐述了中医“治未病”思想及亚健康状态的理论内涵及相互关系，并对其如何指导人群的健康管理作了初步探讨；中篇在探讨亚健康状态干预原则的基础上，从日常自我保健、中医外治及药膳等不同方面介绍了中医养生保健疗法的操作技术、学术渊源、适应症、禁忌症等相关内容；下篇针对亚健康常见症状，分别介绍了中医综合预防策略及手段，并在结尾处辅以专家提示。资料选取过程中，在注重保持中医理论特色的同时，兼顾自我保健应用中的可操作性。

值得指出的是，本书所涉及的症状应限定在亚健康状态，相关调理方法必须在排除器质性病变的前提下方可采用，如症状持续不减或进行性加重，应及时到专业性医疗机构诊治，以免延误病情。此外，建议读者参照相关症状的中医证型，结合自身情况进行辨识，并采用个体化的具体干预方案，以期增强干预效果。

本书可供社区保健人员、健康咨询人员、健康管理人员等实践参考，也适用于广大民众的家庭保健指南。由于时间仓促，难以涵盖全部亚健康问题，现有资料也难免有疏漏之处，恳请各位专家和读者批评指正，以期再版时改进和完善。

本书编写组

2010 年 1 月于中国中医科学院

目　录

上篇　从中医健康观认识亚健康

中篇　中医调治亚健康状态的原则与方法

下篇 常见亚健康状态的中医干预方案

上篇　从中医健康观认识亚健康

第一节　中医对亚健康的认识

一、亚健康概述

现代医学从还原论的观点出发，崇尚结构至上思想，对健康和疾病的认识非此即彼，着重于对静止的、终极状态的认识和把握，重视生物结构上的具体异常（即“病”），主要采用生物和理化的干预手段，以期最大限度地修复异常（即治愈疾病）。但健康是一个极其复杂的生命现象，随着科学的进步和医学的发展，人们对健康的质量和内涵有了深入的认识。WHO 章程序言中阐述的“健康”不仅仅是没有疾病或不虚弱，而且是个体在躯体上、精神上和社会上的完好状态。

回顾上个世纪，现代医学虽在感染性疾病及营养缺乏性疾病中取得了巨大的成功，但整体发展水平却不尽如人意，面对困扰人类健康的常见慢性疾病，显得方法不足，对新出现的棘手病症更是束手无策，人们开始优化医学模式，调整医学方向，重新确立医学目的，并在反思中提出了健康与疾病之间存在着“第三状态”，或曰“中间状态”、“游离状态”、“灰色状态”等观点，研究表明，人体从健康发展到疾病（特别是慢性病），其形成是一个由量变到质变的动态渐变过程。上世纪 80 年代初，亚健康概念由前苏联学者 N·布赫曼首先提出，标志着对疾病的策略从治疗转向预防的一个根本性转变，被誉为是上世纪80年代后半期的医学新思维。

中华中医药学会发布的《亚健康中医临床指南》提出：“亚健康是指人体处于健康和疾病之间的一种状态。处于亚健康状态者，不能达到健康的标准，表现为一定时间内的活力降低、功能和适应能力减退的症状，但不符合现代医学有关疾病的临床或亚临床诊断标准。”由于亚健康是近年来国际医学界提出的新概念，目前对亚健康的概念还未有规范的定义。但可以明确的是，亚健康是机体处于健康和疾病之间的一种非正常状态，是介于健康与疾病连续过程的中间阶段，包括无临床症状或症状感觉轻微，但已有潜在的病理信息。它本身拥有广泛的内涵，是人们在身心情感方面处于健康与疾病之间的健康低质状态及其体验，虽经各种医疗仪器设备检验无确诊意义的阳性结果，却呈现出生命活力降低，生活和社会适应力不同程度减退的一种状态。

造成亚健康状态的原因是多方面的，竞争激烈、压力过大等心理、社会因素，吸烟、酗酒、不平衡膳食等不良生活方式，空气污染、工业废物等不良环境因素均被认为是产生亚健康状态的重要原因，此外，人们健康意识的提高、医学的进步、专业专科的细化使得亚健康的诊断技术有了快速的发展，对亚健康的认识也趋于客观和科学。有学者认为，青少年的亚健康状态与学习紧张、考试压力、沉迷电脑及互联网络、升学压力、早恋及家庭不和有关；中青年则与高考、考研、留学考试、执业考试、职称考试、就业、失业、加班应酬、上下级关系、个人奋斗等有关；老年人与退休后远离社会、与子女缺乏沟通及乱用保健补品等因素有关。

王琦等学者认为亚健康状态的范畴包括以下五个方面：一是泛指身心上不适应的感觉所反映出来的种种症状，在相当时期内往往难以确诊的状况；二是某些疾病的临床前期表现，如已有心血管、脑血管、呼吸、消化系统和某些代谢性疾病的症状而未形成确凿的病理改变；三是一时难以明确其临床病理意义的“症”，如疲劳综合征、神经衰弱症、忧郁症、更年期综合征等；四是某些重病、慢性病已临床治愈进入恢复期，而表现为虚弱及种种不适；五是在人体生命周期中衰老引起的组织结构老化与生理机能减退所出现的虚弱症状。上述方面的共同特点是，患者有多种异常表现和体验，而通过物理、化学检查无法检出阳性结果，难以对疾病作出明确诊断。

亚健康状态本身具有不稳定性，易于转化，它既可以因为干预调理得当而恢复到健康状态，又可以因为疏于调护或处置不当而发展成为各种疾病。现代医学以生物学人体变量来测定各种检查项目是否偏离正常值来诊断的手段和治疗技术并不能有效地解决这一难题，而中医学证候分析和辨证诊治的观点与亚健康的防治要求却不谋而合。亚健康概念的介入，开拓了中医学术新领域，开阔了诊察疾病的视野，解决了许多有症状而无疾病情况的困惑。对于亚健康的防治，应以中医理论为指导，运用中医治未病的伟大思想和丰富手段，借助现代诊治手段，在临床出现明确症状，或形成病理改变之前，提早作出针对性的防范，将关注的重点转向亚健康状态，通过养生保健、疾病预防、重大疾病阻断和康复健全过程等多层次的实践，培养一种健康的生活、行为、工作方式和合理的膳食结构，恬淡虚无，起居有常，劳逸结合，构建具有中医特点的预防保健理论体系，以冀在疾病防治和健康维护领域中，充分发挥中医治未病的特色和优势。

二、“阴阳平和”是中医学的健康观

中国古代朴素唯物主义认为世界的本原是元气，元气论凸现的是分化观和有机论。传统文化的整体思维中，以“道”或“太极”指称天地万物的共同本源和生长功能，以阴阳的对立互根、消长转化运动来阐明事物的对立统一和动态平衡；以五行的生克制化来揭示事物间复杂联系和依存制约的网络秩序。中医学渊源于中国传统文化的哲学土壤，从整体观出发，十分注重人与整个环境的关系，并将自然环境置于首要地位，把人放在大自然环境（包括社会、精神环境）的等级秩序中，从天人关系、人体内部关系等基本层次上，考察并驾驭各种基本关系的“和”与“不和”相互转化的基本规律，强调以人为本、天人相应、形神统一，并运用中国古代自然哲学思想的阴阳五行学说、精气学说以阐述对生命健康、疾病机制的认识，通过对机体反映出来的大量临床外部信息的观察，推测机体内部功能变化，并由此产生了以脏腑阴阳、气血津液等为主要内容的机体内在关系机制。

中医学基于这种对生命现象所具有的独特认识，认为健康不仅表现在躯体上，重要的是体现在身心的完美结合，健康是人类在自然和社会环境中，所保持的一种“阴平阳秘”的动态平衡状态，“生之本，本于阴阳”，中医学通过对五脏阴阳的调控实现整体阴阳的调控。肺主气、肝藏血、肾藏精、脾生津、心主血，五脏通过对机体内气血津液的调整分布完成阴阳调节。《素问·生气通天论》认为“阴平阳秘，精神乃治”，中医学从阴阳这对矛盾概念的两个方面出发，认识和分析人体的各种器官组织及脏腑经络，正是由于阴阳的对立互根和消长转化的矛盾运动才使人体达到和保持一种动态平衡的状态——健康状态。早在《黄帝内经》时代，古代医贤就把“阴平阳秘”的“阴阳和平之人”作为心身和谐的健康标准，《素问·调经论》更明确地指出：“阴阳匀平，以充其形，九候若一，命约平人。”疾病的发生、发展皆为阴阳失和所致，而亚健康状态则为阴阳代偿性平衡，或患病时失去代偿能力，以致阴阳失衡的一种状态。

三、“阴阳失衡”导致亚健康

现代医学平衡理论认为，人体内存在着许多对立关系，他们彼此之间相互依存、相互制约，并可在一定条件下相互转化，各层次的对立调节均处于相对的动态平衡之中，以维持机体健康状况，也就是我们常说的人体生理的一种稳态，相当于中医学的“阴平阳秘”，而一旦阴阳之间的这种稳态出现异常，人体就会产生病理征象，若这种失衡得不到纠正，可导致继发多个对立失衡，甚至导致整个机体失衡。正如《内经》所说：“阴胜则阳病，阳胜则阴病。”

中医学认为构成人体的各脏器组织，按一定的规律，通过经络的联系作用，形成了以心、肝、脾、肺、肾为核心的五大功能系统，五脏系统作为人体生命活动的调控主体，借助其相应的官窍组织，接受客观外界的信息而进行整体综合判断，最终产生应答来协调各自功能状态及系统间的平衡，维持机体正常的生命活动。经络系统既是运行气血、联络脏腑肢节、沟通上下内外的通路，同时又具有感应传导、调节机体平衡的功能。它通过对各种信息的接收、传递、变换等作用，调节气血的运行，协调脏腑的关系，以维持人体内外环境的相对平衡。气血津液以升降出入流通为本，气滞、血瘀、津留，反应了五脏阴阳调节功能失常，阴阳失衡是导致疾病发生的根本原因。

“亢则害，承乃制”，生命活动有赖于机体整体阴阳调控机制，健康是“阴阳自和”的机体整体自主性功能目标状态。正常情况下，机体具有自我调节、自我平衡、自我恢复能力，而上述能力是通过机体内部多重系统的协调统一实现的，并受自然环境和社会环境的影响。如果人们在日常生活中，疏于防范，即可因于外感六淫、内伤七情或起居不慎、劳倦、饮食不节等因素的干扰，导致气机升降失常，气血、津液、脏腑、经络等功能紊乱，机体自主调节功能障碍，从而使体内阴阳平衡失调，出现各种趋向病理的征象，即亚健康状态。人们一旦进入亚健康状态，虽然可能暂时尚无器质性病理改变，但身体已经出现了阴阳、脏腑、经络的不平衡状态，个人主观上会出现多种不适症状和心理体验，主诉症状多种多样，可表现出疲劳、乏力、活动时心悸、气短、出汗、腰酸腿痛、精神不振、情绪低沉、反应迟钝、失眠多梦、白天困倦、注意力不集中、记忆力减退、烦躁、焦虑、易受惊吓等。亚健康状态已涉及到人体自我稳定平衡系统的失调，若不能采取及时有效的纠正措施，阴阳失和进一步发展，必然会导致疾病的发生。

第二节　中医"治未病"理念的内涵与源流

一、"上工治未病"

中医学从对健康概念的把握以及疾病发生的原因出发，认为医学基本宗旨和调治的最高境界是"消患于未兆"、"济羸劣以获安"，其次才是治病。这里所谓的"未兆"，即未有显著疾病征兆之时；所谓"羸劣"，即虚损或不太健康，但不一定是有病，而这些健康问题，正是当今社会人们所说的亚健康状态。

中医理论在维护人体健康中，讲究"养、调、治"，注重"上工治未病"，着眼于根据各方面因素与人体健康状态的关系，通过在整体层次上对人体外在信息的诊察，判断机体内阴阳的偏盛偏衰，采取各种有效方法和手段调节机体的生命状态，"虚则补之，盛则泻之，适其中外，疏其壅塞，令上下无碍，气血通调，则寒热自和，阴阳调达矣"。《素问·至真要大论》曰："谨察阴阳所在而调之，以平为期"。平即达到新的阴阳平衡以获得人体状态的协调，由此可见，协调阴阳就成为中医防治疾病及健康促进的基本原则和终极目的。

几千年来，中医养生领域文献浩若烟海，养生思想包容了道、儒、佛、医、墨、法、兵、阴阳诸子百家，在其漫长的发展过程中，经历代养生家、医家和广大劳动人民在长期的防病保健实践中不断探索和总结，创立了既有系统理论、多种流派、多种方法，又有民族特色的中医预防养生学，其养生措施研究至深，开拓至广，令世界感叹。尽管中医学中并无“亚健康”之名，但对导致亚健康状态的病因病机、亚健康所涉及的临床表现及其预防调整的方式方法却早有研究，并从“治未病”思想的角度出发，形成了较系统的认识和独特的干预手段。

二、“治未病”理念的内涵

“治未病”思想是中医防治理论的核心，对于中医预防养生和临床救治具有重要的指导意义。《素问·四气调神大论》从正反两方面阐述了治未病的重要性：“……是故圣人，不治已病治未病，不治已乱治未乱……，夫病已成而后药之，乱已成而后治之，譬犹渴而穿井，斗而铸锥，不亦晚乎！”《素问·八正神明论》进一步指出：“上工救其萌芽……下工救其已成”。《灵枢》则对“治未病”的含义作了高度概括：“……上工，刺其未生者也，其次，刺其未盛者也，其次，刺其已衰者也……故曰上工治未病，不治已病，此之谓也。”汉代《淮南子·卷十六》也说：“良医者，常治无病之病，故无病；圣人常治无患之患，故无患。”

对于“未病”的理解，不应简单地认为是没有疾病，而应视为人体在未呈现明显自觉症状及体征前的各种状态，在中医学中具有两个方面的涵义：其一，未病即谓无病，是指尚未患病的健康状态，此时所言“治未病”，即为预防以养生。其二，未病是介于“健康”和“疾病”之间的中间状态，是某些疾病的潜伏、隐匿阶段，亦可是某些疾病的稳定期以及尚未发生和认识的无症状疾病等，虽无任何症状或不适，但经检查诊断为某种疾病，这种潜伏、隐匿状态既不能称为健康，又非正常。此外，许多慢性疾病的稳定期，患者已无症状，亦不能用健康来统之，故用“未病”状态来认识较易理解。即我们现在所讨论的“亚健康状态”，此时所言“治未病”，即为有病而早治。综上所述，“治未病”就是对未病态身心两端、内外环境作合乎自然的调养，消除疾病于萌芽、隐匿状态。

在“未病”状态下，人体各脏腑的功能活动处于相对平衡或代偿调节水平，不一定有临床表现。一旦某种诱因使这种相对平衡状态破坏，则会出现不适症状、病理反应、理化指标异常等信息，而进入“已病”状态，治未病理论的核心思想，就是预先采取各种调养干预措施，防止疾病的发生、发展与传变。“治未病”理论是中医预防养生理论的精髓和指导原则，其内涵广泛，归纳起来主要具有四方面的内容，即：无病先防，已病早治，既病防变，病瘥防复。

（一）健康状态时的无病先防

中医学历来强调健康无病状态时的“预防为主”思想，在疾病未发生之前，采取积极的预防措施，防止疾病的发生。人类生活在自然环境中，外有风、寒、暑、湿、燥、火六淫的侵袭，内有喜、怒、忧、思、悲、恐、惊七种情志的伤害，加之饮食起居之过时失节，意外创伤和虫兽侵袭等，无不有伤及于人之元气，甚则累及生命，此外，随着年龄的增长，人体各器官也会趋向衰老，抗病能力随之减退，也容易发生疾病。因此，强调“治未病”的预防思想，就是从健康的根本着想，以积极的态度和方法“防患于未然”，杜绝致病根源，留心防护各种扰乱人体阴阳气血、精神意志的致病因素，保持人体阴阳气血的平衡，尽可能避免疾病的发生。对于健康状态的维护和保养，《内经》提出顺应四时、外避邪气、内养精神、节制饮食、注意起居、劳逸结合、调节情绪等综合的养生原则，从自身的角度出发，强调固护正气，调达情志，适应自然环境的变化规律，从而提高抗病能力，保持健康状态。正如《素问·上古天真论》所言："其知道者，法于阴阳，和于术数，饮食有节，起居有常，不妄作劳""恬淡虚无，真气从之，精神内守，病安从来。"《素问·阴阳应象大论》亦曰："圣人为无为之事，乐恬淡之能，从欲快志于虚无之守，故寿命无穷，与天地终"。

《内经》不仅注重日常调养以增进形神健康，还提出一些主动性的预防干预措施，以防范疾病的发生。如《素问·遗篇》中就记载有预防邪气侵袭十二脏，而针刺十二脏之原穴的方法，其作用正如原文所云："是故刺法有全神养真之旨，亦法有修真之道，非治疾也，故要修养和神也。"以期"补神固根，神气不散，神守不分。"此外，在同一篇中还记载有每日东吸"日华气"一口，冰水和服小金丹一丸，"无疫干也"，以及"于雨水日后，三浴以药泄汗"之法，均属预防性干预措施，其目的是达到预防疾病发生的目的。因此，在健康状态下，中医学"治未病"不仅有单纯的养生防病原则，还有针对性及目的性较强的预防干预措施。

（二）疾病萌芽阶段的早期调养

自然辩证法认为，任何事物都具有循序渐进、由微至著发展变化的特点，这是事物发展的必然规律。疾病的发生和发展也不例外，无论何种疾病都不可能是突然而起的，它必然要经过或短或长的隐伏阶段。也就是说，病理变化的信息量必须经过一个"蓄积"过程，当病变信息量较少时，人体一般从外观上难以看出明显的变化，随着信息量逐渐增多，可以表现出轻微的症状，虽有不适，但对人影响不大，直至病变严重，才引起明显的全身或局部的典型症状，这时就已发展成为“疾病”阶段了。《素问·八正神明论》云：“上工救其萌芽”，就是说身体虽未出现典型的疾病症状，但已出现某些先兆或轻微不适，即应采取有效干预手段，防止疾病的发生。

已有研究表明，现在临床常见慢性病及多发病中，除恶性肿瘤的临床前期人们所知不多，相对难以把握外，心脑血管疾病、呼吸系统、消化系统和代谢性疾病等，都有一个较为缓慢而渐进的发展过程，从而为人们采取针对性的防范措施预留了一定的操作时空，正如唐代名医孙思邈在其《备急千金要方》中所说：“夫欲理病，先察其源，候其病机。五脏未虚，六腑未竭，血脉未乱，精神未散，服药必活；若病已成，可得半愈；病势已过，命将难全。”

明代张介宾在《类经·针刺类十三》对《黄帝内经》治未病的含义阐释到：“救其萌芽，治之早也。救其已病，治之迟也。早者易，功收万全；迟者难，反因病以败其形，在知与不知之间耳，所以有上工下工之异。”徐春圃在《古今医统大全·翼医通考·慎疾慎医》中也强调：“圣人治未病不治已病，非谓已病而不治，亦非谓已病而不能治也。盖谓治未病，在谨厥始防厥微以治之，则成功多而受害少也。惟治于始微之际，则不至于已著而后治之，亦自无已病而后药之。今人治已病不治未病，盖谓病形未著，不加慎防，直待病势已著，而后求医以治之，则其微之不谨，以至于著，斯可见矣。”因此，“治未病”的另一重要意义在于对于已有疾病征兆的人，应当把握治疗时机，早期诊断，早期干预，防止疾病的进一步演化。

（三）已病情况下的既病防变

古代医家在医疗实践中，观察到外邪侵犯人体具有由表入里，由浅入深的发展趋势，而在表轻浅之疾易治，入里深重之病难愈，故而主张治浅治轻。《素问·阴阳应象大论》提出“邪风之至，疾如风雨，故善治者，治皮毛，其次治肌肤，其次治筋脉，其次治六腑，其次治五脏，治五脏者，半死半生也。”对于疾病的调治时机的把握很重要，只可图于萌芽之先，不可施于大危之后，若治不及时，病邪就有可能由表传里，以致侵犯脏腑，甚至危及生命。正如徐大椿在《医学源流论·防微论》中所指出：“病之始生，浅则易治，久而深入则难治……故凡人少有不适，必当即时调治，断不可忽为小病，以致渐深；更不可勉强支持，使病更增，以贻无穷之害。此则凡人所当深省，而医者亦必询明其得病之故，更加意体察也。”强调了忌小患成疾、重防微杜渐的重要意义。

中医学从整体观出发，认为人体是以五脏为中心，通过经络将脏腑肢节等全身组织器官相互联系进来的一个有机整体，五脏之间在生理上相互依存和联系，存在着生克制化关系，在病理上也相互影响，存在着乘侮亢害关系，一脏有病，必然会按照一定规律影响其他脏器，出现顺传或逆传等发展变化趋势。《素问·玉机真脏论》云：“五脏受气于其所生，传之于其所胜，气舍于其所生，死于其所不胜”、“五脏有病则各传其所胜”。并例举外邪入客于肺，进而按五行相胜规律而发生肝痹、脾风、疝瘕、瘛等其它四脏的疾病，提示我们在临床实践中应根据这一规律，善于抓住时机，科学确定病位，尽早予以恰当的干预手段，以阻止疾病的传变。

此外，对于一些发作性疾病和慢性病缓解期，为了控制其发病，先其发作而治，也为“治未病”的一个重要内容。对疟疾类发作性疾病的治疗，中医认为其发作具有间歇性，应在其将发未发时把握时机进行干预，这样才能取得事半功倍的治疗效果，正如《素问·刺疟篇》所云：“凡刺疟，先发如食顷，乃可以治，过之则失时也。”此外，《素问·逆顺篇》还指出：“方其盛也，勿敢毁伤，刺其已衰，事必大昌。故曰：上工治未病，不治已病，此之谓也”。这里所说的“治未病”是指在病势缓解期进行治疗，是取邪气已衰，正气复来这一有利时机，用药力攻伐邪气，扶助正气，使正盛邪衰，疾病易于治愈。

（四）病后调摄以防止复发

疾病初愈，虽然症状消失，但此时邪气未尽，正气未复，气血未定，阴阳未平，必待调理方能渐趋康复。所以病后，应慎起居、节饮食、勿作劳，做好疾病后期的善后治疗与调理，方能巩固疗效，避免疾病复发。否则，若适逢新感病邪，饮食不慎，劳累过度，均可助邪伤正，使正气更虚，余邪复盛，导致疾病复发。如《伤寒论》于六经病篇之后，设有“辨阴阳易差后劳复病脉证并治”，指出伤寒新愈，若起居作劳，或饮食不节，就会发生劳复、食复之变。病后调摄，以防疾病复作，不失为治未病内容的延伸。

三、“治未病”理念的发展源流

“不治已病治未病”这一学术思想是中医防治理论的精髓，其形成与发展源远流长，自《内经》提出后，历代医家作了大量的研究和实践，积累了丰富的经验，使之不断充实和完善。

（一）奠基于《内经》、《难经》

中医“治未病”思想最早见于《黄帝内经》，《素问·四气调神大论》指出：“圣人不治已病治未病，不治已乱治未乱，此之谓也。”强调了治未病的重要性。此后《素问·阴阳应象大论》和《素问·刺热论》又分别指出：“故邪风之至，疾如风雨，故善治者治皮毛，其次治肌肤，其次治筋脉，其次治六腑，其次治五藏。治五藏者，半死半生也。”“肝热病者左颊先赤……肾热病者颐先赤，病虽未发，见赤色者刺之，名曰治未病”。此处所谓“未发”，实际上是已经有先兆小疾存在，即疾病早期症状较少且又较轻的阶段，《内经》时代的中医学已认识到，人体由健康向疾病的转化是一个渐进的过程，在此过程中，早期预防、早期发现、早期干预具有积极意义，因此，《灵枢·逆顺》中谓：“上工刺其未生者也；其次，刺其未盛者也，……上工治未病，不治已病，此之谓也。”即是强调在疾病发生之前或萌芽之初，把握时机，采取积极的干预措施，以防止疾病的发生，从而达到“治未病”的目的。

对于已发生的疾病，中医“治未病”思想强调“既病防变”，对此，《难经·七十七难》从中医理论的整体观出发，阐述道：“所谓治未病者，见肝之病，则知肝当传之与脾，故先实脾，无令得受肝之邪，故曰治未病焉。中工者见肝之病，不晓相传，但一心治肝，故曰治已病也”。《内经》和《难经》提出的“未病先防、既病防变”思想，开启了中医预防思想的先河，为中医“治未病”学说的发展奠定了基础。

（二）发展于《伤寒杂病论》

东汉张仲景禀《内经》、《难经》之旨，结合自己的医疗实践，发展了中医预防保健理论，在《金匮要略》中提出预防保健要重视“养慎”的思想，即内养正气，外慎邪风之意。《金匮要略·脏腑经络先后病脉证第一》指出：“若人能养慎，不令邪风干忤经络”、“更能无犯王法，禽兽灾伤，房室勿令竭乏，服食节其冷、热、苦、酸、辛、甘，不遣形体有衰，病则无由入其腠理”。不但指出了摄生养慎对未病前预防保健的积极意义，还提出了预防保健的一些具体措施。

张仲景十分强调在疾病初发，邪位浅表时及早治疗的重要性，认为若一时不慎而感受外邪，必须早期及时治疗，防微杜渐，以防病邪深入于内，灭病邪于萌芽之时。《金匮要略》中多处可见谨微防病的论述，《血痹虚劳病脉并治第六》云："夫男子平人，脉大为劳，极虚亦为劳"，"男子平人，脉虚弱细微者，喜盗汗也"。《胸痹心痛短气病脉证治第九》云："平人无寒热，短气不足以息者实也"。从这些论述中可见，对于亚健康状态仲景早有认识，他认为从外形看虽似无病，像正常健康人的亚健康状态，可通过脉象或症状的仔细观察，以早期发现。《金匮要略·脏腑经络先后病脉证第一》云："适中经络，未流传脏腑，即医治之。四肢才觉重滞，即导引、吐纳、针灸、膏摩，勿令九窍闭塞"，强调了疾病早期治疗，并告诫医生要善于抓住疾病早期征兆，及早诊断和治疗，如在经络开始受邪，尚未深入脏腑之时，即及早治疗，四肢刚刚感觉重着不适，即用导引、吐纳、针灸、膏摩等方法，使机体气血畅行，提高抗病能力，以免贻误病情，防止疾病由浅至深，由轻至重，杜绝疾病的进一步发展。

对于已经发生的疾病，仲景非常重视既病防变，根据五行生克制化理论和脏腑经络传变规律，以治肝实脾为例阐明了已病后对未病脏腑在治疗上的预防措施，强调肝之病，多传变至脾，治疗当"先安未受邪之地"，指出在治疗疾病时应注意照顾未病的脏腑，防止疾病的传变，先治或先安未病的脏腑，截断疾病的传变途径，防其蔓延为患，使疾病向痊愈方面转化。《金匮要略》中还谈到肝虚病宜用甘味以培土荣木的生克制化规律："夫肝之病，补用酸，助用焦苦，益用甘味之药调之。酸入肝，焦苦入心，甘入脾。脾能伤肾，肾气微弱，则水不行，水不行，则心火气盛，心火气盛，则伤肺，肺被伤，则金气不行，金气不行，则肝气盛。故实脾，则肝自愈"。

此外，张仲景还认识到病后调摄对于防止疾病复发的意义，他在《伤寒论》六经病篇之后，专设《辨阴阳易差后劳复病脉证并治》，提出“劳复”、“食复”的概念，指出伤寒新愈，若起居作劳或饮食不节，均易致疾病反复，因此在疾病初愈之时，应慎起居、节饮食、勿作劳，做好善后调护，方能巩固疗效，防止疾病复发。

（三）充实完善于后世历代医家

古代医家对于“治未病”的学术思想非常重视，自《内经》、《伤寒杂病论》以降，诸多中医经典著作中常有论述。唐代大医家孙思邈是位极重视治未病的医家，他比较科学地将疾病分为“未病”、“欲病”、“已病”三个层次，认为“上医医未病之病，中医医欲病之病，下医医已病之病”。《千金要方·养性序第一》曰：“善养性者，则治未病之病……消未起之患，治未病之疾，医之于无事之前，不追于既逝之后。”提倡积极养生的思想，反对单纯着眼于疾病的被动治疗，认为人能否延年益寿，与能否有效地预防疾病有密切的关系。此外，他还认为“治未病”应当“形神共调”，因为人的神与形、心与身都是相互影响的，情绪波动，精神抑郁或紧张，是许多疾病的发生原因，心理活动的失宜会损害人体的健康，正如《千金要方·卷十九》所言：“凡远思强虑伤人，忧恚哀伤伤人，喜乐过度伤人，忿怒不解伤人，汲汲所愿伤人，戚戚所患伤人。”因此在预防保健中强调重视精神和情志的调养，并引用嵇康的话予以阐明：“养生有五难：名利不去为一难；喜怒不除为二难；声色不去为三难；滋味不绝为四难；神虑精散为五难。”如果“五者无于胸中，则信顺日跻，道德日全，不祈善而有福，不求寿而自延，此养生之大旨。”

孙思邈还提出“食药并济”和“动静相宜”的养生原则，重视日常“食养”、“食疗”，指出“安身之本，必资于食；救疾之速，必凭于药。不知食宜者，不足以生存也；不明药忌者，不能以除病也。”主张除了患病时辨证论治，平时服食具有滋补和预防作用的药物，作为养生措施之一，可增强体质，益寿颐养。同时还提倡动静相宜的养生运动，《千金翼方》指出："流水不腐，户枢不蠹，以其运动故也……养性之道常欲小劳，但莫大疲及强所不能堪耳。"通过合理科学的预防养生，可以使人体气血充实，五脏功能健旺，方能适应自然界变化，抵御外邪的侵袭。

晋代葛洪，在《抱朴子·地真》中指出："是以圣人消未起之患，治未病之疾，医之于无事之前，不追于既逝之后。"强调气功摄生。宋代成无己《注解伤寒论》也强调："凡作汤药，不可避晨夜，觉病须臾，即宜便治，不等早晚，则易愈矣。"元代邹铉《寿亲养老新书》注重日常的养护："提出摄养之道，莫若守中实内，以陶和将护之方。须在闲日，安不忘危。""春秋冬夏，四时阴阳，生病起于过用，五脏受气，盖有常分，不适其性而强之，为用之过耗，是以病生。"元代著名医家朱震亨深入研究《素问·四气调神大论》后，在《丹溪心法》卷前指出："与其救疗于有疾之后，不若摄养于无疾之先，盖疾成而后药者，徒劳而已……故宜夜卧早起于发陈之春，早起夜卧于蕃秀之夏，以之缓形无怒而遂其志，以之食凉食寒而养其阳……与鸡俱兴于容平之秋，以待日光于闭藏之冬，以之敛神匿志而私其意，以之食温食热养其阴。……未尝不以摄养为先。……既以法于阴阳，而继之调于四气，既曰食饮有节，而继之起居有常，谆谆然以养生为急务者，意欲治未然之病。"告诫人们应内养正气，外避风寒，重视精神调节及真气保养，使志无怒，使志安宁，顺应自然四时气候变化，调饮食，慎起居，春养生气，夏养长气，秋养收气，冬养藏气，使"正气存内，邪不可干"。

后世医家通过临床实践已观察到许多危重疾病，具有一个由量变到质变的过程，发病前会出现某些征兆，若能遵循"治未病"原则，根据"上工救其萌芽……下工救其已成，救其已败"的思想，早期予以预防及施治，就可以防止疾病向纵深发展。以中风病为例，其病因与人们的日常调摄失当具有密切关系，明代张景岳在《景岳全书·非风》中就曾指出："……多以素不能慎，或七情内伤，或酒色过度，先伤五脏之真阴。"其病机为"阴亏于前，而阳损于后，阴陷于下，而阳泛于上，以致阴阳相失，精气不交，所以忽而昏愦，卒然仆倒……"。因此，预防中风应从情志、起居、饮食等方面入手。此外，出现中风先兆时，早期诊断和干预，能够避免中风的发生。《证治汇补·预防中风》篇中载："平人手指麻木，不时晕眩，乃中风先兆，须预防之，宜慎起居，节饮食，远房帏，调情志"。《针灸大成·治症总要》中也提到："但未中风时，一两月前，或三四月前，不时足胫上发酸重麻木，良久方解，此将中风之候也。便宜急灸足三里、绝骨四处各三壮"。王清任在《医林改错》中记录了30种中风前驱症状，并指出"因不痛痒，无寒无热，无碍饮食起居，人最易疏忽"。对中风潜证的治疗也提倡辨证求因、"无者求之"的早期治疗。又如虚劳病，若病已成，往往治疗效果不理想，因此绮石在《理虚元鉴·虚劳当治其未成》中告诫说："当于未成之先，审其现何机兆？中何病根？尔时即以要言一二语指示之，令其善为调摄，随用汤药十数剂，或用丸剂、胶剂二三斤，以断其根。"预防调治尤以保养精神为要。其人"在荡而不收者，宜节嗜欲以养精；在滞而不化者，宜节烦恼以养神；在激而不平者，宜节忿怒以养肝；在躁而不静者，宜节辛勤以养力；在琐屑而不坦夷者，宜节思虑以养心；在慈悲而不解脱者，宜节悲哀以养肺"。

随着明清时期温病学的迅速发展，诸多医家亦将治未病思想运用于温病的治疗中，如吴又可在《温疫论》中提出"客邪贵乎早逐"，"欲为万全之策，不过知邪之所在，早拔去病根为要耳"。清代医家叶天士创立卫气营血辨证，在治未病思想的指导下，温病治疗时，为恐邪深入传变，提出“先安未受邪之地”，常常根据患者的体质情况结合温邪的特点，先证用药，以阻断病势的发展，正如其在《温热论》中提出肾水素亏而患温病者，邪虽未及下焦，治疗时宜于甘寒之中加入咸寒之品，以防其变。又如对“平素心虚有痰者”，不论邪在卫、气、营哪一阶段，总兼以养心化痰之法，主张用菖蒲、郁金、牛黄丸、至宝丹等开其闭，以防其“昏厥为痉”；对素有“瘀伤宿血”之人，若热传营血，则加入散血之品，如琥珀、丹参、丹皮、桃仁等，以防“瘀血与热为伍，阻遏正气，遂变成如狂发之证”。叶天士这种未雨绸缪之举，是控制温病发展的有效措施，对于温病的防治具有重要的指导意义。上世纪 70 年代末期姜春华教授提出“扭转”、“截断”学说，截断疗法就是以拦截病势，阻断恶变为目的的治疗方法，它集中反映了中医“察病因，辨体质，审病势”的学术思想，是在叶天士的基础上，对治未病理论的进一步发展。

综上所述，“治未病”理念在传统中医学不断发展的历史进程中，始终被历代学者和医家所推崇，其重视亚健康状态调节的预防医学思想，不仅代代相传，而且代有发挥。近些年来，随着我国医疗卫生体制改革和中医药现代化研究的逐步深入，人们对疾病预防和健康服务的理解和认识不断深化，部分有识之士及业内学者将目前我国严重的医疗卫生问题同中医治未病思想进行碰撞和融合，初步提出了治未病预防保健理论体系的概念，随着诊断手段和治疗技术的进一步发展，亚健康领域的研究取得了可喜成果，在采取多学科协作的同时，关注西方亚健康相关研究技术，取其精华，突出中医学特色，不断丰富和完善中医学的“治未病”思想的内涵，发挥其在亚健康状态调治中的潜在优势，拓展中医学术新的生存空间，促进世界医学的进步与发展，为人类的健康作出新的贡献。

第三节　亚健康的常见表现及分类

一、亚健康的常见临床表现及分类

中华中医药学会发布的《亚健康中医临床指南》提出：亚健康状态的表现是多种多样的，躯体方面可表现有疲乏无力、肌肉及关节酸痛、头昏头痛、心悸胸闷、睡眠紊乱、食欲不振、脘腹不适、便溏便秘、性功能减退、怕冷怕热、易于感冒、眼部干涩等；心理方面可表现有情绪低落、心烦意乱、焦躁不安、急躁易怒、恐惧胆怯、记忆力下降、注意力不能集中、精力不足、反应迟钝等；社会交往方面可表现有不能较好地承担相应的社会角色，工作、学习困难，不能正常地处理好人际关系、家庭关系，难以进行正常的社会交往等。

根据亚健康状态的临床表现，可以将其分为以下几类：①以疲劳，或睡眠紊乱，或疼痛等躯体症状表现为主；②以抑郁寡欢，或焦躁不安、急躁易怒，或恐惧胆怯，或短期记忆力下降、注意力不能集中等精神心理症状表现为主；③以人际交往频率减低，或人际关系紧张等社会适应能力下降表现为主。

上述3条中的任何一条持续发作3个月以上，并且经系统检查排除可能导致上述表现的疾病者，目前可分别被判断为处于躯体亚健康、心理亚健康、社会交往亚健康状态。临床上，上述三种亚健康表现常常相兼出现。

二、亚健康的中医常见证候

中华中医药学会发布的《亚健康中医临床指南》制定的亚健康常见证候如下：

（一）肝气郁结证

胸胁满闷，喜太息，周身窜痛不适，时发时止，情绪低落和（或）急躁易怒，咽喉部异物感，月经不调，痛经，舌苔薄白，脉弦。

（二）肝郁脾虚证

胸胁满闷，喜太息，周身窜痛不适，时发时止，情绪低落和（或）急躁易怒，咽喉部异物感，周身倦怠，神疲乏力，食欲不振，脘腹胀满，便溏不爽，或大便秘结，舌淡红或黯，苔白或腻，脉弦细或弦缓。

（三）心脾两虚证

心悸胸闷，气短乏力，自汗，头晕头昏，失眠多梦，食欲不振，脘腹胀满，便溏，舌淡苔白，脉细或弱。

（四）肝肾阴虚证

腰膝酸软，疲乏无力，眩晕耳鸣，失眠多梦，烘热汗出，潮热盗汗，月经不调，遗精早泄，舌红少苔，或有裂纹，脉细数。

（五）肺脾气虚证

胸闷气短，疲乏无力，自汗畏风，易于感冒，食欲不振，腹胀便溏，舌淡，苔白，脉细或弱。

（六）脾虚湿阻证

神疲乏力，四肢困重，困倦多寐，食欲不振，腹胀便溏，面色萎黄或白，舌淡苔白腻，脉沉细或缓。

（七）肝郁化火证

头胀头痛，眩晕耳鸣，胸胁胀满，口苦咽干，失眠多梦，急躁易怒，舌红苔黄，脉弦数。

（八）痰热内扰证

心悸心烦，焦虑不安，失眠多梦，便秘，舌红苔黄腻，脉滑数。

三、亚健康状态临床表现及证候分型的文献研究

目前学术界对亚健康状态的临床表现及证候类型尚无统一标准，业界学者对此认识也存在诸多差异，有鉴于此，国家“十一五”科技支撑计划“亚健康人群监测方法与监测网络的研究”课题组研究人员，对公开发表文献中涉及的相关问题做一统计分析，以探讨亚健康的主要临床表现及主要证候类型。

（一）资料与方法

1. 研究资料

中国学术期刊全文数据库（CNKI）1994～2008 年 10 月所收集的亚健康研究文献。选用“亚健康”作为关键词进行电子检索，阅读文献题目进行初筛；初筛选中文献进行全文阅读，参照纳入排除标准进行选择。

（1）文献纳入标准

①亚健康状态的调养研究；

②亚健康状态的流行病学调查研究；

③亚健康状态的临床表现、证候分型研究。

（2）文献排除标准

①亚健康状态研究对象仅为小儿、老人，或一些特殊人群；

②亚健康状态个案观察研究；

③亚健康状态重复报告的文献；

④亚健康状态综述性研究；

⑤仅对亚健康状态某个证候或某个症状进行研究。

2. 统计分析

(1) 统计前期处理

①一篇文章内出现同一个症状两次以上者，只取一次。

②将原文中单个条目内的标点符号删除，如将"自汗和/或盗汗"改为"自汗和或盗汗"。

③对于单个条目包含两个意思的，统一以第一个意思为主，如"失眠多梦"归入"失眠"。

④将含错别字的条目归入正确字条目内，如"便塘"归入"便溏"。

(2) 统计分析

以 Excel2003 建数据库，使用 SPSS11.5 统计软件包进行频数分析。

(二) 研究结果

按上述方法及步骤进行检索，共检索相关文献 906 篇，阅读文献题目并进行初筛后，选中文献 491 篇，对每篇选中文献进行全文阅读，参照纳入及排除标准，最终筛选出符合标准的文献共 261 篇，其中涉及亚健康临床表现的文献 204 篇，涉及亚健康证候类型文献 57 篇，统计分析得出文献报道中关于亚健康临床表现及证候类型的数据如下：

频次前 10 的临床表现分别为：健忘 142；失眠 138；疲劳 107；食欲不好 93；注意力不集中 91；精力不足 91；头痛 83；胸闷 79；

焦虑73。

频次前10的证候类型分别为：心脾两虚证37；肝肾阴虚证29；肝郁气滞证21；肝郁脾虚证19；脾肾阳虚证18；脾虚湿困证12；心肾不交证12；肝气郁结证9；脾气虚证9；湿热内蕴证8；瘀血内阻证8。

第四节 亚健康状态的检测与评估

由于亚健康状态是人体多种疾病的重要起源和基础，又是介于健康与疾病连续过程的中间阶段，具有不稳定性，易于转化，可因干预调理得当而恢复到健康状态，也可因疏于调护或处置不当而发展成为各种疾病。因此，定期监测早期发现、早期干预亚健康状态，对于提高人群整体健康质量和水平具有重要意义。

健康、亚健康和疾病虽各有定义和判定标准，但从临床诊断角度而言，实际存在着交叉及重叠现象。三者之间是一个从量变到质变，从生理到病理的动态演变和相互转变的过程。目前国内外学者提出了多种亚健康状态的检测与评估方法，但还没有形成公认的判断标准。实际操作中，主要是基于疾病排除的基础上，依据主观症状和一些客观检测指标的变化情况进行综合评估。

一、通过主观症状测评亚健康

（一）症状标准诊断法

1988年美国疾病控制与预防中心（CDC）对亚健康状态中普遍存在的慢性疲劳综合征（CFS）制定了诊断标准，1994年CDC又对CFS的诊断标准进行了修订，修订后的诊断标准为：A：临床评定的不能解释的持续或反复发作的慢性疲劳，该疲劳是新得的或有明确的开始（没有生命期长）；不是持续用力的结果；经休息后不能明显缓解；导致工作、教育、社会或个人活动水平较前有明显的下降。B：下述的症状中同时出现4项或4项以上，且这些症状已经持续存在或反复发作6个月或更长的时间，但不应该早于疲劳：a. 短期记忆力或集中注意力的明显下降；b. 咽喉肿痛；c. 颈部或腋下淋巴结肿大、触痛；d. 肌肉痛；e. 没有红肿的多关节的疼痛；f. 一种类型新、程度重的头痛；g. 不能解乏的睡眠；h. 运动后的疲劳持续超过24h。诊断依据：A项必备，B项中的症状同时出现4项或4项以上。

（二）心理功能衰退指数（MDI）健康评估法

很多学者用世界流行的MDI健康评估法对亚健康状态进行定量研究。MDI是WHO用于对人类死亡危害最大的疾病所提示的各项指标进行测定的方法，根据被测者的实际检测状况逐项打分（采取百分制，满分为100分），对应于WHO的健康定义，进行综合评价。其标准是：85分以上为健康状态，70分以下为疾病状态，70～85分为亚健康状态（第三状态）。MDI所依据的提示，包括依次排列的对心脑血管疾病监测及中风预报、恶性肿瘤征象提示、脏器病变提示、血液及过敏性疾病提示、体内污染测定、内分泌系统检查、肢体损害探测、服药效果探测等躯体性指标，以及近年来增加的心理及社交障碍指标。

（三）量表/问卷检测法

近年来，量表日益成为医学科研和临床工作各领域的重要工具，借助量表可对主观感受等"软指标"进行测评。亚健康状态是机体在无器质性病变情况下的一些功能性改变，大多以个人主观感受为主，实验室指标检测多为阴性，故诊断存在一定难度，因其主诉症状多样且不固定，又称为“不定陈述综合征”。由于亚健康多表现为主观感受上的各种不适，非常适合通过量表进行测评。

1. 采用现有的问卷/量表检测亚健康

（1）康奈尔医学指数（Ccornell Medical Index，CMI）

CMI是美国康奈尔大学编制的自填式健康问卷。问卷内容包括4个部分：躯体症状、家庭史及既往史、一般健康和习惯、精神症状。问卷分18个部分，每部分按英文字母排序，共有195个问题，每一项目均为两级回答：“是”或“否”。“是”记1分，“否”记0分，全部项目得分相加得CMI总分。美国常用的筛查界值总分为男性30分，M-R分15分（M-R部分有51个项目，是关于与精神活动有关的情绪、情感和行为的问题）；女性总分40分，M-R分20分。国内研究者结合我国特点将CMI译为中文，进行了初步修订，并提出不同性别筛查参考标准：男性总分>35分，M-R分>15分；女性总分>40分，M-R分>20分。达到此标准的即为正常人群中筛查到的躯体和心理障碍者，即为亚健康。

（2）症状自评量表（SCL-90）

《症状自评量表（SCL-90）》由L. R. Derogatis于1975年编制，是进行心理健康状况鉴别及团体心理卫生普查时实用、简便而有价值的量表。该量表包括90个项目，包括感觉、思维、情感、行为、人际关系、生活习惯等内容，可以评定一个特定的时间，通常是评定一周以来的心理健康状况。分为五级评分（从0~4级），0=从无，1=轻度，2=中度，3=相当重，4=严重；有的也用1~5级评分，但在计算实得总分时，应将所得总分减去90。该量表包括躯体性、强迫症状、人际关系敏感、抑郁、焦虑、敌对、恐怖、偏执、精神病性等9个症状因子。SCL-90广泛应用于心理咨询中，其内容多、症状反映丰富，是目前我国使用最广的一种心理健康检查量表，也可用此量表来测评心理亚健康情况。

此外，也有学者应用“艾森克个性问卷（EPQ）”、“疲劳量表”、“过度疲劳量表”、“焦虑自评量表（SAS）”、“抑郁自评量表（SDS）”等多种量表进行亚健康评价。

2. 通过自制问卷/量表检测亚健康

流行病学调查表明，亚健康状态的临床表现复杂，呈现多样性和异质性，目前针对亚健康的特异性检测方法尚未出现，部分学者致力于以问卷形式测评亚健康，但收效甚微，没有形成统一、公认的亚健康量表。

国内学者在研究过程中，多采用自制的亚健康状态自测表或调查问卷。内容一般包括：个人基本情况、生活方式、工作、学习、生活压力、人际关系等相关因素，既往史、现病史和亚健康量化表等项目。

有研究应用Delphi法，对广东省19所高校9600名教工进行了亚健康状况调查，发现其亚健康发生率为69.18%。该自测量表包括以下几方面。（1）躯体症状：疲劳、头痛或头晕、耳鸣、肩或腿麻木僵硬、咽部有异物感。（2）心理症状：心烦意乱、孤独感、注意力不集中、焦虑、多梦休息不好、记忆力差。（3）活力：活力减退、对周围事物不感兴趣、情绪差。（4）社会适应力：工作觉得吃力、同事关系紧张。（5）免疫力：容易感冒或患其他病。（6）到医院看病：感觉有病但未确诊，共有6项一级指标，18项症状。若在1年时间内持续1个月出现所列的18项症状中1项以上者可评价为亚健康。有学者采用“第三状态”量表测评亚健康状态，量表所含30项检测内容中，阳性项目达6项时视为进入“第三状态”。还有学者根据自制亚健康评估表中的32项症状来评价亚健康，有6项或6项以上的症状者处于亚健康状态。

上述研究表明，问卷或量表对判断亚健康具有较好的指导价值，可以对亚健康的躯体不适、心理状态、社会特征及严重程度等多方面进行评价。但由于多种调查问卷或量表的关注点各有侧重，有的以心理亚健康评定为主，有的以躯体症状测评为主，也有的注重评价整体状况，因此统一、公认的亚健康判断量表还有待进一步研究。

二、通过客观检查结果测评亚健康

亚健康状态是介于健康与疾病连续过程的一个中间状态，对于亚健康状态的诊断，很大意义上是排除疾病情况的健康偏颇状态评估。亚健康的诊断需要做综合量化分析，理化检查是健康调查的重点内容，有助于在明确亚健康诊断前，排除器质性疾病。对于亚健康状态的客观检查，目前国内多采用常规体检和亚健康检测仪器。

（一）常规体检项目

定期体检有助于疾病的早期发现和早期治疗，也有利于受检者健康状况的及时评估和长期跟踪。体检项目包括基本项目和针对人群特点及体检要求设立的选择项目。基本项目包括血、尿、便三大常规，肝肾功能及临床内、外、妇科，耳鼻喉科、口腔科等常规检查。选择项目主要是与临床各类常见疾病的诊断相关的特异性检测指标，如肿瘤标志物、性激素、相关抗原抗体、胰岛素、类风湿因子、幽门螺旋杆菌测定、微量元素、相关部位放射检查等。通过对体检项目的综合分析，评估受检者的健康状况。

（二）超高倍显微诊断仪（MDI）

MDI亚健康检查（俗称一滴血检查）是美国斯坦福大学R. W. Brad ford博士研究推出的一种健康评估和疾病诊断方法，它集相差、中密度、明视野、暗视野、偏振光等显微技术和多媒体计算机技术为一体，核心技术应用了放大倍率智能控制系统和空间视频探测技术，实现了医学显微图像领域上的重大突破。

1997 年清华同方研制成功 TH－智能显微诊断仪，放大倍率可达 20000 倍，分辨率高达 300nm 以上，可清晰看见细胞膜和两面微凹的圆盘形态变化。该系统具有光学显微投射功能，可及时对离体的血细胞直接进行动态活体观察研究，克服普通光学显微镜和电子显微镜在观察前需先将血细胞失活和易发生视觉疲劳的缺点。检测时只需采取手指末梢血液，通过"活血检查"和"干血检查"，无需染色，即可观察到血液中各种有形成分的形态和活力，其方法快捷、简便，可直接获得细胞水平的真实原始信息，通过对细胞的形态学观察，检测体内微观世界变化，观察到健康、亚健康状态、病理状态的血细胞图像，提示人体的健康状况，为评估人体健康状态或为疾病诊断提供依据。

（三）TTM－热断层成像系统

热断层成像（thermal texture maps；TTM）是一种锁定细胞新陈代谢热强度的功能医学影像评估技术，通过对人体表面热分布、热源深度和细胞新陈代谢强度的检测，评估人体的健康状况。这种扫描系统的优点是被动接受人体的热辐射，不像其它医学影像设备需用 X 射线、超声波、放射性核素、强磁场等通过人体，因而对人体无损伤，对环境无污染。

该仪器的探测灵敏度高，能测出人体内部由于功能异常而产生的 0.05 相对热辐射度变化，可对人体全身各部位进行扫描。与以往的组织形态学影像技术不同，TTM 开辟了以功能学为主的医学影像技术新领域，同时还具有目前其它影像诊断设备所无法做到的人体器官代谢功能影像显示。TTM 利用红外线辐射接受器，采集人体组织细胞新陈代谢过程中所产生的热辐射。正常情况下，人体热量是自内向外传递，热量分布和传递具有一定规律性、稳定性和对称性。基于上述规律，在检测人体过程中，TTM将正常组织细胞与异常组织细胞所产生热辐射进行采样、收集、分析，并经计算机断层热辐射图像处理，进行相互参照对比，用以评估人体功能状态。

（四）鹰眼（DDFAO）计算机辅助电子扫描检测系统

鹰眼（DDFAO）计算机辅助电子扫描检测系统，以数字化形式采集人体功能信息，通过数字模型对数据进行3D重建，对整个机体的组织、器官进行功能评估。

鹰眼系统采用低压直流电刺激感应技术，在额头、手、脚对称部位放置6个电极，在人体22个体区持续发送平均每3秒255次的低电压直流电信号，该信号在人体组织内转化为离子流，获得穿过组织的电阻、电传导性、HP值、电压、细胞膜动作电位等，激活人体各脏器的间质细胞的电生理活性。该系统可以报告人体器官的生物活性和功能状态，提供有关神经递质、激素水平、体液酸碱度的参考数值，并能提供自主神经系统三维图像，提示自主神经系统功能状态。只需4分钟就能扫描人体全身，评估各组织器官的生物活性和功能状况，预测潜在的危险因素，对疾病风险作出早期预警。

（五）骨密度检测仪

骨密度检测仪是通过测定人体骨矿物质（骨盐）含量反映人体健康程度的骨密度检测方法。该仪器采用由放射源Am241发出的能量为59keV的低能光子，光子穿透物质时部分或全部被物质吸收，物质吸收低能光子的能力取决于物质的组成、密度、厚度等因素，骨密度仪正是利用这一原理，在微型计算机的控制下，对人体的前臂进行扫描，给出人体前臂骨密度参数。

测试时间仅需10~20分钟，并且完全在体外操作，依据数据可以反映人体的健康程度，为诊断因代谢紊乱、内分泌失调，或某些手术和药物治疗后引起的骨质疏松症提供快捷、无创无痛的检测手段。

（六）虹膜检测仪

虹膜诊断技术基于全息理论，以形态学为基础，透过人体眼睛虹膜和瞳孔的形态变化来观察、预测和推断人体健康状况，是一种安全、简便、无伤害的健康检测和评估技术。虹膜诊断不决定疾病的名称，它确定的是机体器官的衰退程度、药物代谢所产生的废物在某个部位的沉积及积累程度，可预测来自肠道、精神或其他因素引起的机体或器官的功能衰弱状态和受损程度等各种人体非健康现象。

虹膜组织非常敏感地透露身体各局部信息，具有标示明确、征兆显著、易于识别的特点。通过人脑和神经系统，虹膜与身体内脏器官相连接，通过与视神经、视丘、脑与脊髓的连接，神经系统可接受到它们的外来刺激，配合特殊的组织改变与定位，虹膜上的神经纤维可对身体的变化做出反应。放大后，虹膜显现出一个拥有许多特征的细致世界，利用电脑屏幕，通过神经反射而展示出身体内的细微变化，可对人体健康状况进行探测和评估。

（七）福贝斯远程健康检测系统（TDS）

福贝斯远程健康检测系统（TDS）由福贝斯医疗器械开发有限公司研制开发，是祖国传统经络理论与现代高新电子技术结合的产物。其理论依据是：人体是一个生物信息的整体，生命细胞以代谢活动为基础，生物电的产生是一切活细胞的重要机能。人体经络和脑电、心电、肌电一样都能产生和传导生物电流。TDS检测仪，利用感应器测定人体12条经络在体表的24个原穴电能量值。经络在原穴的能量相对浅表、舒缓、平均，原穴的能量在检测终端形成数据后，通过网络将数据传送到TDS中央数据库，应用卫生统计学和模糊数学原理，与原保存的医学专家模型分析对比，评估被检测者的健康状况。

（八）量子共振检测法（QRS）

量子共振检测法（QRS）是一种类似核磁共振和红外光谱分析原理的新的波谱分析仪器，在国外只有5~10年研究应用历史。通过量子共振仪的微量磁场测定装置对生物体及物质中的微弱磁场进行捕捉和解析，达到检查人体疾病、营养水平和食物、药物功能的目的。

根据量子理论，每种物质均有微弱磁场和物质波。波均具有共振特性，两个波长相同的波相遇时可以发生叠加而增幅。利用这一原理，能够鉴别一种波与另一种波是否相同，若相同则发生共振，不同则不发生共振。量子共振检测仪用解析的方法，先将人体正常组织、器官及数百种疾病的磁场信息，进行收集、计算、编码、储存。基于隐潜信息理论，人体功能改变或亚健康状态等都具有潜在或显现的异常信息。在检测时，被检者的磁场信息波输入量子共振仪，经过解析回路，与仪器中储存的标准磁场进行分析、比较，运用量子共振检测仪可以及时发现异常信息，有助于亚健康状态的检测和疾病的早期诊断。

总体而言，目前对亚健康的诊断评估还缺乏统一公认的标准。亚健康的内涵广泛，不仅包括躯体的不适，还包括心理与社会适应能力方面的不良，诊断上应充分重视患者的主观感受。随着手段和方法的不断改进，如何对其进行归纳抽提，确定针对不同人群亚健康状态的监测内容及监测方法，是有效开展预防和治疗亚健康状态工作的重要内容，在评估时应在排除疾病诊断的基础上，考虑采用主观指标和客观指标相结合的综合评估方法来判断亚健康。

第五节 中医"治未病"与亚健康人群监测管理

一、中医特色健康管理的优势

中医药一直就有"简便验廉"的优势，中医养生保健亦如此。"简"，中医养生简简单单，用"一根银针，一把草"解决老百姓的初级卫生保健问题；"便"，中医食疗寓养生于柴米油盐之中，以日常食物药膳调理阴阳；"验"，只要施养得当，可使人颐养天年，历代养生大家都以自身验证这一点；"廉"，如中医经络养生，利用人体自身的经络穴位调理能力，无需花费，即可预防多种疾病。且中医养生保健源自民间，有着深厚的群众基础及良好的民众认可度。2005年对北京市民的一次养生保健状况调查发现，73%的被调查者注重饮食保健，38%进行保健按摩，82%进行养生锻炼，包括散步、爬山、打太极拳等，其中大多数人2~3种锻炼方式相结合。

食疗、按摩、太极拳等方法易于被大众接受，诸多养生系列丛书、养生讲堂纷纷出炉，备受广大群众的推崇及喜爱，将中医养生保健技术运用于健康管理中，既符合中国国情，又能够提高我国卫生服务水平。近年来，以解决亚健康问题为目标的健康检测、健康管理、健康保健等机构纷纷走进市场，一些传统的医疗单位也陆续设置了相关部门，以不同的方式和内容为亚健康人群提供服务，产生了良好的社会效益和经济效益。

二、我国健康管理现状及存在的问题

健康管理是指对个体或群体的健康进行全面监测、分析、评估、提供健康咨询和指导以及对健康危险因素进行干预的全过程，20 世纪 70 年代由美国保险业首先提出，此后在西方国家蓬勃开展。随着我国社会经济水平的发展和疾病谱的改变，健康管理的理念逐渐被国人熟知并引进，相关研究逐年增多，但大多盲目照搬西方国家健康管理模式，且多停留于对国外健康管理规划的简单模仿，基础研究仍很薄弱，许多系统性的工作尚未实质性开展，健康管理产业缺乏行业标准，真正从事健康管理的专业机构未形成规模，大都停留在体检的范畴，缺乏系统性、连续性的全程健康管理指导和干预及理想的健康管理网络系统支持，管理模式也都是围绕西医和西药进行，传统中医药被排斥于健康管理之外，其优势未能充分发挥，具有中国特色的健康管理创新服务系统和运营模式尚未建立，健康管理服务一般定位在高薪阶层，有学者指出：目前的健康管理都是站在医疗机构的立场上，属于增加医疗需求，促进医疗消费的贵族化管理思路。

三、开展亚健康人群监测管理的意义

亚健康状态多指无临床症状或体征，或者有病症感觉而无临床检查证据，但已有潜在发病倾向的信息，处于一种机体结构退化和生理功能减退的低质和心理失衡状态，是介于健康和疾病之间，受健康危险因素影响最大的中间状态，在人群中所占比例最大。健康管理的重点人群是亚健康人群，而目前国家实施的医疗保障只能满足人们最基本的医疗需求，当人们处于“亚健康”状态以及“高危”状态时，社会医疗保险不能提供任何解决方案，缺少一个防患于未然的健康管理体系，从前期调研及文献分析的结果来看，大部分集中在社区模式的慢病管理，以及糖尿病、高血压、肿瘤等定向人群的干预模式初探，缺乏对亚健康人群的针对性健康管理模式，有学者指出：有效预防控制健康危险因素，控制亚健康是健康管理的关键。

四、构建适合我国国情的亚健康管理体系

我国地域广阔，不同地区、不同人群的健康情况、抗病能力、体质类型等存在一定差异，对健康管理各有所需，掌握不同人群的特点及需求，对其后的监测管理及建立合理的健康计划至关重要。我们借鉴国际上慢病健康管理的新理念，结合国家卫生政策，将传统医学的治未病理念融入现代的健康管理之中，从生活型社区、功能型社区和体检中心等三类不同人群的特征及健康需求出发，结合前期调研结果，对目前我国亚健康人群的健康管理模式进行初步探讨。

（一）生活型社区亚健康人群的管理方式

生活型社区是指传统意义上的居民居住区域，涉及下岗、失业及待业等人员，主要集中在未成年人及老年人，人口密度大，结构复杂，卫生需求多样化，多数存在营养结构不合理、滥用药物、有病乱投医及压抑、孤独等亚健康危险因素，社区卫生服务机构面对的是稳定的社区居民，依靠其相对完备的卫生人力资源及低廉的服务价格，在政府领导、上级卫生机构指导下，以全科医师为骨干，家庭为单位、需求为导向，服务定位主要集中在已经达到疾病发病的临界状态或呈现少数先兆症状或体征的小疾小恙状态，在临床上尚无定性的依据可以明确诊断其病证的亚健康人群，其监测管理策略及方式如下：

1. 对社区居民的个人健康状态和家庭情况进行全面普查，可

采用入户方式进行面访，全面收集记录其基本健康状况、既往史、家族史、健康意识及心理、社会环境、家庭关系、经济条件等信息，建立居民个人和家庭健康档案。

2. 在个人健康信息的基础上，采用西医检测指标及中医症状相结合的方式进行健康评估，评价其危险因素程度、中医证型及可能发展趋势，明确亚健康人群集中区域及特点，制定详细的健康宣教计划，包括宣教内容、频率及周期等。

3. 定期或不定期对居民开展义诊、讲座、咨询活动，结合社区宣传栏或免费发放亚健康相关资料等形式，针对亚健康状态的危险因素，从日常起居、膳食营养、心理调摄、运动健身等方面进行保健指导。

4. 借鉴信息数字化管理技术模式，发挥中医辨体施调和辨证施保的优势，利用后台数据库和规则设置，将可以量化和标准化的中医诊断标准进行自动处理，建立基础性可操作的居民健康自测信息评价体系，在即时纠正不良生活方式的同时，根据中医四诊信息和辨识结果，提出个性的具体干预方案。

5. 针对亚健康人群进行动态跟踪管理，依据不同阶段的健康信息及监测数据，不断评价健康变化趋势，重新调整健康改善计划和干预方案。

（二）功能型社区亚健康人群的管理方式

功能型社区是指传统意义上的单位区域，涉及中央机关、企事业单位、外资及民营企业等工作人员，年龄以中、青年为主，他们正值事业奋斗期，身心压力巨大，多数存在吸烟、酗酒、进食快、熬夜、长时间脑力劳动、心情压抑等危险因素，据国家卫生部门统计，中国企业员工中有48%处于亚健康状态，尤其是经济发达地区严重，脑力劳动者高于体力劳动者，中年人高于青年人。全国人大常委、中华预防医学会会长王陇德院士在中华预防医学会主办的"首届健康与生产力管理研讨会"上指出：健康管理纳入企业管理迫在眉睫。企业高层领导应加强对健康管理的认识、理解和支持，借鉴国外健康管理经验，服务定位主要集中在各种不同的躯体、心理、社会交往方面的主观感觉上的不适或能力的减退等，但运用宏观的四诊及现代的仪器检测未发现阳性指标，或虽有部分指标的改变，但尚未达到西医学有关疾病的诊断标准的亚健康人群。其监测管理策略及方式如下：

1. 结合企业自身的管理机制和工作性质，搭建健康管理平台，建立员工健康档案，开展定期健康检查及健康干预与促进。

2. 在综合分析本企业员工健康状况的基础上，有针对性地开展健康知识宣传和健康理念教育，可借助现代通讯设备，通过手机短信提醒、网络互动等方法，适时发送提示信息，培养员工的健康意识和健康的生活方式。

3. 关注员工生理及心理健康状态，一方面，尽可能地为员工创造优越的健身环境；另一方面，开展健康文化讲座及心理咨询，营造员工间沟通交流的平台及氛围。

4. 针对有健康需求的员工，由工会组织围绕某一课题进行互动交流，邀请相关领域专家进行面对面咨询、沟通、讲解和后续的跟踪指导。

5. 有条件的企事业单位，应聘请专业的健康管理机构参与健康管理，根据不同企业特点及自身发展需要，制定健康管理计划，落实工作场所的健康管理项目，由健康管理机构协助实施和定期评估。

（三）体检中心亚健康人群的管理方式

1. 依托医疗机构的体检中心

医疗机构中的体检中心，多是医院随着市场需求在原有体检服务基础上发展而成的相对独立机构，这类健康体检中心，有医院的医疗卫生资源及医院多年形成的品牌声誉和影响力作为潜在的服务支撑点，拥有大样本亚健康人群，有能力开展流行病学调查研究，但目前多数仅局限于体检业务和常规性的健康咨询，缺乏深层次的检后风险因素评估、健康规划、个性化的健康促进方案及其实施指导，且服务态度欠佳，发展策划及市场营销手段局限，服务定位主要集中在体检中发现一些生物参数偏离正常范围，但尚未满足疾病的诊断标准，临床上无明显不适的亚健康人群。其监测管理策略及方式如下：

(1) 管理理念和指导思想上，要注重从以疾病为中心的生物医学模式向生物－心理－社会医学模式的转变，一方面，改善体检环境，提高服务理念，优化体检指标和体检程序；另一方面，在关注各项生物学指标的同时，关注其整体功能、心理状态及社会适应性等，开展主动沟通和咨询应答等人性化服务。

(2) 依托医院的优势资源，采取学科选派、定期轮换等制度，吸收不同领域的新理念，借助新技术、新手段发展健康管理模式。

(3) 科学融入中医治未病和个体化调养的理念，充分发挥中医养生保健理论和方法的特色，聘请领域专家，根据不同年龄、性别、职业及我国亚健康人群现状进行研究论证，制定具有中医特色的健康评估量表和健康调养方案。

(4) 建立健康状态监测、健康评估及预警体系，注重对体检者健康信息连续时点的采集，动态观察其相应指标变化，进行流行病学分析，对健康状况进行前瞻性、个体化评估。

(5) 建立亚健康咨询门诊，对经过体检评估为亚健康状态者，根据其不同类型及程度，针对危险因素、自觉症状、体检结果设计个性化的健康干预方案，并建立客户长期联络机制，加强随访和跟踪等服务手段。

(6) 引入健康体检第三方监督机构，加强行业自律及能力建设。

2. 依托健康管理机构的体检中心

随着健康需求的日益提高，商业性体检中心应运而生，他们以连锁经营的模式进行全方位的布局，技术力量雄厚，市场营销手段多样，拥有良好的检验设备、服务环境、服务质量及相对合理的服务价格，借助热情周到的服务和先进的仪器设备，成为一支专业化的健康管理队伍。但这类体检中心与医院体检中心相比，缺乏体检后续医疗服务保障，大多实行会员制，目标人群为高端消费者，客户对技术水平、医疗设备、体检环境、体检服务流程、服务方式、后续服务等要求高，服务定位主要集中在已经出现一些生物学检测指标异常，如体重、血压、血糖、血脂、血尿酸等偏高，基本体质体能及动脉弹性功能下降，但尚未达到临床疾病诊断标准的亚健康人群。其监测管理策略及方式如下：

(1) 建立健康体检和健康管理的标准，设置个体化和个性化的体检项目。

(2) 加强与医疗机构的合作，建立长效合作机制，借助医疗机构的专家和硬件设施，拓展客户的检验、检查、会诊等后续服务。

(3) 利用连锁机构的优势，建立客户健康档案数据库，借助网络信息学等手段，开展异地体检的后续健康维护服务，满足客户长期服务、远程移动服务、信息动态管理等需求。

(4) 加大科研投入，利用自身优势，开展大样本数据的挖掘和分析，为卫生政策的制定提供数据支撑。从健康评估与亚健康状态的健康促进等多角度开展相关服务。

(5) 在吸收西方健康管理方法的同时，从中国国情出发，发挥中医养生保健的优势，研究制定中西医结合的健康促进方案，并对其干预疗效进行科学评价。

（6）针对有关亚健康状态人群，建立包括日常起居保健、心理调摄和身体调养等全方位的服务模式。编印针对性强的养生知识宣传册及保健指南，定期寄发给不同客户，采用问卷随访、电话或互联网方式增进与客户交流互动，加强亚健康干预力度，提高客户对干预方案的依从性。

中篇　中医调治亚健康状态的原则与方法

第一节　亚健康状态的调治原则

中医学从“治未病”原则出发，主张未病先防，既病防变，防患于未然，救弊于萌芽。中医药对亚健康的调控正是基于这种防患于未然的考虑，防微杜渐，提早干预，提早治疗，促进偏离于正常状态的亚健康向健康状态转变，阻止其向疾病方向发展。在调控过程中，中医在中药治疗的同时，更加重视养生保健方法在促进亚健康向健康转化中的作用。亚健康主要分为心理性亚健康、躯体性亚健康、社会适应能力不良性亚健康，其发生因素多样，症状变化多端，中医应用整体观念和辨证论治，通过疏导情志、调整饮食、放松身心、改善起居，以及针灸、刮痧、拔罐等非药物治疗方法和手段进行综合调控。

正确的健康观念、积极的养生态度和适宜的养生保健方法三者结合，是预防和调治亚健康的重要保证。中医学认为，人自胎元初孕，直至婴幼丁壮老迈，一息尚存，均需要注重调摄以保养生命，且养生保健的要求亦因其具体情况而异。从天人相应的整体观出发，中医学在亚健康的调摄过程中，从恢复人体的正常状态出发，把减少消耗，加强再生，保证通畅，维持稳定作为重要的着眼环节，强调顺应自然，心身双修，调和阴阳，药食并调，动静结合等原则，符合当今社会对保健养生的需求，在构建“生物—心理—社会”综合医学模式，保障人民身体健康，降低医疗费用等方面，都具有不可低估的现实意义和深远的历史意义。中医药对于亚健康状态的调治原则主要有以下几个方面：

一、顺应自然，天人相应

“天人合一”的整体观是中国古代哲学的核心命题，老子认为，“人法地，地法天，天法道，道法自然”（《老子·二十五章》），人与天地应该是和谐统一的，自然界是人类生命活动的根本，人要健康长寿就必须顺乎自然规律，庄子进一步提出：“夫至乐者，先应之以人事，……万物循生”（《庄子·天运》），他认为养生保健不仅要“顺乎自然”，更重要的是掌握其规律，按自然规律去养生保健。中医学在这一观点的影响下，提出了“天人相应”学说，认为“天地者，万物之上下也”，天地万物不是孤立存在的，它们之间是相互影响、相互作用、相互联系、相互依存的。人类生存于自然界之中，其生命过程具有很强的时间性和空间性，一切生命活动均与大自然息息相关，无论四时气候、昼夜晨昏、日月运动、地理环境，各种变化都会对人体产生影响。在长期生存进化过程中，人类逐渐形成了体内阴阳气血消长的适应性变更，通过不断完善，形成了人体自身的生命节律。这种节律具有协调人体各种功能活动，保持机体正常生命规律的作用，从而使人体达到一种自我稳定的健康状态。

中医学十分重视四时变化对人体的影响，认为春夏秋冬四季更替，寒暑变化是自然界阴阳此消彼长的运动过程所致，人体脏腑的生理活动和病理变化，不可避免地要受到自然界四时寒暑阴阳消长的影响，在正常生理状况下，人与自然界时辰季节变化具有同步的相应性变化，人体生理功能随着天地四时之气的运动变化进行着自稳调节，如：“春生、夏长、秋收、冬藏，是气之常也。人亦应之”。人类要在自然界中健康生活，就必须认识、适应、掌握这些规律。因此《灵枢·本神》指出："智者之养生也，必顺四时而适寒暑，和喜怒而安居处，节阴阳而调柔刚。"只有能动地适应四季变化规律，才能保持机体内环境的稳定性，避免衰老和疾病的发生。这种"天人合一"的整体观念，是中医学预防和调治亚健康状态的重要原则。

许多亚健康状态的出现正是由于人们逆时而作，生活无序，打破了人体自身的生命节律所致。《内经》从"人以天地之气生，四时之法成"的整体观出发，已认识到四时阴阳的变化，会直接影响包括人类在内的万物荣枯生死，并提出"春夏养阳，秋冬养阴"的调养原则，其核心和宗旨，即是把握四时阴阳变化规律，结合季节气候特点，调整人体的阴阳偏差，以保持人体内外的协调平衡。

顺应自然的目的是保持人体内外的阴阳平衡协调，故调养的出发点和落脚点均不离乎阴阳的依存互根和消长转化。例如，冬至一阳生，由春至夏是阳长阴消的过程，所以有春之温，夏之热；夏至一阴生，由秋至冬是阴长阳消的过程，所以有秋之凉，冬之寒。正是因于四时阴阳消长的变化，所以才有春生、夏长、秋收、冬藏的生物发展生长规律，因此，张景岳在《类经》中指出："夫阴根于阳，阳根于阴，阴以阳生，阳以阴生。所以圣人春夏则养阳，以为秋冬之地，秋冬则养阴，以为春夏之地，皆所以从其根也，今人有春夏不能养阳者，每因风凉生冷，伤此阳气，以致秋冬多患疟泄，此阴胜之为病也。有秋冬不能养阴者，每因纵欲过热，伤此阴气，以致春夏多患火证，此阳胜之为病也。善养生者，宜切佩之。"

《素问·四气调神大论》谆谆告诫人们："四时阴阳者，万物之始终也，死生之本也，逆之则灾害生，从之则苛疾不起，是谓得道。"在对亚健康的预防和调养实践中，我们应该充分认识其重要性和指导性，在了解和把握自然界气候变化规律的基础上，结合昼夜晨昏、季节变化、日月运动、地理环境等不同情况，顺应阴阳变化而进行适当调摄，养阳以助生长之能，养阴以益收藏之本，如此，才能维持人与自然的和谐统一，使机体处于阴平阳秘的健康状态，达到防病延年的目的。

二、形神合一，心身并调

中医学认为，人的生命活动由两部分组成：一是以物质和能量代谢为主的生理性活动；二是以精神情志为主的心理性活动。早在春秋战国时期，人们就已认识到精神调养在养生保健中的重要作用，老子提出“见素抱朴，少思寡欲”，“致虚极，守静笃”，庄子则指出“平易恬淡，则忧患不能入，邪气不能袭，故其德全而神不亏。”《内经》在继承先秦诸子养生思想的基础上，更加明确地指出：“恬淡虚无，真气从之，精神内守，病安从来。”

中医学历来重视精神调养在养生保健和治疗中的作用，认为只有精神与形体协调一致，才是人体健康长寿的根本保证，形与神俱才可尽终其天年。此处所言之神具有广义和狭义之分。广义之神是指人体整个生命活动的表现，狭义之神则是指魂魄意志思虑智等，即“心藏神”之神，生命活动只有在心神的统帅协调下，脏腑经络气血津液才能维持正常机能，并与外界变化相适应。正如明代医家张景岳所说：“神虽由精气化生，但统驭精气而为运用之者，又在吾心之神”。养生保健的目的不仅是使人的身体无病，更重要的是要保持人的精神健康，从而实现形神的和谐统一。

喜、怒、忧、思、悲、恐、惊等七情是人对外界事物的反应，由五脏所藏之精化生，属于五脏在精神活动方面的正常表现。在一般情况下，七情并不会致病，且良好的精神状态有利于调和气血，疏通经络，协调脏腑功能，使人体达到自我稳定的状态，提高对疾病的防御、抵抗能力，增进健康。如果情感刺激超过了人的调节能力，就会引起阴阳气血失和、脏腑经络功能紊乱，从而发生疾病。

人在任何时候，任何活动中，总是伴随着某些情绪的产生，外界刺激主要通过当事者情绪的波动，继而诱发人体内在脏腑的自稳调节机制失调。当代社会由于政治、经济发展所带来的巨大变革，导致生活和工作节奏的加快，竞争意识与行为的强化，形成了多层次的应激因素，使人们不得不承受越来越重的压力，陷入越来越多的矛盾，造成了人的状态与社会环境的诸多不适并由此产生抑郁、恐惧、焦虑、悲伤、愤怒等过度的情绪变化，影响人体自稳调节机制，导致平衡失调，这类心理和社会因素已成为导致各种亚健康状态的重要原因。

对于亚健康的调摄，中医认为不仅要从生理机能方面入手，更重要的应从心理方面进行。中医学历来重视心理因素在治疗中的重要作用，《素问·移精变气论》曰："余闻上古之治病，惟其移精变气，可祝由而已。"在日常生活和工作中，若人能有意识的控制自身的精神活动，调节心理状态，避免外来不良刺激的干扰，则可保持机体内在脏腑气血的协调平衡。《灵枢·本藏》曰："志意者，所以御精神，收魂魄，适寒温，和喜怒者也。……志意和，则精神专直，魂魄不散，悔怒不起，五脏不受邪矣。"通过"志意"的自我控制能力可调和情志，使情志对外界刺激作出恰如其分的反应，既不过分激动，也不过分低沉，反馈作用于五脏的功能活动，保证脏腑安和，增强抗病能力。

中医学防治亚健康强调形神合一，心身并调，在精神调摄方面，包括以下两个方面的内容：

（一）精神内守

《素问·上古天真论》云："恬淡虚无，真气从之，精神内守，病安从来。"中医学认为，调神贵在"心静"，人生活在社会环境中，自然会有各种欲望，凡人不能无思，所谓"恬淡"是针对当今社会各种因素导致的心神易“躁乱”而言，中医主张适度用神，掘除各种妄念，不奢求浮荣，不为利欲所诱惑，“美其食，任其服，乐其俗”，“内无思想之患，以恬愉为务，以自得为功，形体不敝，精神不散，亦可百数”。强调了除躯体保健要在“未病”与“萌芽”期间即予以调治外，精神上同样要保持一种淡泊宁静的健康状态，对于一切身名物欲应有所节制，不过多贪求嗜想，保证心志安宁。其次，要善于调养心神，人生在世，违乐之事常有，不必妄求事事如意，遇不欢之事，要善于解脱，身处逆境也应泰然视之。

（二）修德养性

人的情操是否高尚、性格是否豁达，直接影响情绪的变化，所以历代养生家均强调道德修为。孙思邈在《千金要方》中就提出：“莫忧思，莫大怒，莫大惧，莫跳踉，莫多言，莫大笑，勿汲汲所欲，勿涓涓怀忿恨”。日常生活中，应明确自己的生活目标，培养健康的业余爱好，学会调摄精神，平衡心态，培养自我心理控制的能力，保持乐观的精神状态，正确看待自己，正视现实，并且宽仁为怀，不生妒心，与人融洽相处，保持一种“恬愉”的心情，即《黄帝内经》所言：“适嗜欲于世俗之间，无恚嗔之心，行不欲离于世，举不欲观于俗，外不劳形于事，内无思想之患，以恬愉为务”，从而使个体达到身体、精神与社会环境的较好适应状态，使心身保持在最佳的健康状态。这与世界卫生组织要求健康是保持身体、心理与社会适应达到完好状态的核心思想是极为一致的，对于亚健康状态的调控与干预，具有重要的意义。

三、调和阴阳，以平为期

《素问·阴阳应象大论》曰：“阴在内，阳之守也；阳在外，阴之使也”，《素问·生气通天论》也说：“阴者藏精而起亟也，阳者卫外而为固也”，阴阳双方互相依存制约，消长转化，在一定限度内，维持着人体生命活动的正常进行。“阴平阳秘，精神乃治，阴阳离决，精气乃绝”。张景岳也指出：“阴阳之道，本贵和平”，均阐述了阴平阳秘是人体正常的生理状态。

疾病的发生是由于各种致病因素（邪气）与人体正气相互作用导致机体阴阳偏盛偏衰的过程，《素问·阴阳应象大论》指出：“阳胜则阴病，阴胜则阳病。阳胜则热，阴胜则寒”，《素问·调经论》也指出：“阳虚则外寒，阴虚则内热”。由此可见，阴阳失调是导致亚健康状态和疾病的根本机制，是一切病理变化的基本表现。人体阴阳的协调平衡与否，是中医考察和认识生理机能和病理状态的基本原则。因此，要保持身体健康，必须保持人体的阴平阳秘。

对于阴阳失调的亚健康状态，中医学一般调治原则为阳热实证选用寒凉食物或药物以制其阳，阴寒实证选用温热食物或药物以制其阴。即《素问·至真要大论》所说：“寒者热之，热者寒之”。反之，若因阳虚不能制阴而致阴盛者，则须益阳以消阴；因阴虚不能制阳而致阳亢者，则须滋阴以潜阳。即《素问·至真要大论》所说：“诸寒之而热者取之阴，热之而寒者取之阳”。张景岳在《类经》中对此注释说：“诸寒之而热者，谓以寒治热而热反增，非火之有余，乃真阴之不足也。阴不足则阳有余而为热，故当取之于阴，谓不宜治火也，只补阴以配其阳，则阴气复而热自退矣。热之而寒者，谓以辛热治寒而寒反甚，非寒之有余，乃真阳之不足也。阳不足则阴有余而寒，故当取之于阳，谓不宜攻寒也，但补水中之火，则阳气复而寒自消也”。这是对阴虚证和阳虚证所提出的调治原则。

中医学通过几千年的临床实践，在调和阴阳方面，积累了丰富的经验和方法，对于亚健康的调治，强调必须在中医理论的指导下进行，首先分析和了解人体阴阳失调的具体情况，通过望、闻、问、切四诊的正确诊断，在确定机体阴阳偏盛偏衰的状态后，选择药物或非药物等各种手段进行补偏救弊，促使阴平阳秘，恢复阴阳的相对平衡，这是中医调治亚健康和疾病的基本原则。正如《素问·至真要大论》所云："谨查阴阳所在而调之，以平为期"。

四、药食并用，补虚救偏

中医学认为，人体是一个自调节、自平衡、自恢复、自建设的复杂功能反应系统，健康是人类在自然和社会环境中，所保持的一种"阴平阳秘"的动态平衡状态。如果在日常生活中不注意摄身保健，则可由于外感六淫、内伤七情或起居不慎、劳倦、饮食不节等因素的干扰，导致气机升降失常，气血、津液、脏腑、经络等功能紊乱，进而导致疾病的发生。疾病发生的根本病机，是各种因素所致人体内的阴阳平衡失调，通常情况下，人体具有一种自我调节、自我康复的能力，但如果体内正气耗损严重，或感受的外邪较剧，则需要借助药物针灸等方法扶正祛邪，帮助机体恢复平衡状态。亚健康状态下，机体正气尚未受到严重损伤，邪气也较轻浅，此时，既可应用药物和针灸等方法进行治疗，也可选用一些具有调理作用的食物辅助机体康复。

中医药主要利用中药的各种性味及配伍对亚健康状态进行干预，其作用机理主要有两个方面：一是补虚救偏，通过药物的偏胜来纠正亚健康状态下人体气血阴阳的偏颇以恢复正常平衡状态。人体的正常活动靠气血阴阳和各脏腑的功能维系，任何物质和功能出现虚损，均会影响人体健康，在中医辨证论治理论指导下，中医应用药物进行修复。一般而言，气虚者益其气，血虚者养其血，阴亏者滋其阴，阳衰者助其阳，如此，则使阴阳和调，气血旺盛，经络通畅，脏腑坚固。另一方面使用药物，可以防御外邪侵袭人体，这类药物具有祛邪气、除瘴疠、避杀毒虫之功能，可以预防六淫之邪、疫疠之气的侵扰，起到未病先防的作用。

由于亚健康是健康与疾病的中间状态，中医学对于亚健康状态的干预更加重视采用食疗等非药物方法和手段调治。《素问·脏气法时论》云："毒药攻邪，五谷为养，五果为助，五畜为益，五菜为充，气味合而服之，以补精益气"，强调了食疗的重要作用，提示"未病"的亚健康状态应充分发挥各种食物的疗养作用。中医运用食疗的方法防治疾病具有悠久的历史，认为"药食同源"，许多食物本身就是中药，食物与药物一样，具有一定的性味和作用，食疗正是利用食物的不同性味来达到治疗目的。但食疗与药物疗法的区别在于，药疗效果虽快，但药物偏性较大，味苦难吃，不易被人接受，亦不宜久服，而食疗如果配制得法，烹调有方，不仅能达到较好疗效，而且使人乐于接受，故中医主张"寓医于食"，根据不同的亚健康状态，选择具有不同作用的食物，或以食物为主，适当配伍其他药物，经烹调加工制成各种饮食，用以补偏救弊，恢复人体健康状态。

五、动静结合，持之以恒

我国古代养生学家在具体方法上各有侧重，对于运动养生和清静养生存在不同的观点，老庄学派主张宁静以养生，重在养神；以《吕氏春秋》为代表者强调动以养生，重在养形。中医学在继承先秦诸子养生思想的基础上，从人体生命活动中阴阳对立互根的角度出发，提倡动静结合，形神共养。

人的生命活动与宇宙万物的变化一样，在阴阳对立和互根运动中保持着动静和谐关系，阴成形主静，代表人体中的物质结构，是人体营养物质的根源；阳化气主动，代表人体的功能活动，是生命活动的体现，在生命体的发展变化过程中，其物质基础与功能活动始终处于一个依存互根、动静平衡的协调状态，正如《思问录》所云："太极动而生阳，动之动也；静而生阴，动之静也"，"方动即静，方静旋动，静即含动，动不舍静"。王夫之《周易外传》中更加明确地指出："动静互涵，以为万变之宗"。

中医学认为，心者，五脏六腑之大主，精神之所舍也。心神在人的生命活动中占据主宰地位，正是由于心神的统帅作用，脏腑、经络、气血津液才能维持正常机能，并与自然界变化相适应。所以历代医家都强调养生保健首当养心调神，"神不疲则气不乱，气不乱则身泰寿延矣"。而调神贵在于"静"，《黄帝内经》就提出："恬淡虚无"的摄身思想，通过静神，调摄情志，使精神专一，摒除杂念，使精神内守，气血调和。但若静而乏动则易导致精气郁滞、气血凝结，正如《吕氏春秋·达郁》所言："形不动则精不流，精不流则气郁"，通过适当的身体运动可促进精气流通，使气血畅达，同时，运动还可增强脾胃功能，促进食物消化。故历代医家均认为，在静以调神的基础上，适度运动也必不可少，《寿世保元》说："养生之道，不欲食后便卧及终日稳坐，皆能凝结气血，久则损寿"，名医华佗也指出："动摇则谷气得消，血脉流通，病不得生"，并创五禽戏以强身健体。

《增演易筋洗髓·内功图说》曰："人身，阴阳也；阴阳，动静也。动静合一，气血和畅，百病不生，乃得尽其天年"。对于亚健康状态的防治，在养生方法上应动静结合，并持之以恒，才能达到理想的效果。

第二节 日常自我保健方法

一、心理调节

中医学历来重视心理因素对人体健康的影响，强调"情志致病"的危害性，提出了很多关于养生保健和疾病治疗的心理疗法。长久以来，人们过分追求生理健康，而忽略心理健康，实际上心理健康有时显得更为重要。调节个人精神情志，保持良好心理状态，避免异常精神刺激，对亚健康人群来说是非常关键的。

中医认为，生理活动和心理活动都是由五脏六腑共同完成的，《素问·宣明五气篇》指出："心藏神"，由于心中有神，所以心能主宰人体的一切生理活动和心理活动。被称为"君主之官"，《灵枢·邪客》又称心为"五脏六腑之大主"。由此可以看出心的重要地位。《素问·灵兰秘典论》曰："主明则下安……主不明则十二官危"。脏腑组织器官之所以能发挥各自的功能，都离不开心的功能；反之，心神活动异常，则百病丛生。张介宾在《类经》中说："心为五脏六腑之大主，而总统魂魄，兼该意志，故忧动于心则肺应，思动于心则脾应，怒动于心则肝应，恐动于心则肾应，此所以五志唯心所使也"，又说："情志之伤，虽五脏各有所属，然求其所由，则无不从心而发。"由此可见，心是七情发生之处，主宰了人的心理活动。

所以，中医心理疗法历来强调"先治其心，而后医其身"，"心病须用心药医"。《东医宝鉴》指出："古之神圣之医，能疗人之心，预使不致于有疾；今之医者，惟知疗人之疾，而不知疗人之心。是犹舍本逐末，不穷其源而攻其流，欲求疾愈，不亦愚乎？虽一时侥幸而安之，此则世欲不足取也……欲治期疾，先治其心，必正其心，乃资于道。使病者尽去心中疑虑思想，一切妄念，一切不平，一切人我悔悟……慨然领悟，顿然解释，则心地自然清净，疾病自然安痊。能如是则药未到口，病已忘矣。此真人以治心，疗病之大法也。”以上论述了中医“心病”须用“心药”医的道理，当然这里的“心药”主要指的是能解决心理问题的调节方法。中医的心理自我调节方法大体可以分为以下三种：

（一）虚静宁心

社会发展，科技进步，带来了物质和精神财富的极大繁荣，呈现出大千世界无奇不有的景象。人们不再仅仅满足于生活的温饱，而是在更高层次上有进一步的追求：有车、有房、有权、有地位……。一旦所欲所求没有实现，必然在心理上受到创伤。历代养生学家都主张“清心寡欲”以养神，静志安神以“内守”，所欲不可过多。《素问·上古天真论》说：“恬惔虚无，精神内守”，“志闲而少欲，心安而不惧，形劳而不倦，气从以顺，各从其欲，皆得所愿”。强调如果没有杂念纷扰，则心神就能内守，否则就惮散而不收，必致疾病。清·王燕昌《王氏医存·以心治心》说：“七情俱忘，六窗俱闭，元气浑沦，百脉皆畅，又何病焉？”强调人应当以“虚静”为原则，要求人们眼、耳、鼻、舌、心、意六窗俱闭，不妄视妄听、妄思妄想、妄动妄为，当志闲而少欲，心境澄澈，摆脱精神情志方面的影响和干扰，不为外界音、色、味等嗜欲所惑。元·罗天益《卫生保鉴·中风门》：“心乱则百病生，心静则百病息。”我国先秦时期道家代表人物老聃有言：“致虚极，守静笃”，认为人心原本清澈明净，但如追逐嗜欲，可使心智迷乱闭塞，以致“五色令人目盲，五音令人耳聋，五味令人口爽，驰骋畋猎令人心发狂，难得之货令人行妨。”总之，精神调摄以恬淡虚无、少欲知足为原则。

（二）乐观豁达

"一日三笑，人生难老；一日三恼，不老也老"；"知足者常乐，善笑者长寿"；"心胸里头能撑船，健康长寿过百年"；"常乐常笑，益寿之道"。这些谚语通俗易懂，以浅显的语言说明保持胸怀坦荡、乐观开朗心态的重要性，强调不可愁眉苦脸、斤斤计较、怨天尤人。《景岳全书》指出："若思郁不解而致病者，非得情舒愿遂，多难取效。"清·黄凯钧《友渔斋医话·一览延龄》说："多思则神散，多念则心劳。"思念过度，必致神气耗散而心力劳瘁，心悸、怔忡、失眠、健忘等各种病症亦会随之而起。思念之多，或出于对事业的谋求，更由于名利、嗜欲的困扰，甚有处心积虑，多行不义。乐观豁达者，心无烦恼，精神舒畅，以养人的阴阳气血，自然有利于预防和治疗心理疾病，达到养生健体的目的。

（三）移情易性

移情，是指排遣情思，使思想焦点转移他处，或改变内心所虑的指向性，使其转移到其他事物上。易性，就是改易心志，改变以往错误的认识、不良习惯以及情绪等等。清·叶桂《临证指南医案·郁》华岫云按："郁证全在病者能移情易性，医者构思灵巧，不重在攻补"，强调了"移情易性"在七情内伤导致郁病中的重要作用。我国古代其他医学家也提出了很多切实可行的方法。《前汉书》记载："威仪足以阅目，音声足以动耳，诗语足以感心。故闻其音而得和，审其诗而志正，论其数而立法。"移情易性的方法很多，可以分为以下几种：

1. 音乐怡情

音乐疗法是应用音乐艺术调节人的精神，达到身心健康、防治疾病的一种娱乐活动。现代医学认为，音乐的旋律、节奏和音调，对人体是一种良性刺激，对大脑及脑干的网状结构有直接影响，能改善神经系统的功能，从而协调全身各器官系统的正常活动。心理学家认为，音乐可以通过艺术感染力改善人的心理状态，从而调理情志，平衡心境。音乐对人的情绪和生理也具有镇静、兴奋、镇痛、降压的作用。

传统古书中对音乐的作用方面也有描述，如《史记·乐书》中说："音乐者，所以动荡血脉，通疏精神，而和正心也"，"故乐行而伦清，耳目聪明，血气和平。"清代·吴师机在《理瀹骈文》中记载："七情之病，看书解闷，听曲消愁，胜于服药也。"将音乐视为药物看待。《黄帝内经·灵枢》按五行理论把音调分为角、徵、宫、商、羽。《医宗金鉴》又把这五音从发音方法、音调特点、所属脏腑等方面作了具体阐述。概言之，商调音乐有利于人体从自然界吸取精气；角调音乐有利于条达情志、活血化瘀；徵调音乐能提高中枢神经机能活动；羽调音乐能使精神健旺。当身心出现不适时，可以酌情选用适当的音乐欣赏来促进健康。

当然，要使音乐更好地发挥作用，必须因音乐内容、欣赏者本人的音乐修养及不同的疾病或症状选择相应的乐曲，以求"辨证施治"、因人而异，从而达到针对性调理的目的。一般而言，快速而愉快的乐曲，可以增强人体的肌肉力量，从而激发出热情；节奏徐缓、深长悠远的乐曲，可使人呼吸平稳、脉波跳动富有节奏感，稳定人的情绪；音调优美、旋律流畅、悦耳动听的歌曲或器乐曲，能够协调人体植物神经系统功能，使大脑得到充分休息。在亚健康的调治中，可根据具体情况，选择应用。结合中国五行和古代养生六字诀创作的《中国五行音乐养生曲》就是针对人的身体结构和心理特征而作的大型音乐养生作品，在健美身心、治疗疾病方面都有一定的疗效。

2. 弹奏抒怀

是指通过弹奏或吹奏乐器来调节人的情志和肢体活动的一种方法。古时称琴艺为“琴道”，《范文正集·卷九》就说：“琴之道大乎哉。”古代圣贤大多认为，弹琴不仅能养心畅情，而且也是一种很好的肢体运动锻炼，通过手心相应的配合协调，调节身心，养生治病。正如《溪山琴况》所言：“神闲气静，蔼然醉心，大和鼓瑟，心平自如…淡泊宁静，心无尘翳……神游气化，而意之所之，玄之又玄。”《琴诀》也提出，弹琴“怡情以自适，或讽谏以泻心，或幽愤以传志，故能专精注神，感动神鬼”，并要求“鼓琴之士，志静气正”。

可见，弹琴不仅能提高手指的灵活，还能培养人的思维运转。在弹奏中既能享受优美曲调带来的艺术，感受一种欢愉的境界，达到康复神情的目的，又能抒达情怀、健脑益智、养性益寿。

3. 字画养气

绘画练字是以书法、绘画为爱好，心手结合，形神合一，达到怡情养性、防病疗疾的一种方法。书画与人的健康长寿有着密切的关系。相关论述不胜枚举。黄匡在《瓯北医话》中说：“学书用于养心愈疾，君子乐之。”《心术篇》则认为：“书者，抒也，散也。”抒胸中气，散心中郁也，故书家每得以无疾而寿。南宋诗人陆游体验到“一笑玩笔砚，病体为之转”。周星莲在《临池管见》一书中更深有体会地指出：“作书能养气，亦能助气，静坐作楷书数十字或愈百字，便觉矜躁俱平；若行草，任意挥洒，至痛快淋漓之候，又觉心灵焕发。”均说明“书”与“心”是息息相通的。

通过绘画和练字，使精神专注，有利于消除杂念，陶冶情操，帮助人们从生活的压力中解脱出来。此外，在习练过程中，将自身心神和气力注入笔端，能够宁神养气，通利关节，从而达到运行气血、调和情志、抗衰延年的作用。

此外，观画也能影响人的情绪和身体状态，尤其是讲求意境的中国画，能够把人带入一种至高境界，使人产生无限遐想，进而对人体产生深层次的作用。历史上记载，隋炀帝杨广贪恋酒色，日夜宣淫，最终导致身心崩溃，外燥内虚。勤于书画的太医院莫君锡了解病情后就作了两幅画，一是“梅熟时节满园春”，一是“京都无处不飞雪”，献给杨广。杨广看的入神，心神随画而动，联想到梅子的酸甜可口，冬天飘摇的飞雪，口中唾液顿生，又感觉阵阵寒意。经过半月，口燥心烦之症自然而去。这就是利用字画养心的方法，符合今天心理疗法的原则，真正达到了移情易性的目的。

4. 弈棋解郁

利用各种棋类娱乐活动，可达到消愁解闷，转移意念，调节心理平衡，开发智力的目的。棋类有多种，如象棋、军棋、围棋、跳棋、五子棋等，各种棋艺千变万化，奥妙无穷。人们弈棋时，往往思维集中，意守格局，神情专一，杂念尽消，或谋定而动，谈笑风生，以决胜负，大都乐在“棋”中。整个对阵过程中，神情弛张有度，心情有起有伏，客观上能调节心身，且许多棋具有易学易懂，老少咸宜的特点，融趣味性及艺术技巧于一体，深受广大群众的喜爱。如中国象棋变幻多端、高深莫测、趣味无穷，是一种非常有意义的文娱活动。

科学表明，下棋过程中至少对人体起到以下效果：①活跃思维、开发智力；②以棋会友，增进友谊；③陶冶情操，调节心身。但必须注意的是，实践中切忌一味计较输赢而产生情绪波动，更不可贪恋耗神过度而影响身体健康。

当然，移情易性之法还有很多，如读书、钓鱼、集邮、摄影、旅游等，每种疗法都有相应的特色和适宜人群，我们可以根据自身的喜好选择一种有意义的方法，只要达到移情易性，舒畅情志，恢复心理健康的目的即可。

二、运动调节

运动疗法，是人类最古老的一种健身方法，传统医学历来重视运动的作用，认为它是一种自我身心锻炼的方法，依靠自身锻炼，掌握一定的方法和要领，逐渐对身体产生作用，从而战胜疾病，增进健康。传统运动疗法源远流长，历代相传，在马王堆二、三号汉墓出土的珍贵文物中，有一幅放在漆盒上的帛画。画面上的人物有静坐、伸臂、屈膝、抱腿、下蹲等各种姿势，专家们认为这就是古人强身治病方法的图解。我国经典医学著作《黄帝内经》，亦有较详细的记载，并把它称之为导引。如《灵枢·病传篇》曰：“或有导引行气、乔摩、灸、熨、刺……”《素问·异法方宜论》更对导引的适应症作了介绍。此后以华佗、孙思邈、巢元方、王焘为代表的历代医家对此均有论述，其内容也随着时代的变迁及生活实践的发展而逐渐得到丰富和完善，是中华民族千百年来积累起来的强身经验，具有良好的群众基础。

“生命在于运动”，运动是人类生存的基础，传统运动疗法强调“引体”，即运动形体。《千经方·道休养性篇》指出“养生之道，常欲小劳”。“动则不衰”是中华民族健身防病的传统观点。导气令和，引体令柔，使意识活动、呼吸运动和躯体运动密切配合，是传统体育健身、治病的一大特色。中医学将“精、气、神”视为与人体生命息息相关的三大要素，称之为“三宝”。传统运动疗法紧紧抓住了这三个环节，调意识以养神，调呼吸以练气，动形体以调气血、通经脉，从而形神兼备，脏腑协调，百脉疏通，气血周流，达到“阴平阳秘”的状态，以增进健康水平，预防和治疗某些疾病，达到延年益寿的目的。

传统运动调节之所以能够预防和治疗疾病，不仅仅在于运动形体，也注重“导气”的作用，唐代成玄英说：“导引神气，以养形魄，延年之道，驻形之术”。通过导气可以调和气血、扶正祛邪。“气”是构成人体和维持人体生命活动的基本物质，没有气的活动，就没有生命的运动。《内经·调经论》云“人身所有者，唯血与气耳”。通过适当的运动，可以促进气血运行，气血运行顺畅则机体得养，故能体健长寿；形不动则气血郁滞，故机体失养而百病丛生。中医学还强调“存思”，锻炼时要做到“恬淡虚无”，即思想闲静、没有杂念、专一放松，靠意念驾驭气和形的运动，从而能够更有效的达到保健和防治疾病的目的。总之，通过运动可以平衡阴阳，强身健体，调节精神，改善机能，延年益寿。大量临床实践和科学研究表明，作为保健疗养和疾病康复的运动疗法，确有防治疾病、强身健体及病后康复疗养的良好作用。值得注意的是，只有遵循科学运动规律，才能达到健身、防病的目的。反之，违背科学规律，盲目做一些不适合自已的运动，不仅不能健身防病，可能还会损害健康。

现代的运动疗法作为运动医学和康复医学的重要组成部分，强调一种主动性锻炼，是由病人或亚健康状态者参加的治疗过程，能最大限度地发挥患者积极性和主观能动性，通过医生根据病人或亚健康状态者的检查资料及疾病性质特点，按其健康状况，结合生活环境条件和运动爱好等特点，规定适当的运动种类、时间及频率，明确运动注意事项，以便患者有计划地经常性锻炼，一般来说，不受时间、地点、设备等条件的限制，也不会产生副作用，且有一般的保健意义，对于恢复体力和劳动力、促使其向健康状态转化起着重要作用，是综合调理中不可缺少的措施。下面简要介绍一些简单易行的运动方法如散步、慢跑，以及传统运动方法，如五禽戏、八段锦、易筋经、太极拳和气功等。

（一）散步、慢跑

早在两千多年前，《黄帝内经》中就有“夜卧早起，广步于庭，披发缓形，以使志生”的运动养生法描述。《颜习斋言行录》也有“养生莫善于习动”的记载，均说明我们祖先对运动疗法的认识和重视，尤其崇尚散步与跑步养生。随着社会的发展，科技的进步，工业化进程的加速，以及生活质量的提高，人们逐渐从笨重的体力劳动摆脱出来，许多人过分追求安逸舒适，现代病、富贵病及各种临床综合征层出不穷，人们重新认识到“生命在于运动”，“运动是健原的源泉”，“饭后百步走，活到九十九”等科学道理。

散步、慢跑是一种比较简便有效的运动方法，融运动肢体、呼吸野外清新空气，调理气机、畅达情志为一体，不受时间、地点等条件的限制，茶余饭后、工作闲暇都可进行，在当今生活节奏加快的情况下，更适合于广大群众日常练习。其特点以低强度、长时间和节律性为主，既能增强生理机能，提高免疫力，长期练习还能增强心肺功能，预防心脑血管疾病，同时能放松心情，缓解压力，有利于心理健康状态的调节。

散步、慢跑因个体年龄、体质等因素差异，每次锻炼的时间、频率以及地点也不相同，一般进行者应遵循量力而行、循序渐进、持之以恒的原则，不可急于求成，操之过急；散步的时间，宜安排在晚饭后或临睡前，或早、晚各1次，每周进行3~4次，每次35分钟左右，心率控制在极限心率（220-年龄）的60%~70%；此外，尽量选择环境优美、空气清新的场合，这样有助于呼吸充足的氧气，也可以感受大自然的美感；运动过程中应全身放松，呼吸自然，步态稳定，步幅均匀，运动前最好饮一杯白开水、或糖水、或淡盐水，衣着简朴、宽松。

（二）五禽戏

五禽戏相传为东汉名医华佗基于导引、吐纳、熊经、鸟伸之术，并详细观察和分析了虎、鹿、熊、猿、鸟五禽的运动特点，根据中医相关脏腑、经络和气血理论编制而成的一套具有民族风格的导引术，整套动作形象、生动、活泼、乐趣盎然，具有一定的强身健体和防治疾病作用。

根据中医五行和脏腑学说，五禽配五脏。虎戏主心，能养心补脑，开窍益智，适用于心神不宁、全身不适者；鹿戏主肝，能舒肝理气，舒筋活络，适用于肝郁不舒、肝气横逆、筋脉拘急者；熊戏主脾，能调理脾胃，充实四肢，适用于脾胃虚弱、消化不良者；猿戏主肺，能补肺宽胸，调畅气机，适用于肺气壅塞、清肃之令不行者；鸟戏主肾，能益气补髓，壮腰健肾，适用于肾虚及肺肾两虚之喘证。实际操作中宜根据自身的健康状况及疾病特点进行选练，做到辨证施功，可以针对性的专练一式或几式，也可成套练习。

实际锻炼时要掌握以下要领：（1）全身放松：练功时不仅放松肌肉，也要放松精神，对于消除脑力和体力疲劳有极大帮助。（2）意守丹田：排除杂念，微微着意于小腹，尽量做到上虚下实，有利于避免中老年人上盛下虚、头重脚轻的现象。（3）呼吸均匀：呼吸要自然、均匀、平稳，用鼻作腹式呼吸，悠悠吸气，轻轻呼气。（4）动作形象：做到外形和神气都像五禽，才能自然活泼。（5）刚柔结合：要求松中有紧，柔中有刚，切不可用僵力，只有做到松，使出的劲才会柔中有刚，刚中带柔，不致僵硬，这也与我国其它健身法的基本要求一致。

实践证明，仿效五禽运动，既可健身，也可提高锻炼兴趣，坚持长期练习，可消积化滞，活血复脉，通利关节，聪耳明目，固齿轻身，强身祛疾，延缓衰老。

（三）八段锦

八段锦是我国宋代流传下来的一种运动疗法，至今已有八百余年历史，其论述最早见于《夷坚志》：“似矩素于声色简薄，多独止于外舍，仿方士熊经鸟伸之术，得之甚喜。尝以夜半时起坐，嘘吸按摩，行所谓八段锦者。”“锦”代表此术势的珍贵与奥妙，它包括八节连贯的健身术，八段锦流派很多，大体上可分为八段锦坐功和八段锦站功两种。

传统运动疗法发展到宋代，最突出的贡献是在术式上发展了坐功，也就是八段锦坐功，主要用来打通人体的经络系统，增强机体的防病抗病能力。特点是能加强上肢和下肢肌力，发展胸部肌肉，并有助于防治脊柱后突等不良姿势，因此除中老年人外，也适合于肌肉不发达或肌肉发育较差的青少年锻炼。练习中一定要注意呼吸吐纳，闭气握固。长期练习，可起到疏利筋骨，固精明目，牢牙固齿，健肾补虚，调理阴阳，行气活血等作用。八段全练最好，也可根据自身情况及身体需要，采取坐式或者站式，选取其中一段或几段练习，只有真正理解其动作要领和意义，才能运用自如。

实际锻炼时要掌握以下要领：（1）刚柔结合：全身肌肉神经放松，然后轻缓用力做动作，要求松中有紧，柔中有刚，这对消除脑力和体力疲劳帮助极大。（2）意守丹田：只有做到意守丹田，才能达到内外俱壮的目的。（3）呼吸均匀：呼吸要自然、平稳，用鼻作腹式呼吸。八段锦的练法有用力和不用力两种，动作用力时，劲要使得均匀稳定且含蓄内敛。

（四）易筋经

易筋经历史悠久，顾名思义，“易”是改变的意思，“筋”是筋骨，“经”是方法，意思是把萎弱的筋骨改变成强壮结实的筋骨的一种健身方法，相传是少林寺和尚为了锻炼肌肉和筋骨所创，一套十二势。长期练习，可以强身健体，柔筋壮骨，延年益寿，为人民群众所喜爱的一种锻炼方法，也可用来治疗疾病，特别是对运动系统疾病有很好的疗效。

总体来看以练形为主，但特别强调安静无杂念的重要性，文成堂本之《易筋经》记载："将欲行持，先须闭目冥心，握固思神，摒去纷扰，澄心调息，至神气凝定，然后依次如式行之。必以神贯意注，毋得徒具其形。若心君妄动，神散意驰，便为徒劳其形，而勿获实效……务至意念不兴，乃成。"所以说易筋经是一种内外兼练的导引强身法，外动以易筋强骨，内静以收心敛意，静中求动，动中求静，流传广泛，特点突出。

实际锻炼时要掌握以下要领：本法是采用呼吸与静止性用力来锻炼肌肉，通经活血和改善内脏器官功能，进而达到防治疾病的一种健身运动，除做到"松静结合"、"意守丹田"、"腹式呼吸"、"循序渐进"等原则外，还要结合呼吸，全身进行静止性用力（即暗中用力），以增强体力。如果做不到松的要求，肌肉僵硬如常，则效果不大。只有先松后紧，松紧结合，才会促进人体血液循环和新陈代谢，进而改善肌肉营养，增强肌肉力量。

（五）太极拳

太极拳在我国有着久远的历史，属于民族传统体育，相传该拳创始于明代，形成发展于清代，后来逐渐发展成诸多太极拳门派。

因该拳一招一势都以圆形动作为主，故名之为"太极"。其招势轻松柔和，动作连贯，绵绵不断。以腰为轴，圆活自然，上下协调。要求心静意专，虚实分明，具有内外合一，"意念"和肢体运动相结合的特点。一般不受时间、地点、年龄以及身体状况的限制，可随时随地进行锻炼，简单易学，功效明显，广泛适应于不同经济条件、不同生活环境、不同年龄阶段的亚健康人群，尤其适合中老年人练习，可以防治疾病、强身健体、延缓衰老。

太极拳种类繁多，有国家体委根据杨氏太极拳整理的24式简化太极拳、42式太极拳，还有社会上流行的陈氏太极拳、杨氏太极拳、吴氏太极拳、孙氏太极拳、武氏太极拳等等，不同种类都有其自身的特点。由于流派不同，其架式、风格和特点也各不相同，陈氏太极拳、杨氏太极拳、简化太极拳通常采用大架式，其特点是拳式舒展大方，轻灵、沉稳兼而有之；中等式以吴氏太极拳为代表，其拳架大小适中，长于柔化；小等式以孙氏、武氏太极拳为代表，拳式小巧紧凑，步活身灵。通过锻炼时姿势、呼吸的调节，以及意念的运用，来改善脏腑功能，诱导人体内在潜力，起到防病治病、益智延年的作用。同时可以调气养神，使人们在锻炼中净化心灵，陶冶情操。

爱好者可以根据自身条件和兴趣选择一种进行练习，由于太极拳对动作的要求比较严格，练习时最好在老师或练拳有素者的指导下进行，以便正确掌握要领；也可以参考有关书籍和音像制品，领悟其要旨；还可以几个人在一起练习，相互切磋，取长补短，共同进步。

（六）气功

气功是以身心锻炼为主，外气导引为辅的自我控制手段，也是在阴阳五行、脏腑经络、病因病机、诊法治则等中医基本理论指导下产生的一种综合性的疗法，集传统保健、养生、预防和治疗于一体，具有整体观念和辨证诊治的特点。现代医学认为，气功是使练功者在一定体位下，高度集中的主动意识锻炼与深长的呼吸运动相结合的一种防病治病、强身健魄、延年益寿、开发潜能的自我身心修炼的方法。随着生活质量的提高，人们更加注重自身的健康问题，尤其是患病者，不少人想通过气功的锻炼达到增强体质，防治疾病的目的。

气功通过调身、调心、调息的方法，使机体内的精气内聚，真气运行，经络疏通，达到阴平阳秘的状态。在我国历史悠久，经过历代气功家的继承和创新，其内容也逐渐得到完善和发展。这种身心锻炼不同于一般的体育运动，它着重于心理训练和呼吸锻炼，即所谓的“全凭心意用功夫”。其要点在于发挥人的主观能动性，通过精神修养和体格锻炼，从精神和物质两个层面提高人的适应能力，以达到心身的高度统一，使之“形与神俱”，“积精全神”，争取“尽其天年”。

现代医学认为，运动疗法主要有以下几方面作用：（1）恢复和增强运动器官的功能；（2）提高内脏器官机能，改善生理过程；（3）增强身体的代偿机能；（4）增强体质，提高抗病能力。

气功的练习方式多样，可以参照专业的气功书籍或影像资料，也可请教专门的气功大师进行指导，但无论如何，都必须掌握其要领，如此才能收到预期效果。同时，我们也应保持清醒，明确认识到气功并不能“包治百病”，它同其它中医治疗方法一样，对某些疾病疗效较好，对某些疾病疗效还不甚理想，对某些疾病可能无效。道家的内景以及佛家的经典里就明确地提出：养生之道，一方面靠气功，一方面靠服饵。为了加强气功的锻炼效果，在练功的同时可以结合其它治疗方法，比如食疗。练习气功是否有效关键在于选择适合自己的功法，认真投入，持之以恒。

值得指出的是，上述运动疗法贵在持之以恒，并非一次或几次运动而长期获效，不管采取哪种运动方法，要树立信心，勤学苦练，“三天打鱼，两天晒网”是不能收到预期效果的。练功一定要符合客观规律，选择最适合自己的功法，领悟练功要领，由浅入深，由简到繁，不能急于求成，只有练到一定程度，才能收到一定的效果。

三、饮食调节

《汉书·郦食其列传》说："王者以民为天，民者以食为天"。饮食是为机体提供营养物质，维持人体生长、发育必不可少的条件，明代大医药学家李时珍曾说过："饮食者，人之命脉也。"强调了饮食在人体生命活动中的重要性。合理饮食是保证健康的重要环节，现代医学已证实了许多疾病都与饮食因素密切相关。回顾上世纪50年代，经济发展缓慢，社会物质匮乏，贫血、结核、肝炎等营养不良性疾病时常发生。随着人们生活水平不断提高，由于不能科学地调理饮食，饮食结构中出现了诸多"不和谐"因素，导致高血压、冠心病、脂肪肝、糖尿病、痛风、肥胖、高脂血症等营养过剩性疾病大量涌现，已成为人类健康的主要杀手。如何科学利用食物调理来改善人体机能、防病治病、延年益寿，成为目前人们关注的焦点，食养食疗越来越受到普及和重视。

（一）食疗是中医传统养生保健的重要方法

食疗保健是中华饮食文化与中医学有机结合的一大特色产物，几千年来，我国已逐渐形成了一套具有民族特色的饮食养生理论，在保障人民健康方面发挥了巨大作用。早在《黄帝内经》就对饮食养生和饮食治疗作了较为系统的论述，强调了饮食要有节制、五味宜调和等观点，在指出违背饮食宜忌原则对人体危害的同时，提出了一些饮食调理和饮食卫生等方面的具体方法，为后世的饮食养生理论与应用奠定了基础。此后医家对此均有阐述，并代有发挥。扁鹊曾指出："为医者，当洞察病源，知其所犯，以食治之，食疗不愈，然后命药。"被后世尊为药王的孙思邈在《备急千金方》一书中专辟《食治篇》，介绍食物在治疗疾病中的作用，其中写道：

"安身之本必资于食，食能排邪而安脏腑，悦神爽志以资气血，若能用食平疴，释情遣疾者，可谓良工"。元代忽思慧所著的《饮膳正要》是我国第一部食疗、食养的专著。

从古至今，人们不断探索，寻求科学合理地饮食疗法，以获取健康、长寿。饮食因素是养生中不可忽视的重要环节。传统食物疗法就是在中医理论指导下，选用食物或在食物中加入某些中药，进行保健或治疗的一种方法，特点是以食为药，无病防病，预防养生，有病治病，促进康复。食疗的作用原理与药疗基本一致，均是通过食物或药物的作用达到扶正和祛邪的目的。二者的区别在于药疗中药性一般比较强，有的较刚烈，甚至还有一定的副作用，而食疗则作用较为平和，副作用小，便于长期服用。在日常应用中，食疗的作用主要体现在三个方面：一是利用食物性味之所偏，达到调理人体阴阳，维持阴平阳秘；二是针对体质虚弱者，选用血肉有情之品进行调养滋补，补益脏腑气血；三是对于一些邪实作祟的病证，选用具有相应治疗作用的食物，通过泻实祛邪以治疗疾病。

（二）"药食同源"理论奠定了中医食疗机理

食疗中药是广泛应用于家庭食疗的中药材，具有营养保健和防病治病作用，具有药、食两重性。我们的祖先在觅食过程中，发现许多食物不仅可以果腹充饥，而且还有一定的保健治疗作用，自古便有了"药食同源"之说。许多中医药古籍中都有食疗记载，我国第一部药物专著《神农本草经》收载药物 365 种，其中至少一半以上既是药物又是食物。食品与药品之间没有绝然的界限，只是一般称为食品的性味偏于平和。如：大米、小麦、红枣、山药、干姜、茴香、花椒、胡椒、黄花、木耳、杏仁、百合、核桃、莲子、蜂蜜、香油、西瓜、大蒜等等，其中许多食品完全可以起到药的作用。如：红糖姜茶可以解表散寒，治风寒感冒初起；薏米粥可以清热健脾，祛除面部黄褐斑；西瓜可以解暑消渴，被称为天然白虎汤；木耳可以解毒清热，清洗体内粉尘垃圾；百合可以润肺止咳等等。《素问·脏气法时论》中说："毒药（即药物）攻邪；五谷为养，五果为助，五畜为益，五菜为充，气味合而服之，以补益精气。"由此可以看出古人在治疗过程中主张食、药并重。东汉大医学家张仲景就采用不少食物以治病，如《伤寒论》、《金匮要略》中记载的"猪肤汤"、"当归生姜羊肉汤"都是典型的食疗方。

"是药三分毒"，若能通过食物治疗疾病，既取材便利、味美易食、安全无毒，又可避免因使用药物带来的副作用，因此又有"药补不如食补"的说法。唐代孙思邈就曾提出："夫为医者，当须先洞晓病源，知其所犯，以食治之；食疗不愈，然后命药。"防治疾病的经验表明，食物与药物同出一源，有时难以划分，几乎所有食物均可作为药物，用来祛病健身；而中药书载述的许多药物，则可作为食物烹制食用。

（三）卫生部对保健食品原料的具体规定

卫生部公布了《关于进一步规范保健食品原料管理的通知》，对药食同源物品和保健食品以及禁用物品等三类做出具体规定：

1. 既是食品又是药品的物品名单（按笔画顺序排列）

丁香、八角茴香、刀豆、小茴香、小蓟、山药、山楂、马齿苋、乌梢蛇、乌梅、木瓜、火麻仁、代代花、玉竹、甘草、白芷、白果、白扁豆、白扁豆花、龙眼肉（桂圆）、决明子、百合、肉豆蔻、肉桂、余甘子、佛手、杏仁（甜、苦）、沙棘、牡蛎、芡实、花椒、赤小豆、阿胶、鸡内金、麦芽、昆布、枣（大枣、酸枣、黑枣）、罗汉果、郁李仁、金银花、青果、鱼腥草、姜（生姜、干姜）、枳椇子、枸杞子、栀子、砂仁、胖大海、茯苓、香橼、香薷、桃仁、桑叶、桑椹、橘红、桔梗、益智仁、荷叶、莱菔子、莲子、高良姜、淡竹叶、淡豆豉、菊花、菊苣、黄芥子、黄精、紫苏、紫苏籽、葛根、黑芝麻、黑胡椒、槐米、槐花、蒲公英、蜂蜜、榧子、酸枣仁、鲜白茅根、鲜芦根、蝮蛇、橘皮、薄荷、薏苡仁、薤白、覆盆子、藿香。

2. 可用于保健食品的物品名单（按笔划顺序排列）

人参、人参叶、人参果、三七、土茯苓、大蓟、女贞子、山茱萸、川牛膝、川贝母、川芎、马鹿胎、马鹿茸、马鹿骨、丹参、五加皮、五味子、升麻、天门冬、天麻、太子参、巴戟天、木香、木贼、牛蒡子、牛蒡根、车前子、车前草、北沙参、平贝母、玄参、生地黄、生何首乌、白及、白术、白芍、白豆蔻、石决明、石斛（需提供可使用证明）、地骨皮、当归、竹茹、红花、红景天、西洋参、吴茱萸、怀牛膝、杜仲、杜仲叶、沙苑子、牡丹皮、芦荟、苍术、补骨脂、诃子、赤芍、远志、麦门冬、龟甲、佩兰、侧柏叶、制大黄、制何首乌、刺五加、刺玫果、泽兰、泽泻、玫瑰花、玫瑰茄、知母、罗布麻、苦丁茶、金荞麦、金樱子、青皮、厚朴、厚朴花、姜黄、枳壳、枳实、柏子仁、珍珠、绞股蓝、胡芦巴、茜草、荜茇、韭菜子、首乌藤、香附、骨碎补、党参、桑白皮、桑枝、浙贝母、益母草、积雪草、淫羊藿、菟丝子、野菊花、银杏叶、黄芪、湖北贝母、番泻叶、蛤蚧、越橘、槐实、蒲黄、蒺藜、蜂胶、酸角、墨旱莲、熟大黄、熟地黄、鳖甲。

3. 保健食品禁用物品名单（按笔画顺序排列）

八角莲、八里麻、千金子、土青木香、山莨菪、川乌、广防己、马桑叶、马钱子、六角莲、天仙子、巴豆、水银、长春花、甘遂、生天南星、生半夏、生白附子、生狼毒、白降丹、石蒜、关木通、农吉痢、夹竹桃、朱砂、米壳（罂粟壳）、红升丹、红豆杉、红茴香、红粉、羊角拗、羊踯躅、丽江山慈姑、京大戟、昆明山海棠、河豚、闹羊花、青娘虫、鱼藤、洋地黄、洋金花、牵牛子、砒石（白砒、红砒、砒霜）、草乌、香加皮（杠柳皮）、骆驼蓬、鬼臼、莽草、铁棒槌、铃兰、雪上一枝蒿、黄花夹竹桃、斑蝥、硫磺、雄黄、雷公藤、颠茄、藜芦、蟾酥。

（四）饮食保健中的“三因制宜”原则

在进行食疗养生保健时，中医学强调因人、因时、因地治宜的三因治宜原则，要求根据人的不同体质、年龄、性别以及气候、地理等环境因素的差异，合理配膳。

1. 根据季节不同进行食养

中医学从天人相应的整体观出发，认为春夏秋冬四季更替，寒暑变化是自然界阴阳此消彼长的运动过程所致，人位于天地之间，人体脏腑的生理活动和病理变化，不可避免地要受到自然界四时寒暑阴阳消长的影响。一年四季的气候特点是，春温春生，夏热夏长，秋凉秋收，冬寒冬藏。根据这一特点，《素问·四气调神大论》提出四时养生的原则为：“春夏养阳，秋冬养阴”，王冰进一步指出了这一原则在食疗养生中的具体应用，他认为：“春食凉、夏食寒，以养于阳；秋食温、冬食热，以养于阴”，即春夏阳盛而易伤阴，宜多食寒凉之品以抑制阳亢；秋冬阴盛而易伤阳，宜多食温热饮食以保全阳气。张志聪则认为“春夏之时，阳盛于外而虚于内；秋冬之时，阴盛于外而虚于内。故圣人春夏养阳，秋冬养阴，以从其根而培养之。”由于春夏阳虚于内，阳虚则寒，宜用辛热温阳食品以补阳气；秋冬阴虚于内，阴虚则热，宜用寒凉养阴食品以补阴气。

具体来说就是春季饮食要偏凉而酸，宜吃大麦、小米、萝卜等；夏季饮食在消暑同时，尤其要注意顾护脾胃，宜食绿豆、西瓜、苦瓜、南瓜、豆腐、薏米等消暑化湿之品，少吃甜品及油腻食物；秋季天气凉且干燥，宜吃扁豆、百合、蜂蜜等润燥之品，忌吃辛辣伤阴食物；冬季人们多阴精亏损，阳气不足，宜多吃补心固肾的食物，如黄豆、羊肉、核桃仁、黑芝麻等，可少食多餐。

2. 根据不同人群的生理特点进行食养

由于人群的生理特点和体质情况等健康状态的不同，在进行食养时，不能只是单纯考虑某一种食物的功效和作用，还应结合个体特点综合考虑。例如大枣、蜂蜜、枸杞补血养颜，但因其黏腻、味甘，属于易滋生痰湿之物，若是痰湿之体食用则可增加痰湿的问题。但也并非就一定不能食用，关键是“适合”，正如淀粉类食物可充饥，过量则令人肥胖；黄瓜、苦瓜可清热，过量则令人脾阳受损，所以重在辨证施膳。如果能根据自身需要，选择适宜食物进行调养，就能有益于健康。正如唐代《千金要方》所云：“安生之本，必资于食，不知食宜者，不足以存生也”。

（1）不同体型者的食养

“肥人多痰、瘦人多火”。体胖之人，多有痰湿，宜以化痰为常法，平时注意荤素搭配，酸碱平衡，少吃肥美甘甜等味道厚重的食品，多吃韭菜、芹菜、竹笋、莴苣、胡萝卜、苋菜等含纤维素多的食物，食疗方可选用韭菜炒核桃鸡丁、竹笋拌枸杞头、萝卜粥、火腿鸡肉炒苋菜等；体瘦之人，多有阴虚、血亏津少，水少不制火则火相对偏旺，宜以滋润为常法，饮食上宜多食牛奶、蜂蜜、鸡蛋、鳖鱼（甲鱼）、海参、银耳等甘润生津之品。常用有效食疗方有核桃牛乳饮、蜂蜜饮料、海参膏、龟肉百合红枣汤、甲鱼滋肾羹、参麦甲鱼、银耳鸽蛋、百合鸡子黄汤等。

（2）不同年龄的食养

小儿生长迅速，必须保证充足的营养供应，但小儿脾胃虚弱，不耐大补，因此民间又有“要得小儿安，三分饥与寒”的说法，在配膳时，可选得精一点，做得少一点，使机体能消化、吸收、利用，这就要求我们尽量选用营养价值高的食物。有助于补充小儿营养，兼能照顾脾胃的常用食物主要有牛奶、蜂蜜、新鲜鱼虾、猪肝及各种蔬菜。可将鱼、虾、猪肝、鸡肉及各种蔬菜剁碎炖食，或包馄饨食用，如茯苓鸡肉馄饨、滋肾肝膏汤、芝麻虾糕等。此外，小儿易伤食致食积，可选用含山楂、神曲、鸡内金的食疗方来消滞健脾。

青少年时期是人体新陈代谢最旺盛的阶段，能量消耗多，必须保障营养素的充分供给，否则将影响生长发育。中年后，进入了人体生理机能转换的关键时期，正如《景岳全书》所言："人于中年左右，当大为修理一番，则再振根基，尚余强半。"此期如果调理得当，可防止早衰，预防老年病的发生。食养应在全面均衡地基础上，根据健康状况，补其不足，损其有余，有针对性地进行调理。

老年人阴阳气血日趋亏虚，故宜于食疗调治。阴虚者补阴，阳虚者补阳，气虚者补气，血虚者补血。在此基础上，还要注意益智抗衰。较为常用的抗衰老食物有蜂乳、花粉、大豆、香菇、银耳、鱼类、芝麻、核桃肉、松仁等；也可以选用有关的食疗方。此外，还要注意老年人咀嚼和消化差的特点，制作时尽量选用粥、羹、面、饮、汤，使之能够很好地消化吸收。在选用食疗方的同时，还可选配山楂、山药、鸡内金、神曲等助消化食物。

(3) 妇女不同生理时期的食养

一般来说，正常女性除需经历妊娠、分娩、哺乳等过程外，还存在月经及带下等特殊生理现象，而在每一个转变及应对的过程中，身体状态都会发生相应变化，饮食调养必须考虑到上述环节，依据不同的情况，采取针对性较强的应对策略。例如，对于妊娠期及产后的调养，其基本原则是"产前宜凉、产后宜温"，孕妇产前或妇女月经前气血充足阳热旺盛，容易出现实证、热证，故产前或月经前保养宜偏凉性；而产后或月经后气血亏虚，容易出现虚证、寒证，故产后或月经后保养宜偏温性。

妊娠期间，应避免食用辛辣、腥膻之品，以免耗伤阴血而影响胎元，宜进食甘平、甘凉补益之品。妊娠初期尤其是有妊娠恶阻者，不宜进食油腻、不易消化的食物；妊娠中期避免干姜、桂皮、胡椒、辣椒、狗肉等辛温燥火之品；妊娠后期应少食胀气及收涩之品，如芋、番薯、石榴等；产后及哺乳期宜进食营养丰富、易于消化食物，慎食辛燥伤阴或寒凉酸收的食物。

（五）养生保健的饮食宜忌

中医从趋利避害的原则出发，非常注意饮食宜忌，其内容既有通常所说的“忌口”，也有食物与食物或食物与药物之间的配伍禁忌。日常的饮食养生和食疗保健中，应做到：饮食有节，适量定时；合理搭配，切忌偏食；顾护脾胃，寒温适度。

服药期间，宜避免生冷、黏腻、腥臭等不易消化的食物。不同体质者，也应针对具体情况进行调理，如阳虚气血不足者，宜温养忌生冷寒凉食物；阴虚、热盛者，宜清养清泻忌辛燥动火之品；水肿者，宜渗利忌咸食；消渴（糖尿病）者，宜淡渗养阴，忌糖；阳证疮疡、风疹、疥癣，宜清透忌辛辣香燥等。疾病初愈“胃气未复”者，不宜食油腻厚味食品，可粥食调养，正如《金匮要略》指出：“所食之味，有与病相宜，有与身为害，若得宜则宜体、害则成疾以此致危，便是此理。”

四、起居调摄

起居调摄主要指对日常生活中衣食住行、站立坐卧、苦乐劳逸等各个方面进行科学安排及采取一系列养生措施，从而达到强身祛病、延年益寿的目的。主要包括起居有常，安卧有方，谨防劳伤以及居处与衣着宜忌等方面内容，中医学将天人相应的整体观以及治未病思想合理的融入了起居调摄的诸多方面，逐渐形成一套较完善的理论体系，并在人们生活实践中发挥了重要的指导作用。

（一）起居有常

起居有常主要是指规律的生活方式。我们身边的长寿老人均有一套符合生理要求的作息习惯，常年坚持不懈，即所谓的起居有常。人类生活在大自然中，与外界环境的变化息息相关，起居、作息要顺应自然变化而进行适当调节。《素问·脏气法时论》说："肝主春，足厥阴少阳主治；心主夏，手少阴太阳主治；脾主长夏，足太阴阳明主治；肺主秋，手太阴阳明主治；肾主冬，足少阴太阳主治。"即说明了一年四季，日月升降，气候变化，而五脏之气，在年节律的层面上各有当旺之时。

《素问·生气通天论》又说："阳气者，一日而主外，平旦人气生，日中而阳气隆，日西而阳气已虚，气门乃闭。是故暮而收拒，无扰筋骨，无见雾露，反此三时，形乃困薄。"认为人体阳气随着自然界阳气的消长而消长，表现出生、长、收、藏等四种不同的形式，在日节律的层面上来说，天亮时人体的阳气开始活跃于体表，中午阳气最旺盛，太阳偏西时体表的阳气开始向内收敛，日落之后阳气潜藏于体内。

现代研究表明，人体生理活动呈现出四季及昼夜变化的节律周期，即所谓的"生物节律"现象，多数是以太阳光为基础的，要求我们在起卧作息和日常生活的各个方面合乎自然界阳气消长的规律及人体的生理常度，从而强身健体、延年益寿。

（二）安卧有方

睡眠是人体的一种生理需要，中医学认为睡眠状态下人体的组织器官大多处于休整状态，气血主要灌注于心、肝、脾、肺、肾，使其得到补充与修复，安卧有方可以保证高质量的睡眠，从而消除疲劳，恢复精力，有利于人体健康长寿。

1. 注意睡眠姿势

合适的睡眠姿势不仅能保证睡眠质量，而且有利于健康，不同的睡眠姿势对人体的影响各不相同。（1）俯卧：睡眠如果常采用俯卧姿势，胸部、腹部的内脏由于较长期受压迫，吸入的氧气相对减少，呼吸不舒畅，不利于细胞新陈代谢；同时因心脏受压，还会导致心脏搏动阻力加大，血液循环受到影响；由于影响呼吸和血液循环，在这种卧姿下，做恶梦的机率也会增高。（2）仰卧：睡眠采用仰卧，虽然呼吸自如，心脏不受压，能使人得到较好的休息，但容易把双手放在胸部，压住心窝。此外，仰卧时舌根部往后坠缩，容易引起呼吸不畅而发出鼾声。（3）侧卧：这是最适宜睡眠的姿势，因为侧卧使肌肉放松。侧卧当中又以右侧卧为好，由于心脏位于胸腔左侧，右侧卧便于心脏血液输出，避免了右肺和纵膈组织对心脏的压迫，从而减轻了心脏的负担；肝脏位于人体右上腹，从而加强了肝脏的代谢与解毒功能；胃通向十二指肠的开口和小肠通向大肠的开口均朝右侧开，右侧卧有利于食物在消化道里消化运行。

综上所述，右侧卧位和仰卧是最佳的睡眠姿势，但仰卧时注意不要将手放在胸部，以免压迫胸腔。

2. 睡床的选择

（1）床铺要放在避风处：因为人在睡眠中抵抗力下降，若受风邪侵袭，极易伤风感冒，并引起哮喘、气管炎、偏头痛等。唐代孙思邈在《千金方》中指出：床铺不要“当风而立”，强调“避风如避箭”。

（2）注意床铺方向：床的方向应为南北方向，睡眠时应避免头部向北。《老老恒言·安寝》说：“首勿北卧，谓避阴气”。北方是阴中之阴，主寒主水，而头为诸阳之会、元神之府，北首而卧阴寒之气直伤人体之阳。现代科学也认为：地球是一块"大磁铁"，人采用头南脚北的睡觉方式使人体的主要经脉气血与地球磁力线相平行，这样有益于人体器官细胞的有序化，产生良好的生物磁化效应而起到催眠作用。

（3）床铺软硬适中：人体的生理结构不适合睡床过软或过硬，因为过软的床垫会导致人的脊柱处于弯曲状态，久而久之，会发生腰肌劳损或脊椎偏移，还可能加重骨质疏松、骨关节退行性病变和关节炎等病情，出现腰背酸痛、下肢麻木等症状。过硬的床对睡眠和人体健康也是不利的，因为坚硬的床面不能适应人体曲线的需要，不仅影响睡眠质量，也会对肌肉和脊椎造成严重负担。

研究表明，躺着休息时，只有在人体的自然下垂线同床垫的凹下形状相吻合时才感到舒适，从而得到充分的休息。德国整形外科专家拉泽尔教授认为，睡眠时身体的最佳位置应该是最能使脊椎下部得到放松的位置，这样可使不断处于紧张状态的骨盆和尾骨得到休息。

3. 枕头的选择

枕头的选择也不容忽视，"高枕无忧"已被现代医学证明对身体产生诸多不利，是造成落枕和颈椎病的重要因素，但却适合于高血压、肺气肿等疾病的人群；长期低枕可能改变颈椎的生理状态，造成烦躁、失眠等症状，却适合于低血压、贫血等疾病的人群；枕头过硬会使头部与枕头的接触面相对减少，局部压强增加，常会使受压部位头皮的血液循环受阻，引起头皮麻痛不适；枕头过软时，难以保持头部与身体的平衡，易引起落枕、疲劳与不适感觉。

由此可知，枕头的高度与个人的胖瘦、肩宽、颈长以及年龄有关，过硬或过软都可能对身体不利，所以具体选取原则及办法应因人而宜。一个人在夜晚可能变换多种睡姿，但总有一个习惯的姿势，有学者建议如果习惯于仰卧，不防把枕芯材料从中间向四周排开些，让部分材料塞到颈下，这样可以扩大颈部与枕头的接触面积，又可保持颈椎的自然生理弯曲；如习惯侧卧，不妨将枕头塞到面颊与肩部之间的空档里，这样也能保持颈椎生理状态，还能避免颈部裸露，起到较好的保暖作用。

4. 睡眠时间

研究显示，如果每天连续睡眠不足六小时，体力是得不到恢复的，如果连续两个星期睡眠不足，就会对大脑产生很大影响，相当于48小时以上没睡觉；而过分恋床，睡眠时间过长，同样有害。合理的睡眠时间应该在每天8小时左右，注意保证睡眠质量，以第二天精力充沛为标准及目的，当然不同年龄段的人们对睡眠时间的要求也略有变化，生理学家研究认为，70岁以上的高龄老人每天睡眠时间一般不宜超过6小时。这是因为，老年人睡眠的时间越长，体能下降越多，进而使身心两方面加速老化。有些人时常容易产生疲劳感，专家建议采取散步、聊天、游玩、娱乐等较为积极的方式休息，不仅会使身体得到运动锻炼，还能延缓身心老化。

（三）劳逸有度

劳逸适度，不妄作劳，是起居保健中的一条重要原则。正如孙思邈《备急千金要方·道林养性》所说："养生之道，常欲小劳，但莫疲及强所不能堪耳"。劳和逸虽然都是人体的生理需要，但不可超出一定范围。古人主张劳逸"中和"，有常有节。

疲劳包括体力上的形劳和精神上的心劳（精神刺激）两种形式，中医学认为过度疲劳会损伤精、气、神、形，导致正气虚衰，减寿而多病。现代医学研究也发现，过度疲劳可导致人体处于应激状态，机体免疫功能下降，抗病能力低下，易诱发多种疾病。日常生活中，我们常见一些老年人由于过度疲劳而诱发心肌梗塞、脑栓塞、脑溢血等症，甚至酿成永久的遗憾，可见过度疲劳是养生之大忌，防止形劳和心劳是起居养生的重要内容。

若过度安逸，如长期不活动、懒散不用脑、睡眠过多、性活动抑制等，会使人体气血壅滞，体内代谢废物堆积，出现心理压抑感，致使发生肥胖和各种疾病，导致衰老过程加速，同样会对人体健康产生危害。因此，劳和逸均应适度，二者之间具有相互对立、相互协调的辩证统一关系。生命过程中，绝对的“动”或“静”都是不可能的，只有动静结合，劳逸适度，才能真正起到保健作用。具体应注意以下几个方面：

1. 体力劳动要轻重相宜

社会劳动就业方面由于受多种因素的限制，任意选择劳动条件的机会较少，但仍要注意劳动强度轻重相宜，应根据体力，量力而行，更重要的是安排好业余生活，使个人的精力、体力、心理等得到充分恢复和发展。

2. 脑力劳动要与体力活动相结合

脑力劳动偏重于静，体力活动偏重于动。动以养形，静以养神，体脑结合，动静兼修，形神共养。脑力劳动者可进行一些体育锻炼，使机体各部位得到充分有效的运动，也可从事美化庭院活动，一来活动筋骨，二来陶冶情趣，有利于身心健康。

3. 家务劳动秩序化

操持家务是一项繁杂的劳动。切忌无序，要安排得当，使其杂而不乱，有条不紊，有劳有逸，既锻炼身体，又增添精神享受，有利于健康长寿。反之，若家务劳动没有秩序，杂乱无章，则形劳神疲，甚至造成早衰折寿。

4. 性机能活动愉悦化

健康有度的性活动可以提高自信心，使伴侣之间从情绪和肉体上更亲密，同时还能减轻压力，舒缓紧张，降低不治之症、精神病、自杀的发生。能够享受性生活愉悦的人不容易受到寂寞和孤独的折磨，衰老过程也相对缓慢。

5. 休息保养多样化

休息可分为静式休息和动式休息，静式休息主要是指睡眠，动式休息主要是指人体活动，可根据不同爱好自行选择不同形式。如听相声、听音乐、聊天、看戏、下棋、散步、观景、钓鱼、赋诗作画、打太极拳等。总之，动静结合，寓静于动，既达到休息目的，又起到娱乐效果，不仅使人体消除疲劳，精力充沛，而且使生活充满乐趣。

（四）居处保健

人的一生，绝大部分时间是在室内度过的。居室环境优劣，与人体健康有着密切关系。居室通风不良、室温调控不当、采光不佳、装潢污染、电磁污染、噪声污染、生物污染、生活废弃物污染等等，都会直接或间接影响人体健康。在预防亚健康和养生保健中，应关注以下几个方面：

1. 远离噪声

现代社会城市化进程不断加速，人与人的交往逐渐频繁，越来越多的噪声与嘈杂干扰了人们的日常生活。处在这类场合中，很容易使人产生烦躁、胸闷、心跳加快、呼吸困难等症状，甚至可能引发各种疾病，严重危害人们的健康，所以住宅周围环境应尽可能安静。

2. 适宜朝向

尽量保证居室冬暖夏凉是选择朝向的原则，具体来说就是冬季能晒到阳光，去潮驱寒，室内光线明亮，温度适宜；夏季能吹进凉风。反之，则可能使室内空气混浊，氧含量下降，湿度增高，不利于健康。长期生活在阴冷闭塞环境中，容易使人产生头昏、头痛等症状和精神压抑感觉。

3. 注意通风

通风不良，可能造成居室内空气含氧量不足，二氧化碳等混浊气体增多，久而久之会使大脑供氧不足，出现头昏、头胀、胸闷、乏力等亚健康表现。此外，通风不良，室内装潢材料、新家具以及化纤墙纸等散发出来的毒害物质和电视机、电脑、微波炉、组合音响等家用电器产生的电磁污染、噪声污染等不易排散，对人体健康危害更是不可低估。科学的做法是养成开窗通风的良好习惯（而且要形成对流），即使在使用空调器或在严寒冬天，也应适度定时地开窗，让室外新鲜空气源源不断补充进来。

4. 健康装潢

新居装潢一般都比较考究，所使用的各种涂料、油漆，新添置家具的油漆、黏合剂以及墙纸、墙布等装饰材料中散发出来的苯、酚、甲醛、石棉粉尘、放射性物质等会引起头昏、失眠、皮肤过敏等亚健康表现，严重的甚至导致疾病。医学专家认为，居室装修宜简不宜繁，选用的材料一定要注意是环保无毒无害。新居装修完毕，开窗通风一段时间后再搬入居住。

（五）服饰保健

服饰不仅是人们御寒防暑，保护机体，防止外界理化因素和生物因素侵袭的防护工具，同时也是反映自身精神面貌，体现不同年龄特点和文化涵养的介质。随着社会进步和生活水平的提高，人们对服饰的要求已不仅仅局限于朴素大方，而是追求款式新颖、舒适、得体，并逐渐成为维护机体健康的一种养生方法。

服饰被称为人体第二肌肤，可调节体温，避免外界温度对机体产生有害影响。衣服厚薄，应根据气候变化，随时进行调节。在中医养生理论中，有“春捂秋冻”之说，春季阴寒未尽，阳气渐生，气候多变，为防春寒致病，应穿得暖一些，以助阳气生长。正如

《摄生消息论》所说：“春季天气寒暄不一”，故“不可顿去棉衣”，尤其是“老人气弱体怯，风冷易伤腠理，时备夹衣，遇暖易之，一重渐减一重，不可暴去”。夏季服饰的选择，主要目的和需求是散热性能好且吸水能力强，宜选用丝、麻和棉织品的衣料，款式宜宽不宜紧，格调应简洁明快，尽管夏季气候炎热，阳热炽盛，仍需适当穿着衣服，才能固护正气。秋季气候渐凉，但不宜骤增衣服，要注意增强机体的耐寒能力；冬季服饰的选择，主要目的和需求是防寒保暖，应考虑衣料的质地和保暖性，冬季衣服要随寒冷而渐增，不能一步到位地穿着过厚。

此外，穿衣不宜过暖过寒，否则机体缺乏对环境的适应能力，从而减弱身体抵御外邪的能力。小儿和青壮年，衣着应比中老年人偏少，要“身带三分寒”，老年人阳气偏虚，肌肤骨肉疏薄，衣着宜偏暖，要“慎于脱着，避风寒湿之侵，小心调摄”。

五、房事养生

房事养生，又称性生活保健，就是根据人体生理特点和生命规律，采取健康的性行为，以防病保健，提高生活质量，从而达到健康长寿的目的。孔子认为男女关系是“人伦之始”，“五代之基”，《孟子·告子》谓“食色，性也”，《礼记·礼运》指出：“饮食男女，人之大欲存焉”。把性欲和食欲并举，说明了它是不可抗拒的自然法则。正常的房事生活是人们幸福美满生活中不可缺少的一部分，对人类健康具有重要意义。中国古代养生家对房中保健做了比较系统的阐述，其中很多观点已被现代科学所证实。

（一）适度性生活有益健康

现代医学认为适度的性活动不仅使性器官保持良好的机能状态，而且还有调节心态、调节内分泌的作用，健康有度的性活动可以提高自信心，舒缓紧张。马王堆出土的竹简《十问》中，有房事影响寿夭的记载，其大意是说，夫妇间的性生活如能遵守一定的法度，做到心安不放纵，形气相和谐，保精全神，勿使元精乏竭，可使肾精经常盈满，以化血生髓，充骨养脑，体虚的人可以逐渐充盈，体壮的人更能健实，老年的人亦可因而长寿。

（二）房事不节危害健康

房事要有节制，不可过度，房事不节，一是指不节制，纵欲无度，二是指不懂房事宜忌，房事不谨慎。中医学历来认为房事不节，劳倦内伤是致病的重要原因。《史记·仓公传》载病例25个，其中病因于"内"即房劳者有8例之多。因为失精过度，或不懂方法，违反禁忌，必然耗伤精气，正气虚损，致使百病丛生。肾藏精，主闭藏，若房事不节，过于频繁，就会耗精伤肾，精少则病，精尽则死，纵情于色，不能自制，必致精液枯竭，真气耗散，半百而衰。故孙思邈指出："恣其情欲，则命同朝露也"，房事不节可直接、间接引起某些疾病，致使疾病反复发作，病情加重，临床常常出现腰膝酸软、头晕耳鸣、健忘乏力、小便频数，以及男子阳痿、遗精、滑精，女子月经不调、宫冷带下等症状。有资料统计，凡能查出生卒年龄的封建皇帝209人，平均寿命仅有39岁。其中凡注意清心寡欲，修身养性的皇帝，则能健康长寿。例如，清乾隆皇帝活了88岁，是几千年来皇帝中的长寿冠军，这与他"远房围，习武备"的养生保健行为密切相关。

（三）重视节欲保精

古今中外，对性进行了多种多样的探索。主要有三种观点和流派，一是纵欲，一是禁欲，一是节欲，前二者均偏于极端而不可取，"节欲"则辩证提出性生活的适度、节制，于人体有着重要养生意义。正如古人所言：“房中之事，能生人，能煞人，譬如水火，知用者，可以养生；不能用之者，立可尸矣。”“欲不可纵”，是中医养生学的基本要点之一。节欲保精是抗衰防老的重要环节，古代医籍里有大量记载。如《素问·上古天真论》说“以欲竭其精，以耗散其真……故半百而衰也”，孙思邈指出“人年四十以下，多有放恣，四十以上，即顿觉乏力，一时衰退，衰退既至，众病蜂起”，“所以善摄生者，凡觉阳事辄盛，必谨而抑之，不可纵心竭意以自贼也”。肾为先天之本，肾精充足，五脏六腑皆旺，抗病能力强，身体强壮，则健康长寿。反之，肾精匮乏，则五脏衰虚，多病早夭。节欲保精对于中老年人尤为重要。孙思邈说“四十已上，常固精养气不耗，可以不老”，“六十者闭精勿泄”。从国内外长寿老人的调查情况来看，大多对性生活都有严格而规律的节制，说明了节欲保精对健康长寿有积极意义。

（四）重视性生活卫生

大量的医学资料表明，不注意行房卫生会引发多种疾病，如月经不调、闭经、慢性宫颈炎、感染性阴道炎、子宫内膜炎、阴道黏膜溃疡等妇科疾病，以及尿潴留、急性前列腺炎、尿道滴虫病、泌尿系感染、阳痿等男科疾病。因此，注意行房卫生是防病保健的一项重要措施。重视性生活卫生，不仅可以有效地预防妇科疾病发生，而且对促进男性生殖器的正常功能，提高房事质量都有很好的作用。

（五）提倡晚婚少育

中国古代养生家历来主张“欲不可早”，发育成熟后，婚育才可进行。《寿世保元》指出“男子破阳太早，则伤其精气；女子破阴太早，则伤其血脉”，就说明了“早欲”会影响正常生理发育，危害健康。所以古代养生家早就提出晚婚的主张，《泰定养生主论》中指出："古法以男三十而婚，女二十而嫁。又当观其血色强弱而抑扬之；察其禀性淳漓而权变之，则无旷夫怨女过时之瘵也。"可见，不仅主张晚婚，而且还要查有无妨碍生育的疾病，再作决定，这些观点与现代医学的观点是一致的。不仅如此，还应提倡少育。早婚早育不仅会耗损男女本身的精血，损害身体健康，且很有可能对下一代产生灾难性的影响。

（六）重视房事禁忌

中国房中养生非常重视入房禁忌，强调"欲有所忌"、"欲有所避"。所谓禁忌，就是在某些情况下要禁止房事。若犯禁忌，则可损害健康，引起多种疾病。青壮年时期房事较频，应充分了解入房禁忌。对此，《黄帝内经》、《备急千金要方》以及《外台秘要》等均有较为全面的记载。凡新沐，远行及疲，饱食醉酒，大喜，大悲，男女热病未瘥，女子月血新产者，皆不可合阴阳。并进一步指出了相应禁忌造成的危害，如饱食入房则劳损血气；大醉入房，气竭肝阳，男子则精液衰少，阳痿不举，女子则恶血淹流，生恶疮；忿怒中尽力行房事，精虚气竭，发为痈疽；恐惧入房，则阴阳偏虚，自汗盗汗，积而成劳；远行疲乏入房，为五劳；月事末绝而交结生驳，又冷气入内，身痿面黄不产；金疮未瘥而交令，干动血气，故令金疮败坏；忍小便而入房者，得淋病，茎中疼痛。具体阐述如下：

1. 醉莫入房

酒在一定程度上可促进性兴奋程度，故有"酒是色媒人"之说，但切不可饮酒过量后行房，更不能用酒刺激性欲。《素问·上古天真论》指出："以酒为浆，以妄为常，醉以入房，以欲竭其精，以耗散其真，不知持满，不知御神，务快其心，逆于生乐，起居无节，故半百而衰也”，《三元延寿参赞书》也说“大醉入房，气竭肝伤，丈夫则精液衰少，阳痿不起，女子则月事衰微，恶血淹留”。

2. 七情劳伤禁欲

人的情志发生剧烈变化时，常会使脏腑功能失调，气机逆乱，此时应注意舒畅情志，调理气血，切不可借房事求得心理平衡。七情过极，而后行房事，不仅易导致疾病，受孕时还可能影响胎儿的生长发育。另外，劳倦过度应及时休息调理，尽快恢复生理平衡。若又以房事耗精血，会使机体脏腑虚损，导致多种病变。《千金要方·房中补益》指出“人有所怒，气血未定，因以交合，令人发痈疽……运行疲乏来入房，为五劳虚损，少子”，《三元延寿参赞书》指出“恐惧中入房，阴阳偏虚，发厥自汗盗汗，积而成劳”。只有在男女双方精神愉快、体力充沛的状态下，性生活才能完美和谐，如此可无碍于身心健康。

3. 切忌强合

养生家早就指出“欲不可强”，所谓“强”，即勉强，性生活是双方共同的事，任何一方都不宜勉强。强合行房违犯了阴阳顺乎自然的法则，会不可避免地带来不良后果。人的生理状态受生活习惯、情绪变化、天气情况等诸多方面的影响，阴阳和合首先要讲究“人和”，这就要求注意选择男女双方最佳状态时行房，某些特定的情况下不宜行房，以免带来不良后果。

如果在两性生活中，不顾体力和情感，勉强行房，不仅会产生心理障碍，给两性关系带来不良影响，还可能引发或加重疾病。《三元延寿参赞书》指出：“强力入房则精耗，精耗则肾伤，肾伤则髓气内枯，腰痛不能俯仰”，以及“体瘦尪羸、惊悸、梦泄、遗沥、便泄、阳痿、小腹里急、面黑耳聋。”

4. 病期慎欲

患病期间，人体正气全力以赴与邪气作斗争，若病中行房，必然损伤正气，加重病情，病中行房受孕，对母体健康和胎儿发育危害更大。《千金要方·养性序》指出："疾病而媾精，精气薄恶，血脉不充，既出胞脏……胞伤孩病而脆，未及坚刚，复纵情欲，重重相生，病病相孕"。病后康复阶段，气血两虚，元气未复，极需静心休养。若反而行房耗精，使正气更难复元，轻者旧疾复发，重者甚或丧命。《千金要方·伤寒劳复》指出："病新差，未满百日，气力未平复，而以房室者，略无不死……"

5. 妇女房事禁忌

妇女存在经期、孕期、产期及哺乳期等不同生理时期。针对妇女的特殊生理特点，古代医家和养生家提出了具体房中保健要求。

（1）经期禁欲：《千金要方·房中补益》指出"妇人月事未绝而与交合，令人成病"。月经期性生活，易引起痛经、月经不调、子宫糜烂、输卵管炎、盆腔感染等多种疾病，影响女性身体健康。

（2）妊娠初期和后期禁欲：妇女在怀孕期间，对性生活必须谨慎从事，严守禁忌，尤其是妊娠前三个月和后三个月内要避免性生活。早期房事易引起流产，晚期房事易引起早产和感染，影响母子健康。孕期妇女需要集中全身精血育养胎儿，房事最易耗散阴精，若不善自珍摄，则母体多病，胎儿亦难保全，故怀孕期间必须节制房事。

（3）产后百日内禁欲：孕妇产后，百脉空虚，体质虚弱，抵抗力低下，需要较长时间的补养调理。同时产褥期恶露未净，若再行房事，更伤精血，邪气乘虚而入，引起多种疾病。孙思邈在《千金要方·妇人方》中明确指出"至于产后，大须将慎，危笃之至，其在于斯。勿以产时无它，乃纵心恣意，无所不犯，犯时微若秋毫，感病广于嵩岱……所以，妇人产后百日以来，极须殷勤忧畏，勿纵心犯触，及即便行房。若有所犯，必身反强直，犹如角弓反张，名曰褥风……凡产后满百日，乃可合会，不尔至死，虚羸百病滋长，慎之。凡妇人皆患风气脐下虚冷，莫不由此早行房故也”。

六、四时养生

《易·系辞》中说：“变通莫大乎四时”，四时即春夏秋冬四季，自然界万物的荣枯生死遵循四季阴阳的变化规律，年复一年，周而复始。人生于天地之间，与天地万物一样受到自然规律的支配和制约。《素问·宝命全形论》说：“人以天地之气生，四时之法成。”起居作息如果顺应天地之气的变化，健康身体和高品质生活就有了保证。

（一）春季养生

春三月，为农历的正月、二月、三月，阳历一般是每年的2～4月，包括立春、雨水、惊蛰、春分、清明、谷雨六个节气。春季在四季之中居于首位，春归大地，万象更新，阳气升发，冰雪消融，蛰虫苏醒。《素问·四气调神大论》指出“春三月，此谓发陈。天地俱生，万物以荣”，自然界一派生机勃发，欣欣向荣的景象。春季养生在精神、饮食、起居诸方面，都必须顺应春天阳气升发，推陈出新的特点，注意保护阳气，着眼于一个“生”字。

1. 心理调节

春属木，与肝相应。肝主疏泄，在志为怒，恶抑郁而喜调达。故春季在心态心理上，应心胸开阔，乐观愉快，力戒暴怒，更忌情怀忧郁。要“生而勿杀，予而勿夺，赏而不罚”。

历代养生家一致认为，在春光明媚，风和日丽，鸟语花香之时，应该踏青问柳，登山赏花，临溪戏水，行歌舞风，陶冶性情，使自己的精神情志与自然相适应，充满勃勃生气，以利春阳生发之机。

2. 运动调节

在寒冷的冬季里，人体的新陈代谢减缓，藏精多于化气，各脏腑器官的阳气都有不同程度的下降。入春后，气温回升，阳气升发，应加强锻炼，恢复机体活力。可以结合自身情况，形式不拘，取己所好地选择球类、跑步、打拳、做操、放风筝等运动方式，活动地点尽量选择公园、广场、树林、河边、山坡等地，空气清新之处。使春气升发有序，符合“春夏养阳”的要求。年老行动不便之人，可乘风日融和、春光明媚之时，在园林亭阁虚敞之处，凭栏远眺，以畅生气。但不可默坐，免生郁气，碍于舒发。

3. 饮食调节

春季阳气初生，宜适当食用辛温升散或辛甘发散的食物，不宜食酸味性质收敛之品。

麦、枣、豉、花生、葱、香菜等辛温升散或辛甘发散的食物可扶助阳气，顺应春季阳气升发的特点。但也不可过食辛辣、发散之物，以免腠理过度开泄，给病邪以可乘之机。

酸味入肝，肝气通于春，五行皆属于木。酸味具有收敛之性，不利于春季阳气的生发和肝气的疏泄，肝气疏泄不畅，木郁太过则易克伐脾土，从而影响脾胃的消化功能，故《摄生消息论》说：“当春之时，食味宜减酸增甘，以养脾气”。春时木旺，与肝相应，肝木不及固当用补，然肝木太过则克脾土，故《金匮要略》有“春不食肝”之说。由此可见，饮食调养之法，实际应用时，还应观其人虚实，灵活掌握，切忌生搬硬套。

4. 起居调摄

春回大地，人体的阳气与天地万物一样开始生发，起居方面也应顺应阳气初生的特点，夜卧早起，多进行活动，唤醒闭藏了一冬的身体机能。活动时，服装发型衣着打扮应以不约束形体为标准，穿着宽松的衣物，放松扎紧的头发，舒展形体，在庭院或大自然里信步慢行，调动人体气血运行。身体放松舒缓的状态有助于阳气升发，不仅利于身体的生长与健康，也利于心理情绪、精神意志方面的发展。

“春眠不觉晓，处处闻啼鸟”，春季里人体常感觉困倦疲乏，即日常所说的“春困”，这是因为阳气开始趋向于表，皮肤腠理逐渐舒展，肌表气血供应增多，供给大脑的血液相对减少所致。然而，睡懒觉不利于阳气生发，因此应当克服情志上倦懒思眠的状态，调动身体机能，以助生阳之气升发。

春季气候变化较大，极易出现乍暖乍寒的情况，加之人体腠理开始变得疏松，对寒邪的抵抗能力有所减弱，同时，春季又是流行性感冒、麻疹、流行性腮腺炎、猩红热，水痘、流脑等多种流行病的高发季节。所以，春天不宜过早脱去棉衣，特别是年老体弱者，减脱冬装尤宜审慎，不可骤减。在衣着上做到“春捂”，既有利于人体适应外界气候，增强抗邪能力，又为适应夏季炎热的气候做准备。同时，春季着装宜“下厚上薄”，《千金要方》认为，这样穿着既养阳又收阴。《老老恒言》亦云：“春冻未泮，下体宁过于暖，上体无妨略减，所以养阳之生气”。总之，春季应注意保暖御寒，随时增减衣物，以适应春天气候变化规律。

（二）夏季养生

夏三月，包括立夏，小满、芒种、夏至、小暑、大暑六个节气，从立夏开始到立秋前结束，为农历的四至六月，阳历的5～7月。夏季烈日炎炎，雨水充沛，万物竞长，日新月异，阳极阴生，万物成实。《素问·四气调神大论》说：“夏三月，此谓蕃秀；天地气交，万物华实”。夏季是天地之气相交最为旺盛的季节，草木生长最为繁茂，夏季养生应顺应阳盛于外的特点，注意养护阳气，着眼于一个“长”字。

1. 心理调节

夏属火，与心相应，在赤日炎炎的夏季，要重视心神的调养。《素问·四气调神大论》指出："使志无怒，使华英成秀，使气得泄，若所爱在外，此夏气之应，养长之道也"。夏季自然界的阳气在长，人体阳气亦然，发怒容易使阳气过度亢盛，气血上冲，因此应该保持心情平静，胸怀宽阔，神清气和。精神面貌，应充沛饱满，对外界事物要有浓厚兴趣，培养乐观外向的性格，以利于气机的通泄和阳气的旺盛。切忌懈怠厌倦，恼怒忧郁，以免阻碍气机。嵇康《养生论》说，夏季炎热，"更宜调息静心，常如冰雪在心，炎热亦于吾心少减，不可以热为热，更生热矣。"这与民间常说"心静自然凉"的夏季养生寓意相通。

2. 运动调节

夏天运动锻炼，最好在清晨或傍晚较凉爽时进行，避开烈日，加强防护。场地宜选择公园、河湖水边、庭院空气清新处，项目以散步、慢跑、太极拳、气功、广播操等运动量适中的方式为佳，有条件最好能到高山森林、海滨地区去疗养。不宜做过分剧烈的运动，因为夏季暑热使人出汗较多，剧烈运动，可致大汗淋漓，汗泄太多，不仅伤阴，也伤损阳气。出汗过多时，可适当饮用盐开水或绿豆盐汤，切不可饮用大量凉开水；不要立即用冷水冲头、淋浴，否则，会引起感冒或引起寒湿痹证、"黄汗"等多种疾病。

3. 饮食调节

夏季炎热，心火易于亢盛，宜选择绿豆、西瓜、苦瓜、冬瓜、豆腐、薏米等，清热解暑、清心泻火的饮食。可适当多食味苦之物以清热解暑，同时助心气而制肺气。夏季出汗多，盐分损失较多，可适当增盐，保证机体正常运转。

夏季人体气血趋向体表，供应到消化道的血液相应减少，常使人感觉食欲不佳，消化功能减弱，若感暑湿更伤脾胃，出现胸闷、纳呆、神疲乏力、精神萎靡、大便稀溏等症状。因此夏季饮食应以清淡、少油腻、少甜食、易消化为原则，适当食用酸味、辛辣芳香的食物，以开胃增食欲，助消化。

夏季暑热出汗较多，可适当食用冷饮补充水分，帮助体内散发热量。但冰镇饮料、雪糕、冷面、生冷瓜果等冷饮冷食不宜多吃。过食会伤及脾胃，令人吐泻。西瓜、绿豆汤、乌梅小豆汤等解渴消暑之佳品，也不宜冰镇。老人、儿童及体质较弱者，对冷热刺激反应较大，更不可贪凉。

此外，夏季是致病微生物繁殖旺盛的季节，食物极易腐败变质，此时为肠道疾病高发时期，特别要讲究饮食卫生，谨防“病从口入”。

4. 起居调摄

《素问·四气调神大论》言：“夏三月，此为蕃秀……夜卧早起，无厌于日……此夏气之应，养长之道也。”夏季日长夜短，在作息上就应当顺应自然界阳盛阴衰的变化特点，晚些入睡，早些起床，以保持阳气的旺盛。夏季炎热，汗出较多，容易产生疲倦，应克服倦怠情绪，积极进取。

起居上还应注意预防中暑。“暑易伤气”，炎热可使汗泄太过，令人头昏、胸闷、心悸、口渴、恶心、甚至昏迷。所以，安排劳动或体育锻炼时，要避开烈日炽热之时，并注意补充水分、加强防护。午饭后，需安排午睡，一则避炎热之势，二则恢复疲劳。随着空调的推广使用，夏日患空调病的人数逐年递增，出现鼻塞、头昏、打喷嚏、耳鸣、乏力、记忆力减退，以及一些皮肤过敏症状。这是由于人们过度贪凉，将室内温度设置过低，导致四肢温度低于躯干温度，室内外温差过大，室内空气不流通，引起了人体阴阳失衡。因此，应注意保持空气流通新鲜，定时开窗换气，清扫空调；室内外温差不宜过大，以不超过5度为宜，夜间睡眠最好不用空调；从空调环境中外出，应先在阴凉地方活动片刻，让身体逐渐适应，从户外进入空调环境后，勿使冷风直吹；若长期在空调室内者，避免处于风口，注意衣着保暖，尽量到户外活动，多喝温开水，加速体内新陈代谢。

夏日天热多汗，衣衫要勤洗勤换，久穿湿衣或穿刚晒过的衣服都会使人得病。提倡每天洗一次温水澡，不仅能洗掉汗水、污垢，使皮肤清爽，避免微生物滋生，消暑防病，而且能利用冲洗时的水压及机械按摩作用，锻炼身体、解除疲劳、改善睡眠、增强抵抗力。没有条件洗温水澡时，可用温水毛巾擦身代替。忌用冷水洗澡，尤其是大汗后，以免受到风寒湿邪侵袭。

夏日炎热，腠理开泄，易受风寒湿邪侵袭。可在树荫下、水亭中、凉台上纳凉，但不要在房檐下、过道里，且应远门窗之缝隙，以防贼风入中得阴暑症。睡眠时不宜长时间电扇送风，不宜夜晚在室外露宿，不宜袒胸露腹，不宜睡在地上和有穿堂风处，不宜室内外温差过大。

（三）秋季养生

秋季，从立秋至立冬前，包括立秋、处暑、白露、秋分、寒露、霜降六个节气，为农历七至九月，即阳历的8～10月。秋天气候由热转凉，万物成熟收获，阳气渐收，阴气渐长，是由阳盛转变为阴盛的关键时期，人体阴阳的代谢也进入了阳消阴长的过渡。因此，秋季养生，精神情志、饮食起居、运动锻炼，皆体现一个“收”字。

1. 心理调节

秋天是个万物收获的季节，但随着秋季的逐渐深入，气候渐转干燥，日照减少，气温下降，草枯叶落，花木凋零，常常使人触景生情，在一些人心中引起凄凉、垂暮之感，产生忧郁、烦躁等情绪变化。这种气氛感染力很强，一人秋愁萌动，常会影响周围的亲人、同事、朋友，“悲秋”的气氛更加浓郁。

秋属金，秋气如金一般有肃杀的特质。秋内应于肺，肺在志为悲忧，因而秋季比其他时候更易产生悲忧的情绪。这种不良的情绪最易伤肺，尤其是伤肺气，进而影响人体正气。如何缓解秋季肃杀之气，防止悲忧情绪的产生呢？《素问·四气调神大论》指出“使志安宁，以缓秋刑，收敛神气，使秋气平，无外其志，使肺气清，此秋气之应，养收之道也”。在心理调节上首先要培养乐观情绪，保持神志安宁，以避肃杀之气；收敛神气，以顺应秋天容平之气。意志不要过分活跃，逐渐收敛，以顺应秋季的养收之道，保护人体的正气，尤其使肺气清肃而不上逆。

可以利用音乐、养花、垂钓等方式调节身心。我国古代民间有重阳节（阴历九月九日）登高赏景的习俗，也是养收之一法，登高远眺，可使人心旷神怡，一切忧郁、惆怅等不良情绪顿然消散，是调解情绪的良剂。

2. 运动调节

秋季，天高气爽，气候宜人，是开展各种运动锻炼的好时期。可根据个人具体情况选择太极拳、八段锦或其他传统养生功法，保养秋收之气，为冬季的到来做好准备。

3. 饮食调节

秋季雨水较少，空气湿度下降，燥邪当道。秋燥易伤津液，首犯肺部，故饮食应以滋阴清润为佳，忌食辛辣香燥。《饮膳正要》说：“秋气燥，宜食麻以润其燥，禁寒饮”，《仙神隐书》主张入秋宜食生地粥，以滋阴润燥。在秋季时节，需增加水液的摄入，饮用开水、淡茶、牛奶、豆浆等流质，增加蔬菜水果的摄入，适当食用芝麻、糯米、粳米、蜂蜜、木耳、冰糖、枇杷、菠萝、梨等润肺益胃生津之品。秋天宜收不宜散，应多食用酸味之物，以收敛补肺，顺应秋气。尽可能避免葱、姜、蒜、八角、茴香等辛味发散的食物。

秋季大量瓜果成熟上市，是人们一饱口福的好时机，但应有所节制，因为大部分水果性质寒凉，多食则损伤阳气，有碍脾胃运化，甚者引起腹泻、呕吐，老年人、儿童等胃肠功能薄弱的人群尤当注意。

4. 起居调摄

秋季太阳直射点从北半球逐渐南移，温度逐渐降低，白昼时间逐渐缩短，黑夜时间逐渐增长。自然界的阳气由疏泄趋向收敛，起居作息要相应调整。《素问·四气调神大论》说："秋三月……早卧早起，与鸡俱兴……"。早卧是为了顺应阳气之收，早起可使肺气得以舒展，且防收之太过。

初秋，暑热未尽，凉风时至，天气变化无常，同一地区也会有"一天有四季，十里不同天"的情况。须多备几件秋装，做到酌情增减。秋冻是一种有益的养生方法，指的是进入秋天以后，天冷添衣时，要逐渐添加，不可一次着衣太多，否则易消弱机体对气候转冷的适应能力。在日常睡眠、活动锻炼之时也需贯穿"秋冻"思想，增强机体抵抗能力。"秋冻"也需根据个体情况和气温状况适度而为，不要因为一味遵循"秋冻"招致寒邪，适得其反。深秋时节，风大转凉，应及时增加衣服，体弱的老人和儿童尤应注意。

（四）冬季养生

冬三月，指的是农历十、十一、十二月，即阳历的11到来年的1月这段时间，包括二十四节气中的立冬、小雪、大雪、冬至、小寒、大寒六个节气，是一年中气候最寒冷的季节。严寒凝野，朔风凛冽，阳气潜藏，阴气盛极，草木凋零，蛰虫伏藏，自然界的动植物采取冬眠状态养精蓄锐，为来春生机勃发作好准备，人体的阴阳消长代谢也处于相对缓慢的水平，阴盛于外，阳藏于内，成形胜于化气。因此，冬季养生之道，应注意顾护阳气，着眼于一个“藏”字。

1. 心理调节

《素问·四气调神大论》中说“冬三月，此为闭藏。水冰地坼，无扰乎阳……使志若伏若匿，若有私意，若已有得”。首先做到精神安静，控制自己的情志活动，才能保证冬令阳气伏藏的正常生理不受干扰。就好像大自然里动植物的冬眠，潜伏、匿藏下来，但生命并没有因而停止，仍然在有序进行；如同有什么私事不愿泄露，是让自己拥有好心情的私事，好像有所心得、有所成就地感到满足。这样便可做到“无扰乎阳”，养精蓄锐，有利于来春的阳气萌生，也利于预防春温之病。

2. 运动调节

冬日虽寒，仍要持之以恒进行锻炼，有一句民谚：“冬天动一动，少闹一场病；冬天懒一懒，多喝药一碗”。足以说明冬季锻炼的重要性。实践证明，长期坚持冬季锻炼的人，很少患呼吸系统疾病。

冬季要避免在大风、大寒、大雪、雾露中锻炼。锻炼前做好准备活动，锻炼前后注意衣物的适当增减，不要穿湿衣服，预防感冒。冬季的清晨不适宜户外运动，这是由于冬季日出较晚，植物的光合作用还不充分，空气里的氧气含量较低，且冬天早晨由于冷高压的影响，往往会发生逆温现象，即上层气温高，而地表气温低，空气流动性差，生产、生活制造的废气无法向大气层扩散，使得户外空气污浊，能见度低。如遇有逆温现象的早晨，在室外进行锻炼不如室内为佳。室外运动时，还应做好防护，谨防冻伤。

3. 饮食调节

冬季饮食对正常人来说，应当遵循“秋冬养阴”，“无扰乎阳”

的原则，既不宜生冷，也不宜燥热，最宜食用滋阴潜阳，热量较高的膳食。冬季是进补的最佳时节，此时脾胃机能每多旺盛，是营养物质积蓄的最佳时机，正合冬藏之意。隆冬时节，可食用温热之物以抵御外界寒邪，选用血肉有情之品以滋阴潜阳。冬季还应注意摄取新鲜蔬菜、水果，达到营养均衡，使阴阳调和。在饮食五味方面，宜适当减咸增苦，因为冬季阳气衰微，腠理闭塞，很少出汗，减少食盐摄入量，可以减轻肾脏的负担，增加苦味可以坚肾养心。

4. 起居调摄

《千金要方·道林养性》说："冬时天地气闭，血气伏藏，人不可作劳汗出，发泄阳气，有损于人也"。在寒冷的冬季里，应当遵循闭藏的原则调摄起居。早晚起居要顺应自然界昼短夜长的变化规律，早睡晚起，以保证充足的睡眠时间，利于阳气潜藏，阴精积蓄。

服装衣着也必须根据"无扰乎阳"的养藏原则，做到恰如其分。冬季虽冷，但衣着不宜裹的太紧，过多过厚的衣物反不利于保暖。身处北方之人，若室内供暖室温过高，则腠理开泄，阳气不得潜藏，寒邪亦易于入侵。而衣着过少过薄，室温过低，则耗伤阳气，容易感冒。冷空气的刺激还易导致慢性呼吸道疾病的急性发作，心血管病患者还可能诱发心肌梗死和中风。

性生活方面，应节制房事，养藏保精，对于预防春季温病，具有重要意义。《素问·金匮真言论》说："夫精者身之本也，故藏于精者，春不病温"。

七、体质养生

中医学所说的体质主要指人体身心综合的个性特征。这一特征既受承于父母，形成于先天，又取决于后天，在人体生长发育过程中受到自身饮食营养、生活起居、精神情志以及自然、社会环境等多种因素的影响。每个人都有自己独特的体质特征，这种特征是相对稳定的，表现为不同个体的生理和心理对外界刺激反应的差异性，对某些病因或疾病的易感性，以及得病后疾病发展的某种倾向性等。

体质既具有个体差异性，又具有同类趋向性。目前较为普遍的分类将人的体质划分为九种，分别是：平和质、气虚质、阳虚质、阴虚质、痰湿质、湿热质、瘀血质、气郁质、特禀质。平和质即中医文献中所说的“平人”，《素问·调经论》曰：“阴阳匀平，以充其形，九候若一，命曰平人”，平人可理解为身体处在健康状态的人，阴阳平和、气血调畅。特禀质为个人生长发育状况受先天禀赋的影响，而呈现出的一些特殊情况，主要指有遗传性疾病、胎传性疾病等人群，包括身体畸形、先天生理缺陷、患某些变态反应性疾病等。其余七种体质，在阴阳、气血津液各有偏颇失衡，并在形体特征、日常表现、心理特征、发病倾向、环境适应能力等方面有所体现。体质可能是单纯的某一型，也可能是多种类型的复合体质，平和体质的人，也可能伴有某种偏颇体质的倾向。

体质类型受到先后天因素双重影响，决定它既相对稳定，又动态可调。运用针对性方法进行体质养生，对调整和改善体质；预防疾病，提高机体适应能力，延年益寿都能起到积极作用。

（一）平和质

平和质是先天禀赋良好，后天调养得当，以体态适中，面色红润，精力充沛，脏腑功能状态强健壮实为主要特征的一种体质状态。平和质的人，体形匀称健壮；面色润泽，目光有神，嗅觉灵敏，唇色红润，精力充沛，睡眠良好，二便正常，舌色淡红，苔薄白，脉和有神；为人随和开朗，对自然环境和社会环境适应力较强，平素较少患病。

平和质者日常可遵照上文所述的诸项方法，从心理、运动、饮食、起居等各方面调养身心，以保持良好的精神和身体状态。

（二）气虚质

气虚质是以气息低弱、脏腑功能状态低下为主要特征的体质状态。由于先天禀赋不足，后天失养，造成该体质类型的人一身之气不足。可见于孕育时父母体弱、早产，出生后喂养不当，偏食、厌食或因病后气亏、年老气弱的人。

气虚质者一般肌肉不健壮，平素气短懒言，肢体容易疲乏，易出汗，目光少神，口淡，唇色少华，毛发不华，头晕，健忘，大便正常。舌淡红，舌体胖大，边有齿痕，脉象虚缓等。不耐受寒邪、风邪、暑邪，易患感冒，病后易迁延不愈，且易患内脏下垂类疾病。

1. 心理调节

气虚质者性格较为内向，情绪不稳定，缺少冒险精神。不宜过度思虑，切忌悲伤。过思伤脾，脾为气血生化之源，脾伤则气血生化无源；过悲伤肺，肺主一身之气，悲则气消。此类人群应培养豁达开朗的性格和乐观的生活态度，避免过度紧张，保持心态稳定平和。

2. 运动调节

适宜气虚质者的运动方式有慢跑、散步等强度和负荷较小，利于增强心肺功能的运动。气功、太极拳、太极剑、八段锦等传统的健身方法，柔和舒缓，注重调身、调心和调息三者的有机结合，尤其是在调节气息的过程中，有利于补气、养气、改善呼吸功能，从而纠正气虚质者的体质偏颇。

此类人群不适宜进行剧烈的、负荷量大的和出汗多的运动，忌用猛力和长久憋气，锻炼运动过程中应"形劳而不倦"。气虚质者运动过程中容易感到疲劳，汗出较多甚至气喘，剧烈运动更加重气的耗损，所谓劳则气耗，应选择适当的运动量，以稍感疲劳为度，采取低强度、多次数的运动方式，重在持之以恒，循序渐进。

3. 饮食调节

气虚质者可常食健脾益气的食物，因脾主运化，为气血生化之源。健脾益气的食物如粳米、糯米、小米、黄米、大麦、山药、籼米、荞麦、豆腐、马铃薯、胡萝卜，香菇、大枣、鸡肉、鹅肉、兔肉、鹌鹑、牛肉、狗肉、青鱼、鲢鱼。此类人群脾胃功能较差，饮食不宜过于滋腻，以防造成肠胃负担。应尽量选择营养丰富且易于消化的食物，也可选择补气的药膳进行调养。

4. 起居调摄

气虚质者卫阳不足，腠理疏松，易受外邪侵袭，日常起居应注意保暖。不可过度劳累，劳则气耗，加重身体不适，更给外邪以可乘之机。“脾为生气之源，肺为主气之枢”，气虚质者可适量活动，使气血流通，促进脾胃运化和肺的宣降功能，使体质得以改善。

（三）阳虚质

阳虚质是身体阳气不足，失于温煦，以形寒肢冷等虚寒表现为主要特征的体质状态。与先天不足或后天失养有关。

阳虚质者多形体白胖，肌肉不健壮；平素畏冷，手足不温，喜热饮食，精神不振，睡眠偏多，面色柔白，毛发易落，大便溏薄，小便清长。舌淡胖嫩边有齿痕，苔润，脉象沉迟而弱。不耐受寒，耐夏不耐冬，易感湿邪。发病易从寒化，易患痰饮、肿胀、泄泻、阳痿等病证。

1. 心理调节

阳虚质者性格多沉静、内向，往往容易情绪不佳，尤其是没有阳光的天气里心情易受影响。要学会自我调节，适时与人倾诉，多参加户外活动，正确处理喜、怒、忧、思、悲、恐、惊等七情变化。

2. 运动调节

阳虚质者应当多进行身体锻炼，并做到持之以恒，动则生阳，坚持运动有利于阳气提升。活动项目可根据自身体力决定，如散步、慢跑、跳绳、太极拳、五禽戏、八段锦、内养操、工间操、球类活动和各种舞蹈活动等，但不宜选择游泳等容易受寒的锻炼项目，活动过程中应注意增加振奋阳气的方法以改善体质。传统保健方法中，“五禽戏”里的“虎戏”，可通过模仿老虎摇头摆尾、舞爪前扑的动作，具有强腰骨壮肾阳的作用。

此类人群锻炼身体四季都可进行，以春夏为佳，一天中以上午为宜，在时间和场地的选择上应有所注意，户外运动，应在和暖的天气进行，利用大自然的日光强壮卫阳，不宜选择阴冷的天气或潮湿的地方，如果没有适宜的天气，应在室内进行锻炼，以免适得其反。运动量不宜过大，尤其不可大量出汗，以防汗出伤阳。

3. 饮食调节

阳虚质者应多食具有温阳、壮阳作用的食品，温补脾肾之阳。肾阳为人体一身阳气之本；脾阳则发挥运化水谷、运化水液、升运清阳、温煦四肢肌肉等功能。常用的食物如羊肉、狗肉、鹿肉、鸡肉、黄鳝、对虾、龙虾、青虾、河虾、刀豆、核桃、栗子、韭菜、茴香等。平日应注意保护阳气，少食生冷、黏腻的食物，即使在炎热季节也不要过食寒凉，以免耗伤阳气。

4. 起居调摄

因体内阳气相对不足，因而不宜在背光或潮湿的地方生活和长时间工作。此类人群耐夏不耐冬，在自然界和人体阳气充盛的春夏季节自我感觉较为舒适，而阴气较旺的秋冬季节则需适当增添衣物和温热的饮食以养护阳气。尤其要注意腰部和下肢保暖。夏季阳气虽旺，但暑热天气，易大汗淋漓，导致阳气外泄，使体内阳气更虚，故不宜强力劳作，也不可贪食冷饮冷食，以免更伤阳气。

（四）阴虚质

阴虚质是由于体内津液精血等阴液亏少，以阴虚内热等表现为主要特征的体质状态。可由父母体弱或早产等先天因素和后天喂养失当、纵欲耗精、积劳阴亏或曾患出血性疾病等因素共同作用下产生。

阴虚质者体形偏于瘦长，面色潮红，有烘热感，皮肤偏干，易生皱纹，手足心热，目干涩，视物昏花，易口燥咽干，鼻微干，唇红微干，口渴喜冷饮，眩晕耳鸣，睡眠差，大便干燥，舌红少津少苔。小便短涩，脉象细弦或数。平素不耐热邪，耐冬不耐夏，不耐受燥邪，易患有阴亏燥热的病变，或病后易表现为阴亏症状。

1. 心理调节

阴虚质者性格外向，活泼，易于急躁。情志过极，易于化火，火热伤阴，加重阴虚体质的偏颇。应保持平常心，舒缓情志，对自己和他人不必过于苛求，预留回旋的余地。培养钓鱼、养花等锻炼耐性的业余爱好，增加生活情趣。

2. 运动调节

阴虚质者可选择太极拳、太极剑、八段锦、气功等动静结合的传统健身项目，着重调养肝肾功能。皮肤干燥者可选择游泳等与水接触的运动，以润泽肌肤，减少皮肤瘙痒。不宜做过激活动，只适合中小强度的活动，且在活动过程中应经常休息。应注意控制出汗量，及时补充水分。

3. 饮食调节

阴虚质者体内属阴的物质相对不足，日常饮食上应注意补益肾阴，达到滋阴潜阳的目的。滋阴的食物多甘寒性凉，如芝麻、糯米、绿豆、乌贼、龟、鳖、海参、鲍鱼、螃蟹、牡蛎、蛤蜊、海蜇、鸭肉、牛奶、豆腐、甘蔗、银耳等，经济条件较好者，可适当食用燕窝、海参、冬虫夏草。蔬菜、水果也是较理想的滋阴润燥食物。同时，应少吃葱、姜、蒜、韭、薤、椒等辛辣燥烈之品。

4. 起居调摄

阴虚质者体内阴气不足，阴不涵阳，阳气偏亢。应避免工作紧张、熬夜、剧烈运动、高温作业等加重阴虚倾向的工作生活方式，尤其应保证充足的睡眠，以藏养阴气。此类人群耐冬不耐夏，与秋冬季阳气收敛，阴气旺盛有关。但阴虚体质者若身处北方，冬季供暖，室内空气干燥易伤阴津，在冬天更应注意保养阴津。肾阴是一身阴气之本，要节制房事，惜阴保精。

（五）痰湿质

痰湿质是由于水液内停而痰湿凝聚，以黏滞重浊为主要特征的体质状态。可由先天遗传而来，也可因后天过食肥甘厚味等因素导致。

痰湿质者体形偏肥胖，腹部肥满松软。面部皮肤油脂较多，多汗且黏，胸闷痰多。面色淡黄而黯，眼胞微浮，容易困倦，喜食肥甘甜黏，大便正常或不实，小便不多或微浑，平素舌体胖大，舌苔白腻，口黏腻或甜，身重不爽，脉滑。主要对梅雨季节及潮湿环境适应能力差，易患消渴、中风、胸痹等病。

1. 心理调节

痰湿质者性格偏于温和，稳重恭谦，善于忍耐。可培养广泛的业余爱好，多参加社会活动，增长见识，开拓眼界。注意培养毅力、韧性、决断力和创造力。

2. 运动调节

痰湿质者因痰湿困阻四肢清窍，常觉身倦困重，不易调动起运动的积极性。应选择散步、慢跑、乒乓球、羽毛球、网球、游泳、武术、八段锦、五禽戏，以及各种舞蹈，富有趣味性的，能够长期坚持的运动项目，循序渐进地养成运动的习惯。要加强体内物质的代谢，做较长时间的有氧运动，随着时间的推移，活动量应逐渐增强，让疏松的皮肉逐渐转变成结实、致密之肌肉。运动中应注意节奏和休息，以保障安全。

3. 饮食调节

痰湿质者体内水液代谢不佳，主要关系到肺、脾、肾三脏，肺主通调水道，脾主运化水液，肾为主水之脏。饮食上宜多食用宣肺、健脾、益肾、化痰湿类的食物。常用的食物如赤小豆、扁豆、蚕豆、花生、文蛤、海蜇、紫菜、胖头鱼、橄榄、萝卜、洋葱、冬瓜、荸荠、竹笋等。饮食宜清淡，少食肥甘油腻之品。

4. 起居调摄

痰湿质者应保持居室和工作环境干燥。保持身体和衣物的干燥，常晒太阳或进行日光浴。多进行户外活动，以通达气机，但在阴雨天气里应减少户外活动，避免受寒淋雨。

（六）湿热质

湿热质是以湿热内蕴为主要特征的体质状态。产生原因主要为先天遗传，或后天久居湿地、喜食肥甘、或长期饮酒等。

湿热质者体形偏胖，平素面垢油光，易生痤疮粉刺，舌质偏红苔黄腻，容易口苦口干，身重困倦，心烦懈怠，眼睛红赤，大便燥结或黏滞，小便短赤。男性易阴囊潮湿，女性易带下增多，脉象多见滑数。对湿环境或气温偏高，尤其夏末秋初的湿热交蒸气候较难适应，易患疮疖、黄疸、火热等病证。

1. 心理调节

湿热质者性格多急躁，心烦易怒。要学会放慢节奏，多培养韧性和集中力，提醒自己坚持下去。保持平稳心态，多倾听别人意见，多替别人考虑，要以理服人。

2. 运动调节

湿热质者湿浊内阻，阳气偏盛，应进行长跑、游泳、登山、武术、球类等运动强度大的活动将体内多余阳气散发出来。也可进行俯卧撑、引体向上、杠铃等增加力量训练。在大负荷的运动中，消耗体内多余的热量，通过大量出汗，排泄体内多余的水分，以清热除湿，纠正体质偏颇。运动应避开暑热的环境。

3. 饮食调节

湿热质者宜多食用清热利湿的食品，常用的食物如薏苡仁、莲子、茯苓、红小豆、蚕豆、绿豆、冬瓜、丝瓜、苦瓜、黄瓜、白菜、芹菜、卷心菜、莲藕、空心菜、西瓜、柿子、香蕉、鸭肉、鲫鱼等。忌食辣椒、生姜、大葱、大蒜等辛辣燥烈的食物，牛肉、狗肉、鸡肉、鹿肉等温阳食物也宜少食。

4. 起居调摄

湿热质者不宜熬夜或过度疲劳。保持二便畅通，以免湿热壅滞。需戒除烟酒，烟酒化生湿热，是导致湿热质的最重要原因。此外，此类人群易出现皮肤病变，应多注意个人卫生，防患于未然。

（七）瘀血质

瘀血质者体内有血液运行不畅的倾向或瘀血内阻的病理基础，是一类以血瘀表现为主要特征的体质状态。可由先天禀赋，后天损伤，忧郁气质，或久病入络而来。

瘀血质者瘦人居多，面色较为晦黯，易产生黑眼圈，皮肤干燥、发暗或色素沉着，容易出现瘀斑，易患疼痛，口唇黯淡或紫，舌质黯有点、片状瘀斑，舌下静脉曲张，脉象细涩或结代。女性多见痛经，闭经，或经血中多凝血块，或经色紫黑有块，崩漏。平时不耐受风邪、寒邪，易患出血、癥瘕、中风、胸痹等病。

1. 心理调节

瘀血质者性格内郁，易急躁，常常心烦、健忘或者忧郁、苦闷、多疑。使人感到孤独，逐渐脱离正常的人际交往。情绪的调整上应多培养欢乐、愉悦的情绪，多和乐观开朗的人在一起，多参加社交活动，使气血通畅。

2. 运动调节

针对瘀血质者气血运行不畅的特点，应采用步行健身、各种舞蹈、太极拳、太极剑、八段锦、五禽戏、站桩功、长寿功、内养操、保健按摩术等，益于促进血液循环的运动项目，通利经络，畅达气血，改善因血瘀引起的身体和精神上的不适，达到机体阴平阳秘的状态。

瘀血质者心血管功能较弱，应进行有益于心脏血脉的活动，采用负荷小，多次数的锻炼，而不宜做强度过大的运动。活动过程中应特别关注胸闷或绞痛、恶心、眩晕、头痛、四肢关节疼痛、两腿酸软无力、行走困难、呼吸困难、严重的疲劳感、脉搏急促等自身感觉。

3. 饮食调节

血瘀质者宜选用活血化瘀的食物改善体质的偏颇。可常食黑豆、黄豆、山楂、香菇、茄子、油菜、芒果、红糖、黄酒、葡萄酒、白酒等食物。酒可少量常饮，醋可适当多吃。

4. 起居调摄

瘀血质者有血行不畅的潜在倾向，而寒凝则血滞，应注意保暖，避免受冷着寒。多活动四肢五体，动静结合，促进血液循环，切不可贪图安逸，好静懒动，加重气血郁滞。

(八) 气郁质

气郁质是由于长期情志不畅、气机郁滞而形成的以性格内向不稳定，忧郁脆弱，敏感多疑为主要特征的体质状态。可由先天遗传而来，也可因精神刺激、暴受惊恐、所欲不遂、忧郁思虑等形成。

气郁质者形体瘦者居多。平素忧郁，神情多烦闷不乐。胸胁胀满，或走窜疼痛，多伴善太息，或嗳气呃逆，或咽中有异物感，或乳房胀痛，睡眠较差，食欲减退，惊悸怔忡，健忘，痰多，大便多干，小便正常，舌淡红，苔薄白，脉象弦细。精神刺激适应能力较差，不喜欢阴雨天气，具有气机郁结不行的潜在倾向，严重者影响脏腑的生理功能，易患郁症、百合病、不寐、梅核气、惊恐等病症。

1. 心理调节

气郁质者性格内向，忧郁脆弱，敏感多疑。常陷入抑郁状态，对正常的工作生活产生不良影响。应培养积极进取和创新拼搏的精神，培养对生活的热情，积极参加公益活动，通过辛勤的汗水，在帮助别人的同时，感受生活的美好和快乐。学会与人沟通，增进了解，在人际交往中打开心灵的窗户，走出抑郁的阴影。

2. 运动调节

气郁质者要积极参加各种形式的运动锻炼，尤其是户外运动，通过活动鼓动气血，抒发心志。大强度、高负荷的运动可以提供情绪发泄的途径，能够疏肝气，增食欲，助睡眠。定时进行技术性的体育项目可将注意力集中到运动竞技水平的提高上来，并从中得到自信心和成就感，从而走出心理的阴影。娱乐游戏轻松活泼，可增强与他人的互动，促进人际交流，分散注意，提高兴趣，调畅气机。旅游是一种十分适合此类人群的活动，在自然的环抱之中，既调剂了精神，又在新鲜空气和灿烂的阳光中，增强了体质。

3. 饮食调节

气郁质者宜选用理气解郁、调理脾胃功能的食物。多食用佛手、橙子、柑皮、香橼、大麦、荞麦、高粱、豆豉、萝卜、刀豆、韭菜、茴香菜、大蒜、洋葱、蘑菇、茉莉花、玫瑰花等。

4. 起居调摄

气郁质者倾向于气机郁滞，情志不舒。应适当参加户外活动和社交活动，舒畅情志，放松身心。平时应衣着宽松，不碍气血运行。

（九）特禀质

特禀质是一种特殊体质，由先天禀赋不足和禀赋遗传等因素造成，包括先天性、遗传性的生理缺陷与疾病，以及过敏反应等。

此类人群部分形体有畸形，或有先天生理缺陷。遗传性疾病有垂直遗传、先天性、家族性特征；胎传性疾病为母体影响胎儿个体生长发育及相关疾病特征；过敏体质者易对药物、食物或花粉过敏。此类人群对环境的适应能力较差。

1. 心理调节

性格和心理因体质特异情况而不同。可根据不同情况进行相应的心理调节。

2. 运动调节

特禀质受先天禀赋影响较深，应根据具体情况有选择性地采取适宜的运动方式，逐渐改善体质。肾为先天之本，因此在活动过程中尽量选择具有补益肾气的项目或功法。

过敏体质者应特别注意避免春季或季节交替的时节长时间在户外锻炼，防止过敏性疾病的发生。

3. 饮食调节

特禀质应根据个体的实际情况制定相应的食谱。过敏体质者应避免食用各种致敏食物，忌酒、鱼、虾、蟹、羊肉、辣椒、大葱、大蒜、洋葱等生冷、辛辣、肥甘油腻等发物。饮食宜清淡，忌食肥肉、浓茶、咖啡等。

4. 起居调摄

特禀质者应根据个人的具体情况调护起居。过敏体质者在日常生活中应避免接触致敏物质，尤其在季节交替或接触陌生环境时要提高警惕，注意身体变化。平时注意日常保健，增强体质，减少发病机会，必要时可适当服用抗过敏药物，以对症治疗。

第三节　常用中医外治调理方法

中医外治疗法是历代医家在几千年的保健和医疗实践中总结出来的一套行之有效的特色方法，它以中医基础理论为指导，包括传统医学的针法、灸法、推拿、刮痧、拔罐、药浴以及芳香疗法等，除口服之外，施于皮肤、孔窍、俞穴、经络等部位，以防病强身、治病健体。与口服药物疗法相比，突出的特点就是安全方便，大多借助人体经络系统而发挥作用，避免了药物疗法通过肝肾吸收和代谢给人体带来的不良反应，并且简便易行，无需借助场地和医疗器械，易于在大众中推广，尤适于家庭保健之用。

众所周知，得病就要吃药，药物是治疗疾病的主要武器，但同时也如同一把福倚祸兮的双刃剑，虽然可以祛除病邪，保障身体健康，但其毒副作用可能使人增病添疾，损害身体健康，现代医学研究指出，10%～15%的疾病来源于医学治疗本身，其中药物毒副作用就占据了相当大的比例。俗话讲得好，是药三分毒。《山海经》中也有"神农尝百草，一日而遇七十毒"的记载。因此，非药物疗法对于防病养生和亚健康状态的调养，具有更加重要的意义。

中医学非药物疗法的应用源远流长，从原始时期的茹毛饮血，到对火的利用，给原始人征服黑暗、抵御严寒、驱走野兽、享用熟食提供了便利，也为后来的热慰疗法打下了坚实的基础，并逐渐演变成现在的灸法；而砭石的出土发现更是“以石治病”文献记载的有力印证；骨针、陶针、竹针的出土，说明了人类用针治病的悠久历史，随后的年代里逐渐产生了扁鹊、华佗等以针灸等非药物疗法为主要手段治疗疾病的医学名流，不但应用的工具有所改进，临床实践经验与理论也已日趋丰富，涌现出了以第一部按摩专著《黄帝岐伯按摩十卷》及第一部针灸学专著《针灸甲乙经》为代表的传世之作，为非药物疗法的应用发展奠定了理论基础，此后历代医家均有论述及发挥，逐渐形成了具有中医特色的非药物疗法理论体系。随着现代科技的发展，相关的新科学、新技术引入非药物疗法，出现了许多新的医疗手段，如电针、激光针、微皮针、冷冻针、水针、磁针、磁疗、各种按摩仪等，不断丰富着非药物疗法手段，展现出了良好应用前景，并已得到世人的青睐。

但必须指出的是，所有疗法都有其自身局限性，药物疗法与非药物疗法在医疗保健上应是取长补短、优势互补，而不是相互排斥或片面依赖，如急性传染性疾病、严重感染性疾病、急性出血性疾病、严重的心、肺、肾功能损害，以及外伤等就不能过分依赖非药物疗法，应及时就医采取药物或手术治疗。此外，还应注意凡空腹、饥饿、酒醉、饱腹、情绪激动、气候恶劣时，或妇女的经期、孕期均不宜使用。在家庭使用操作时，一定要把握原则并了解注意事项，以保障安全。

一、针灸疗法

针灸疗法是以传统中医理论为基础，利用针刺、艾灸刺激人体的腧穴和经络，从而达到保健治疗目的的一种非药物调治方法。以其适应证广、疗效显著、应用方便等特点而被人们所接受。

（一）针灸的起源与发展

针刺疗法的起源最早可以追溯到原始社会的氏族公社时期，当时伏羲氏“尝味百草而制九针”，但真正产生是在“砭石”应用以后的新石器时代；灸法则是在人们用火的过程中逐渐形成的。

我国现存最早的针灸文献是马王堆三号汉墓出土的《足臂十一脉灸经》，据考证可能是出自春秋时期。战国秦汉时期，产生了中医巨著《黄帝内经》，对经络的循行和针灸方法等都作了比较详细的论述。随后《难经》又补充了《黄帝内经》的不足。此期华佗创立了“华佗夹脊穴”，张仲景也创用了很多针灸处方，这些都丰富了传统医学的针灸理论。

魏晋到宋金元时期，针灸疗法得到了进一步的发展。皇甫谧的《针灸甲乙经》、葛洪的《肘后备急方》、孙思邈的《备急千金要方》，以及王惟一的《铜人腧穴针灸图经》、王执中的《针灸资生经》等都对针灸学的发展做出巨大贡献。

明代是针灸发展史上比较活跃的时期，产生了很多流派，创立了独特的针刺手法，众多医家在其著作中对针灸理论的不同领域发表了相关论述，真可谓百家争鸣。但是到了清代，由于众多原因导致针灸开始走向衰退，针灸的发展受到阻碍。新中国成立后，党和国家积极发展中医，重视针灸事业，广大针灸学者也做了大量的实验研究，针灸疗法也逐渐被国内外大众所认识并接受。

（二）针灸疗法的作用及机理

针灸疗法可有针刺、灸法、头针、耳针、点穴、穴位敷贴等多种应用方法，虽然形式各异，但其作用机理大同小异。《灵枢·海论》说：“十二经脉者，内属于脏腑，外络于肢节。”人体的腧穴是人体脏腑经络之气反映于体表的特殊部位，与经络、脏腑、气血的关系非常密切。《灵枢·九针十二原》说："欲以微针通其经脉，调其血气，营其逆顺出入之会。"通过对人体外部腧穴的刺激，可以通经活络、调理气血、增强脏腑的功能，从而达到治疗疾病的目的。针灸疗法的具体作用简述如下：

1. 通经活络

这是针灸最直接的作用。经络是气血运行的通道，经络受阻，气血运行不畅，身体就会出现诸多不适，甚至导致某些疾病的发生。针灸疗法在具体操作时都是根据经络循行选择相应的穴位和手法，从而有利于经络通畅和气血运行。中医讲"不通则痛"，对于因寒邪导致经络受阻的病变，可用灸法温经散寒。

2. 行气活血

《灵枢·刺节真邪》记载："脉中之血，凝而留止，弗之火调，弗能取之。"通过针灸疏通经络，气血运行自然就畅通了。

3. 扶正祛邪

针刺有多种补泻手法，补法可以扶助正气，增强抗病能力，正所谓"正气存内，邪不可干"；泻法可祛除邪气，有利于调和阴阳，恢复机体的"阴平阳秘"，从而治愈疾病。

4. 防病保健

古人云"家有三年艾，医生不用来"。《医学入门》记载熏脐法"凡一年四季各熏一次，元气坚固，百病不生"，并且可以"益气延年"。现代实验也证明，长期刺激关元、命门、足三里、中脘等保健要穴，能够增强机体抵抗疾病的能力。

（三）各种方法具体的适应症、禁忌症及注意事项

1. 针刺疗法

针刺疗法是用适当的针具，以不同的手法针刺人体的腧穴与经外奇穴，通过针刺效应来预防和治疗疾病的方法。用于家庭自我保

健时，除去有十分把握或有专业人士指导，一般只宜针刺四肢部。

（1）适应症

针刺的适应症非常广泛，内、外、妇、儿等各科都可应用，根据不同的病症选用相应的穴位进行针刺，对于疼痛性病症、功能失调性病症及某些急性病症，可视为首选疗法。

（2）禁忌症

①患者在过度饥饿、疲劳、醉酒及精神过度紧张时，禁止针刺。

②孕妇的少腹部、腰骶部、会阴部、合谷及三阴交穴禁止针刺。

③妇女月经期禁止针刺。即使为了调经，也应慎用。

④有出血倾向以及患有严重过敏性、感染性皮肤病者禁止针刺。皮肤有溃疡、瘢痕或肿瘤的部位，禁止针刺。

⑤小儿囟门未闭时头顶部禁止针刺。

⑥乳中及神阙等穴禁止针刺。

（3）注意事项

①针刺治疗前应做好思想工作，消除恐惧心理。

②所用针具应经过严格消毒，也可采用一次性针具。

③对身体虚弱的患者，针刺手法不宜过强，尽量让患者采取卧位。

④胁肋、胸背部、肾区等重要脏器所在部位，不宜直刺、深刺；有大血管走行的部位，针刺时应避开血管斜刺。

⑤对于容易晕针的患者，事先应采取相应的准备措施。

⑥刚参加重体力劳动或剧烈运动者，应让其休息片刻后再进行针刺。

⑦针刺眼区穴位和颈部的风府、哑门等穴，以及背部的腧穴，一定要注意掌握好角度，动作幅度不宜过大。

⑧对于尿潴留的患者针刺腹部时，要注意针刺方向、角度及深度，以免刺伤膀胱。

（4）针刺意外的处理

①晕针：多是由于患者一时紧张、体虚、劳累、饥饿、大汗、大泻、大失血后，或体位不适，手法过重所引起，应立刻停止针刺，将已刺入之针全部取出，并让患者采用平卧位，头稍低，松开衣带，注意保暖，给温糖水或热茶，饮后即可恢复，必要时可配合其他急救措施。

②滞针：就是医者感觉针下涩滞，出现捻转、提插及出针困难等现象，多由于患者紧张或医者捻转时角度过大，用力过猛，用力不匀，或单向捻转所致，也可因患者留针时移动体位引起。不要强行捻转提插，可延长留针时间，于滞针腧穴附近进行循按或弹针柄，或在附近再刺一针，以宣散气血，缓和肌肉紧张，可向相反方向将针捻回。

③断针：如因针具质量较差，或其它原因导致断针，应嘱咐患者勿动，若尚有一端露于皮肤之外，可用镊子夹住将其取出。若与皮肤相平或稍陷体内者，可用一手拇食指垂直向下挤压针孔两旁，使断端露出再用镊子取出。若断端完全陷入肌肉层时，应在医院 X 线下定位后，行外科手术取出。为避免出现断针，应选择质量好、无锈蚀的针具；进针时，不可将针身全部刺人体内；发生滞针或弯针时，不可强拉生拔。

④针下血肿：小块可不必处理，待其自行消褪，较重者，可冷敷止血后再热敷，配合局部轻揉，以促进瘀血消散。

⑤遗留症状：因手法过重或留针时间过长，少数患者出现局部遗留酸痛、胀重、麻木等不适感觉，可在局部轻揉或配合艾条灸即可，刺伤组织器官造成严重情况的应立即送往医院。

2. 灸法

这里主要介绍艾灸疗法，艾灸疗法就是用艾绒制成的艾炷或艾条点燃后，借助艾草燃烧时发出的温热作用和药物作用，来熏灼身体相应的穴位或病变部位，以防治疾病、养生保健的一种治疗方法，具有疗效显著、简便易行、价格低廉等特点，几千年来一直为民众广泛使用。《医学入门》强调：“凡病药之不及，针之不到，必须灸之。”至于灸法的保健作用，早在《扁鹊心书》中就有明确的记载：“人于无病时，常灸关元、气海、命门……虽未得长生，亦可得百余岁矣”。艾灸可以温经通络、散寒除湿，也可以补气助阳、温补脾肾，还可以行气活血、消瘀散结，从而使人体元气充足，精力旺盛，抗衰延年。《孟子》曾载：“七年之病求三年之艾。”孔子也说“无病自灸”。清代吴仪洛在《本草从新》中说：“艾叶苦辛，生温、熟热，纯阳之性，能回垂绝之亡阳，通十二经，走三阴，理气血，逐寒湿，暖子宫，止诸血，温中开郁，调经安胎，……以之艾火，能透诸经而除百病”。

(1) 灸法分类

艾灸疗法根据施灸的方式及手法不同，可分为艾炷灸、艾条灸、温针灸、药物灸和灯火灸等几种方法。

①艾炷灸：将艾炷置于施治部位上，从艾炷顶端点燃，然后吹灭明火，待艾烧至2/3时或烧尽时去掉。如此每烧尽1个艾炷称1壮。灸治时，艾炷的大小和壮数的多少应根据患者的体质、年龄、病情来确定。凡初病、体质强壮者艾炷宜大、壮数宜多；久病、体质虚弱者艾炷宜小、壮数宜少；在头面、胸部不宜大炷多壮，在腰背、四肢肌肉肥厚处可炷大壮多。

②艾条灸：根据操作方法和艾条制法又分为温和灸、雀啄灸、太乙神针和雷火神针4种，其中温和灸较广泛地应用于日常生活和临床实践中，温和灸就是将艾条的一端点燃，距施灸部位0.5~1寸左右进行熏灸，病人觉得很热时则离远点，没有热感时则近些。

火力不旺时，可用口吹旺，如此灸 3~5 分钟，直到皮肤潮红为度。对皮肤感觉迟钝的患者，为了防止烫伤，术者可用食中二指置于施灸部位两侧，根据二指的温热程度来调节施灸距离。

③温针灸：毫针刺入穴位得气后留针，然后将一段艾条插于针柄之上或以适量艾绒捻在针柄上点燃并燃尽，主要用于预防或治疗风寒湿痹，为防止艾绒燃后脱落烫伤皮肤，可在施治部位上覆以纸垫。

④药物灸：药物灸又名发泡灸、天灸，就是将单味斑蝥、白芥子等刺激性中药及中药组方加工成不同剂型，作用于穴位或身体特殊部位一段时间，从而起到养生保健、祛病强身的目的，因使用药物不同而有诸多灸法，目前人群中广泛推广的冬病夏治穴位敷贴即属于本法范畴。

(2) 适应症

《灵枢·官能》曰："针所不为，灸之所宜。"又有"陷下则灸之"之说。意思是说灸法可治疗针刺不能治愈的疾病，且灸法以虚证、寒证和阴证为主要治疗对象。

(3) 禁忌症

①凡属阴虚阳亢和内热炽盛者，禁止施灸。

②咯血吐血、肝阳头痛、中风闭证、热毒旺盛等皆慎用灸法。

③孕妇的腹部和腰骶部禁止施灸。

④颜面部、阴部、大血管走行的区域以及关节活动部位，禁止进行瘢痕灸。

⑤器质性心脏病、精神分裂症患者，禁止施灸。

⑥高血压危象、肺结核晚期、严重贫血、急性传染病及皮肤痈疽伴发热者均不宜用灸法。

(4) 注意事项

①施灸前要向患者说明灸疗的方法和程序，对于瘢痕灸一定要

取得患者的同意后方能进行，家庭自我保健时，应以安全无创为主，不主张采用瘢痕灸。

②灸后局部保持清洁，对于瘢痕灸必要时要贴以敷料，保护伤口。

③灸后保持局部皮肤温度，防止感受风寒，影响疗效。

④施灸时注意安全，防止艾火灼伤皮肤，瘢痕灸除外。还要注意防止烧坏衣服、被褥等物品。

⑤灸后出现身热、头昏、烦躁等不适者，可适当休息，饮少量温开水，或针刺合谷、后溪等穴以消除不适感。

⑥施灸要有一定顺序，一般先灸上，后灸下，先灸少，后灸多。

3. 耳穴疗法

耳穴疗法是用针刺或其他方法刺激耳廓穴位，进行保健和治疗的一种方法。中医经络学说认为，人体的十二经络都与耳有着直接联系，当人体发生疾病时，耳廓上对应的区域就会出现一定的反应点，通过耳穴疗法较强烈的良性刺激，可对人体进行动态调节，发挥疏通经络、调节气血、解毒消炎、镇静止痛的作用，实验研究也证明，通过刺激耳穴，可起到镇痛、提高机体免疫力、调节躯体内脏功能的作用，最终达到防病、治病、保健强身、美容护肤的功效。

(1) 耳穴分布

耳廓就象一个头朝下、臀向上的倒置蜷缩在母体子宫中的"胎儿缩影"，各内脏、肢体及其他组织器官，在耳廓上一般都有相应的部位，其分布规律是头面部对应全息穴区在耳垂或耳垂邻近；与上肢对应的全息穴区在耳舟；与躯干或下肢对应的全息穴区在对耳轮和对耳轮上、下脚；与内脏对应的穴位集中在耳甲艇与耳甲腔；耳甲艇对应腹腔；耳甲腔对应胸腔；耳轮角对应膈肌；消化系统在耳轮脚周围环形排列；屏间切迹对应内分泌腺。

（2）常用方法

耳穴的刺激方法较多，在养生保健中常用方法如下。

①毫针法：是利用毫针针刺耳穴，防治疾病的一种方法。常以选定耳穴作为针刺点，针刺前严格消毒，一般选用坐位，用 26～30 号粗细的 0.3～0.5 寸的不锈钢毫针。进针时，医者左手拇、食二指固定耳廓，中指托住针刺部的耳背，然后用右手拇、食二指持针，用快速插入的速刺法或慢慢捻入的慢刺法进针，刺入深度一般以刺入皮肤 2～3 分、达软骨后毫针站立不摇晃为准，行针手法以小幅度捻转为主，刺激强度应根据患者的病情、体质、耐痛度而灵活掌握，留针时间一般 15～30 分钟，慢性病、疼痛性疾病留针时间可适当延长，小儿、老人不宜多留。

②压丸法：在耳穴表面敷贴压丸的一种简易疗法，既能持续刺激穴位，又安全无痛，目前广泛应用于养生保健，多选用王不留行籽进行敷贴，每日患者可自行按压 3～5 次，每次每穴按压 30～60 秒，3～7 日更换 1 次，双耳交替。刺激强度视患者情况而定，一般儿童、孕妇、年老体弱、神经衰弱者刺激较弱，急性疼痛性病症刺激宜强。

③埋针法：是将皮内针埋入耳穴治疗疾病的方法，适用于慢性疾病和疼痛性疾病，能够持续刺激、巩固疗效和防止复发。使用时，左手固定常规消毒后的耳廓，绷紧埋针处皮肤，右手用镊子夹住已消毒的皮内针柄，轻轻刺入所选耳穴，一般刺入针体的 2/3，再用胶布固定。大多埋患侧耳廓，必要时可埋双耳，每日自行按压 3～5 次，每次留针 3～5 日。

④刺血法：先按摩耳廓使其充血，严格消毒后，用三棱针点刺法快速刺入、退出，并轻轻挤压针孔周围，使之少许出血。最后用消毒干棉球按压针孔。隔日一次，急性病可一日二次。

⑤耳廓按摩：耳廓按摩是以按、摩、捏、搓、揉、掐、点、提、拉等手法作用于耳廓穴位达到防治疾病的外治法。综合了耳穴、按摩二者为一体，能激发经穴效应，通过经络、神经、体液、淋巴等传递来改善血液循环，增加和调理体内免疫机能，达到扶正祛邪、防病治病、延年益寿的目的，古今医书多有论述，很早就有“以手摩耳轮，不拘遍数，补其肾气，以防聋聩”的记载。

(3) 适应症

耳穴疗法简单易行，便于操作，且安全无毒，适应症广，不仅对功能性疾患有良好的调整和改善，而且对某些器质性疾患也有一定疗效，还可用于预防保健、镇痛麻醉等。主要适应症包括：

①各种疼痛性疾病：耳穴治疗最大特点是止痛，对疼痛疾病疗效最显著。

可用于扭伤、切割伤、骨折、烫伤等外伤性疼痛，日常用于减少或代替止痛麻醉药，五官、脑外、胸、腹、四肢等各种手术后所产生的伤口痛、疤痕痛、麻痹后的疼痛，乳腺炎、脉管炎、静脉炎、丹毒、前列腺炎、膀胱炎、扁桃体炎、咽炎、风湿性关节炎等炎症性疼痛，头痛、三叉神经痛、肋间神经痛、坐骨神经痛等神经性疼痛。

②各种炎症性疾病：如中耳炎、牙周炎、咽喉炎、扁桃体炎、急性结膜炎、腮腺炎、大叶性肺炎、胸膜炎、气管炎、胃炎、肠炎、阑尾炎、胆囊炎、附件炎、盆腔炎、子宫颈炎、睾丸炎、风湿性关节炎、末梢神经炎等。

③变态反应性疾病：如过敏性鼻炎、过敏性哮喘、过敏性紫癜、过敏性结肠炎、结节性红斑、红斑狼疮、风湿热、荨麻疹、药物疹等。

④内分泌代谢及泌尿生殖系统疾病：如糖尿病、肥胖症、甲状腺机能亢进、急性甲状腺炎、尿崩症、垂体瘤等。

⑤功能性疾病：如内耳眩晕症、心律不齐、高血压、多汗症、性功能障碍、眼肌痉挛、面肌痉挛、神经衰弱、植物神经功能紊乱、小儿多动症、月经不调、功能性子宫出血、内分泌失调等。

⑥预防保健作用：可用于感冒的预防；预防晕车、晕船；此外，还具有美容、减肥，催产、催乳、戒烟、解酒、解毒等功效。

（4）禁忌症

①习惯性流产的孕妇禁止耳针。

②耳廓冻伤或有炎症者，禁止耳针。

③过度疲劳或身体极度衰弱者，禁止耳针。

④患有严重器质性病变和重度贫血的患者不宜耳针。

⑤耳廓上有湿疹、溃疡等，不宜耳针。

（5）注意事项

①针刺前要严格消毒耳廓以及针具，防止发生感染。

②对年老体弱或初次接受耳针治疗的患者，治疗前应适当休息，手法应轻柔，刺激量不宜过大。

③每次耳穴压丸不宜过多，一般3~5穴便可，最多不宜超过10个。

④贴压后患者自行按摩时，以按压为主，切勿揉搓或过度重按。

⑤妇女怀孕期间也应慎用，尤其不宜用子宫、盆腔、内分泌、肾等耳穴。

⑥对严重心脏病、高血压患者不宜进行强烈刺激。

⑦耳针治疗注意防止发生晕针。

⑧治疗期间避免耳廓部着水而使胶布脱落。

⑨耳穴贴压一般疗程较长，应持之以恒。

4. 指针点穴疗法

中医点穴疗法是以脏腑、经络、营卫气血理论为指导，根据辨证分型，选择有效经穴，以手指代针具，在人体腧穴或经络循行部位上施行各种手法，借助手指指力刺激相应部位和穴位，产生一定的经络感应，从而达到治病强身保健目的的治疗方法。本法最早起源于春秋战国时期，当时已有人应用砭石治疗疾病，缓解疼痛，随着时间的推移，人们生活经验的不断积累，慢慢地演变为用手指"点、按、压"病变局部，又称"指压推拿"或"指针疗法"。

指针点穴疗法在实际操作中多采用按点法、按压法或掐法，可按而静止不动，亦可按而左右拨动，按而轻轻揉动，按而微微颤动，按而滑行移动，按而起伏用力，按而旋转揉动等。此法简单易学，无痛无创，无需借助任何器具，可随时随地施术治疗，避免了由于消毒不彻底带来的交叉感染、医源性传染等问题。治疗时感应强，安全舒适，疗效显著，备受时下民众的青睐，近几年来，国外也兴起了指针疗法的热潮。美国许多医师不但接受了这种疗法，且在日常诊治中加以应用，相关研究也逐步深入。

（1）原理与功效

本法具有针刺和推拿的双重作用，主要是通过手指压迫皮肤的触觉感受器（即末梢神经、血管、组织），产生一定作用刺激人体的传入神经，并传导至大脑中枢，这是一种正诱导关系，在脑中形成对病灶的反射转移，从而导出了一种良性感受，也就是中医所谓的疏通经络、激发经气、调节气血运行的一种良性反应，可减轻痛苦，消除症状，改善疾病。

（2）适应症

本法适应范围广泛，对内、外、妇、儿、伤、五官等各种常见病及部分疑难杂症均有一定疗效，可用于头痛、牙痛、腰痛等各种痛证。还可治疗呕吐、失眠、遗精等。例如通过指针点压"内关"、"安眠"穴后，失眠患者便可逐渐安然入睡；长期受便秘困扰者，可选用"足三里"穴位进行点压治疗，能够加快胃肠蠕动，促进排便。

(3) 禁忌症

①点穴部位有皮肤病变或有内脏损伤者禁止施术。

②大饥大饱及酒醉后，禁止在腹部施术。

③孕妇的小腹部、腰骶部及合谷、三阴交等穴禁止施术。

(4) 注意事项

①点穴者要修好指甲，防止过长刺破皮肤。

②天冷时，应先温暖双手，以免手指过凉对皮肤造成寒冷刺激。

③腹部点穴按压时，手法不可过重。

④根据个体年龄、体质、病情和部位的不同来确定刺激量。

5. 梅花针疗法

梅花针疗法是运用梅花针叩刺相应皮部，通过激发和调节脏腑经络，达到防病治病目的的一种治疗方法。中医经络理论不但有“十二正经”、“十二别经”，还有“十二皮部”，皮部是指体表的皮肤按经络循行分布部位的分区，是十二经脉及其所属络脉在皮表的分区，也是十二经脉之气的散布所在。《素问》就指出“凡十二经络，脉者，皮之部也。是故百病之始生也，必先于皮毛”，说明十二皮部与相应的脏腑经络有着密切的联系。

通常情况下使用者用右手持针柄，其拇、中、环及小指将针握于掌中，并把食指置于针柄中上段的上面，通过腕力将针尖垂直叩刺在皮肤表面后，借助惯力迅速抬起，如此反复叩刺。叩刺速度要一致，叩刺密度要均匀，以微有渗血为度。具体应用时，要根据个体体质、年龄、病情以及叩刺部位不同，选择不同的刺激强度。

(1) 适应证

适用于偏正头痛、胸痛、肋痛、失眠、各种扭伤、痹证、痿证、呃逆、呕吐、胃痛、腹痛、咳嗽、哮喘、遗尿、遗精、阳痿、痛经、眩晕、心悸，以及目疾、鼻渊、瘰疬等。还常被应用在美容及皮肤科领域，可治疗顽癣、神经性皮炎、暗疮、褐斑等皮肤病变。

（2）禁忌症

局部皮肤有疮疡、破溃或损伤等，不宜使用本法。

（3）注意事项

①针具要严格消毒，防止感染。

②针尖要齐，保持在一个平面，不齐或有钩者应及时修理或更换。

6. 三棱针疗法

三棱针疗法是用三棱针刺破身体一定穴位或浅表血络，放出少量血液来保健和治疗的一种方法。常用三棱针点刺法，即在所选定的针刺部位周围向中心反复推按，使血液积集于针刺部位，然后将三棱针快速刺入 1～2 分深，出针后轻轻按压针孔周围，放出少许血液。放血部位一般为耳部静脉、四肢末端井穴或有瘀血的病变局部，也可根据病情辨证施治所选的治疗穴位，此法比静脉放血更安全，操作更为简便。

（1）适应症

三棱针放血疗法有通经活络、开窍泻热、消肿止痛的作用，各种实证、热证、瘀血和经络瘀滞、疼痛等均可应用。

（2）禁忌症

有出血倾向及严重贫血的患者不宜使用本法。

（3）注意事项

①注意无菌操作，以防感染。

②手法宜轻快，泻血法一般不宜出血过多，一般应间隔 2～3 天 1 次。

二、敷贴疗法

穴位敷贴疗法，又称天灸、自灸、冷灸，是以中医经络学说为理论依据，把药物研成细末，用水、醋、酒、蛋清、蜂蜜、植物油、药液等调成糊状，或用呈凝固状的油脂（如凡士林等）、黄醋、枣泥制成软膏、丸剂或饼剂等，敷贴于一定的穴位或患部，通过药物的直接作用、腧穴刺激及经络传导的多方面综合作用，达到保健和治疗目的的一种方法。

敷贴疗法除能使药力直达病所发挥作用外，还可使药性通过皮肤腠理由表入里，循经络传至脏腑，以调节脏腑气血阴阳，疏通经络，扶正祛邪。本法使用方便，疗效肯定，在日常保健和临床治疗中得到了广泛的运用。

（一）敷贴疗法的起源和发展

中药敷贴疗法来源于原始社会的生活实践，在使用植物的叶、茎、根等涂敷治疗外伤中被逐渐发现。敷贴疗法最早的文字记载见于《五十二病方》：“蚖……以蓟印其中颠”，即用芥子泥敷贴百会穴，治疗毒蛇咬伤。《灵枢·经脉》记载：“颊筋有寒，则急，引颊移口，有热则筋缓，不胜收故僻。治之以马膏，膏其急者，以白酒和桂，以涂其缓者……”，被后世誉为膏药之始。

晋唐时期，穴位敷贴疗法已广泛应用于临床。晋·葛洪《肘后备急方》收录了大量外用膏药，同时注明了具体制用方法。唐代《孙真人海上方》记载了应用敷贴治疗小儿夜啼的方法：“朱甲末儿脐上贴，消消清清自然安”，并提出在“无病之时”用膏摩卤上及足心，以避“寒心”等未病先防的方法。

宋明时期，穴位敷贴在临床实践中不断改进、创新，对于敷贴疗法的特点有了深入的认识，认为中药敷贴能消除“皮肤蕴蓄之气”。宋·王执中的《针灸资生经》首次明确提出“天灸疗法”：“乡居人用旱莲草椎碎，置在手掌上一夫，当两筋中，以古文钱压之。系之以故帛，未久即起小泡，谓之天灸，尚能愈疟”。明代的《普济方》、《本草纲目》中亦收载了不少临床行之有效的穴位敷贴方法。

清代，穴位敷贴在实践应用中不断总结，理论上也趋于成熟。清·张璐《张氏医通》的冷哮方治疗冷哮的历史记载，堪称敷贴疗法的经典，备受后世推崇。清代的吴师机集外治疗法之大成撰著《理瀹骈文》，全书载外敷方药近二百首，涉及内、外、妇、儿、皮肤、五官等病证几十个，提出了“以膏统治百病”的思想，并对穴位敷贴等外治疗法用于整体调养和内病外治的作用机理、制方遣药等相关问题作了较为详细的论述。

建国以后，敷贴疗法得到了较大发展，目前临床不仅应用于常见疾病的预防保健和治疗，还不断探索应用于肿瘤、肺结核、肝硬化、冠心病、高血压等疑难病种的保健和治疗。本法历经数代医家的发展和完善，尤其是与现代科技的结合，在临床应用和理论研究方面取得了喜人突破和进展，成为中医保健的重要方法和手段。

（二）敷贴疗法的作用及机理

穴位敷贴疗法，融合了穴位与药物的双重作用，其发挥养生保健功效的理论依据是“调节经脉，平衡阴阳”。中医学认为，十二经脉内属于脏腑，外络于肢节，同时又能行气血、营阴阳、濡筋骨、利关节、温腠理、调经脉之虚实，可以治百病。虽然穴位敷贴疗法与内治的给药途径不同，但其治疗原则相似，都是以脏腑经络学说为指导，只要用之得法，对内外诸疾颇具效验。

1. 疏通经络、运行气血

敷贴用药与针灸疗法一样，以经络学说为依据。中医经络学说认为，经络是人体营卫气血循行出入的通道，无论病从外入，抑或病由内生，都离不开经络，而经络上的穴位则是经气运行通路中的交汇点。运用敷贴疗法，将药物敷贴于皮肤穴位之上，作用于体表腧穴相应的皮部，药气透到经脉，通过药物的刺激，从而达到改善经络气血运行的预防保健作用。

2. 调理五脏、扶正祛邪

中医治病，不外乎内治与外治两法。内治给药，药物须先入胃，经过消化道吸收入血后，再输送到全身发挥药效。外治用药，药物敷贴于体表穴位，该穴位的组织结构、皮肤、神经、血管、淋巴等均发生相应变化。某些中药能刺激穴位，使局部温度增高，毛细血管扩张，有利于中药有效成分通过皮肤，穿过毛孔，不断进入淋巴液、血液而发挥药理作用。还可能通过刺激穴位及药物的吸收、代谢，对机体的有关物理、化学感受器产生影响，直接反射性地调整大脑皮层和植物神经系统功能，通过细胞免疫和体液免疫，增强抗病能力，从而达到防病治病的目的。正如《理瀹骈文》所云：“切于皮肤，彻于肉里，摄入吸气，融入渗液”，穴位敷贴能将药之气味透过皮肤直到经脉，摄于体内，融化于津液之中，具有内外一贯之妙，随其用药，能祛邪、拔毒气之外出，抑邪气以内消；能扶正气、通营卫、调升降、理阴阳、安五脏，挫折五郁之气，以资化源。

（三）敷贴疗法的适应症

穴位敷贴疗法适应症广、疗效显著、安全无毒，防病保健方面，应用广泛，对于身体虚弱者，常选用补肾健脾、疏肝养肺、益气活血、温经通络的药物，敷贴于关元、气海、背俞、足三里等具有强壮作用的穴位，起到增强人体正气，提高抗病能力，预防疾病的作用。

在慢性疾病的保健调理方面，本法可广泛运用于内、外、妇、儿、五官、皮肤、骨伤、神经及精神等各科临床疾病的保健治疗，尤其对于呼吸系统、心血管系统、消化系统、泌尿系统、内分泌系统、风湿性疾病等几大类疾病的效果较好。

（四）敷贴疗法的禁忌症

1. 感染性、过敏性皮肤病禁止应用。
2. 有出血倾向者禁止应用。
3. 孕妇不能应用行气活血的药物，以免发生流产。

（五）敷贴疗法的注意事项

1. 所选穴位应少而精，一般每次不超过4个。
2. 严格掌握敷贴时间，如果药物刺激性弱，敷贴时间可以长些；如果药物的刺激性很强，则应适度缩短敷贴时间。
3. 敷贴时尽量远离黏膜，以免刺激黏膜引起疼痛或水肿。
4. 小儿敷贴时，要严格看护，防止小儿搔抓、误服外贴药。
5. 固定要牢靠，防止药物脱落。

三、拔罐疗法

古代称为角法，又称吸筒疗法，它是以罐为工具，借助火、抽气等方法使罐吸附于体表的腧穴或应拔部位，造成局部皮肤的充血、瘀血，从而预防和治疗疾病的一种方法，最初主要用于外科治疗疮疡的吸血排脓，后来应用于风湿病等内科病证，随着罐的质料及拔罐方法不断改进和发展，治疗保健的范围也逐渐扩大。

（一）拔罐疗法的起源和发展

拔罐疗法在我国已有二千余年的历史，它来源于古代劳动人们的生活实践。早在春秋战国时期的《五十二病方》中，就已经有了关于角法治病的记载："牡痔居窍旁，大者如枣，小者如核者，方以小角角之，如孰（熟）二斗米顷，而张角"。其中"以小角角之"，即指用小兽角吸拔。到了晋代，葛洪在《肘后备急方》中也提到用角法治疗脱肿。

隋唐时期，拔罐的工具有了突破性的改进，开始用加工过的竹罐来代替兽角，《外台秘要·卷四十》记载："遂依角法，以意用竹做作小角，留一节长三、四寸，孔经四、五分……"同时在吸拔方法方面也作了改进，这些都为后世拔罐疗法的发展作出了贡献。

宋金元时期，竹罐应用更加广泛，操作上由单纯用水煮的煮拔筒法发展为药筒法。元代医家萨谦斋在《瑞竹堂经验方》中记载："吸筒，以慈竹为之削去青。五倍子（多用），白矾（少用些许），二味和筒煮了收起。用时，再于沸汤煮令热，以筋箕（箝）筒，乘热安于患处。"这样可以发挥吸拔和药物的双重作用。明代发展了药筒法，即将竹罐直接放在多味中药煎熬后的汁液中，煮沸后直接吸拔。

到了清代，拔罐疗法在工具和方法上得到了更进一步的发展。此时出现了陶土烧制成的陶罐，并采用了"火罐"疗法，沿用至今。清·赵学敏的《本草纲目拾遗》就提到过："火罐：江右及闽中皆有之，系窑户烧售，小如人大指，腹大两头微狭，使促口以受火气，凡患一切风寒，皆用此罐。"同时，清代也拓展了拔罐的适应症范围。

（二）拔罐疗法的作用及机理

1. 开泄腠理，扶正祛邪

当人体受到外邪侵袭或内伤情志后，会引起脏腑功能失调，气机逆乱，经脉受阻，最终导致疾病的产生。拔罐产生的真空负压有一定的吸拔力，作用于经络穴位上，可使腠理开泄，皮肤充血；同时应用针刺或刺血的方法，可使体内的病理产物从皮肤毛孔中排出体外，使经络气血得以疏通，脏腑功能得以恢复，达到防治疾病的目的。

2. 疏通经络，调整气血

经络是气血运行的通道，经络不通则经气不畅，经血滞行，出现皮、肉、筋及关节失养而萎缩，或血脉不荣、六腑不运等。通过拔罐对皮肤、毛孔、经络、穴位的吸拔作用，可以鼓动经脉气血，濡养脏腑组织器官，温煦皮毛，同时使虚衰的脏腑机能得以恢复，疏通经络，调整机体阴阳平衡，从而达到健身祛病疗疾的目的。

3. 温经散寒，消肿止痛

中医学认为，血得寒则凝，人体感受风寒之邪，引起经络气血运行受阻，"不通则痛"。根据热者寒之，血得温则行的理论，在应用拔罐尤其是火罐疗法时，利用温热作用，温经散寒、消肿止痛。

（三）拔罐疗法的分类

临床应用时，可根据病情不同，选用相应拔罐法，常用方法有以下几种：

1. 留罐法：是将罐吸附到施术部位以后留置10～15分钟，然后再起罐。此法临床常用、适应广泛，一般疾病都可应用。

2. 推罐法：也叫走罐法，是选口径较大的玻璃火罐，拔罐前先在施术部位皮肤或罐口上涂抹润滑剂，再将罐拔住，然后拔罐者用力在患者皮肤上做上下或左右的往返推动，直至皮肤出现充血或瘀血时将罐拔起，适应于背部、腰臀部、大腿部等面积较大、肌肉相对丰厚的部位，可治疗腰背痛、腰肌劳损、四肢肌肉酸痛等疾病。

3. 闪罐法：是将罐拔住后，立即起下，如此反复进行多次，直到皮肤潮红、充血或有瘀血。多用于局部皮肤麻木、疼痛或机能减退的虚证病例，对于小儿、年轻女性的面部等不宜长时间留罐的患者，可以选用此法。

4. 血罐法：又叫刺血拔罐法，是在应拔部位皮肤消毒后，用三棱针点刺出血或用梅花针叩打，再将火罐吸拔于点刺的部位，使之出血，以加强刺血治疗作用。此法简单易行、效果显著，尤其适用于风湿性关节炎、腰肌劳损、各种急慢性软组织扭伤、神经性皮炎、皮肤瘙痒、神经衰弱、胃肠神经官能症以及风湿引起的腰腿疼痛等。一般刺血后拔罐留置时间为 10～15 分钟。起罐后要做好患处的处理，用卫生棉球擦去患处的血迹后，涂上相应的药物便可。

5. 针罐法：又叫留针拔罐法，是将针刺和拔罐相结合应用的一种方法，在体表穴位上针刺“得气”后，随之以此穴位为中心带针拔罐，直到皮肤红润、充血或瘀血将罐起下，最后起针。操作时罐口一定要对准针，尽量将针扣在罐体的中心，不要让针体碰到罐子，防止发生弯针、断针等情况，留罐时间大约 5～10 分钟。可根据病情需要适当选用，主要适用于感冒、神经性头痛、腰腿痛以及扭挫伤等。

（四）拔罐疗法的适应症

拔罐疗法具有通经活络、行气活血、消肿止痛、祛风散寒等作用，适应症较为广泛，历代医家对此有诸多论述。明·申斗垣在《外科启玄》记载有：“疮脓已溃已破，因脓塞阻之不通……如此当用竹筒吸法，自吸其脓，乃泄其毒也”。《本草纲目拾遗》云：“拔罐可治风寒头痛及眩晕、风痹、腹痛等症”。总之，拔罐可用于风湿痹痛、胃脘痛、腹痛、腰背痛、痛经、头痛等各种急慢性疼痛，还可用于感冒、咳嗽、哮喘、消化不良、眩晕、呕吐、泄泻等脏腑功能紊乱方面的内科疾病。此外，如丹毒、红丝疔、毒蛇咬伤、疮疡初起未溃等外科疾病亦可选用此法。

（五）拔罐疗法的禁忌症

1. 6岁以下儿童、70岁以上老人，以及肌肉消瘦、体质虚弱的患者禁用拔罐。

2. 皮肤有过敏、溃疡、水肿以及大血管分布部位，禁用拔罐。

3. 妇女月经期不宜拔罐。

4. 高热、抽搐及妊娠妇女的下腹和腰骶部禁用拔罐。

5. 患有精神病、水肿、心力衰竭、活动性肺结核、急性传染病的患者禁用拔罐。

6. 局部皮肤有毛发、皱褶、疤痕、水肿、破溃时不宜拔罐。

7. 有出血倾向的疾病、恶性肿瘤等一般不宜使用本法。

8. 胸背部腧穴慎用针罐。

（六）拔罐疗法的注意事项

1. 无论使用何种方法，拔罐器具必须严格消毒。

2. 拔罐时要选择适当体位和肌肉丰满的部位，不宜选择骨胳凸凹不平、毛发较多的部位。

3. 根据所拔部位的面积大小选择型号适宜罐体，操作时必须动作迅速。

4. 走罐不能在骨突出处推拉，以免损伤皮肤，或火罐漏气脱落。

5. 用火罐时要注意避免灼伤或烫伤皮肤。若烫伤或留罐时间过长而皮肤起水泡时，小泡无须处理，水泡较大时，用消毒针从泡的底部刺破，将水放出，涂以龙胆紫药水，或用消毒纱布包敷，以防感染。

6. 针罐时，要防止肌肉收缩导致弯针，并避免将针压入深处，造成损伤。

7. 刺络拔罐应做好消毒工作，以防感染，同时出血量不宜过多，每次总量不得超过10ml，一般间隔3~7天。

四、推拿（按摩）疗法

推拿疗法是中医养生保健的常用方法，“推拿”一词最早见于明代万全的小儿推拿著作《幼科发挥》，是指利用手、肢体其他部位或器械在人体体表部位或穴位进行各种规范性操作，达到提高或改善人体生理功能、消除疲劳和防治疾病的一种传统疗法。推拿和按摩属于一个概念，只是不同地域有不同称谓，如北方称“按摩”，南方称“推拿”，中原一带则称“推按”，包括推、拿、按、摩、滚、揉、擦、抖、点、捏、掐、捻、拍、击、摇等多种手法，具有简单易行、疗效显著、舒适安全、易学易推广的特点。

（一）推拿（按摩）的起源和发展

按摩在我国具有悠久的历史，可以说它起源于我国的远古时代，经过反复实践和总结，逐渐产生了雏形。先秦时期，按摩是主要的治疗和养生保健手段，在《周礼注疏》中提到：“扁鹊治虢太子暴疾尸厥之病，使子明炊汤，子仪脉神，子术按摩。”春秋战国时期，按摩逐渐成为一科，在考古发现的众多医书中都有按摩治疗疾病的记载，且形成了多种按摩手法。到了秦汉，文化科学技术得到了很大发展，推拿按摩也随着祖国医学的发展而形成了具有一定特色的学科，在此时期还出现了我国历史上第一部按摩专著《黄帝岐伯按摩经》（已佚）。我国现存最早的医学巨著《黄帝内经》中，也记载了推拿有舒筋通络、活血止痛等作用，《素问》中载有“形数惊恐，经络不通，病生于不仁，治之以按摩醪药”用于治疗痹症、痿症等多种病症，涉及到按摩的篇章多达二十余篇。

到了隋唐，开始设有专门的按摩科，最早有了按摩专科医生，对按摩的保健治疗作用也有很多记载。隋代的《诸病源候论》每卷之末都附有导引按摩疗法。《千金要方》指出："小儿虽无病，早起常以膏摩囟上及手足心，甚辟寒风"。《外台秘要》记载："如初得伤寒一日，若头痛背强，宜摩之佳"。自我保健推拿得到很大发展，正骨推拿也已开始形成，推拿疗法被广泛应用于养生保健和防病治病中。

宋金元时期，按摩得到了进一步的发展。《太平圣惠方》、《圣济总录》、《世医得效方》记载了此时期按摩学的主要成就，对膏摩、药摩及正骨手法都有很大的贡献。明清时期，按摩的分科越来越细，形成了小儿推拿的独特体系，大量小儿推拿著作问世，出现了现存最早的推拿专著《小儿按摩经》，被收录在杨继洲的《针灸大成》一书中。推拿手法治疗伤科疾病也有了较为系统的论述，《医宗金鉴》总结出摸、接、端、提、按、摩、推、拿等"伤科八法"。

（二）推拿（按摩）的作用及机理

中医认为，人体是一个有机的整体，整体和局部之间在生理和病理上相互联系、相互影响。根据五行所属，肺主皮毛，主气，为水上之源，用各种按摩手法刺激人体的体表和穴位，能够改善皮毛功能，从而使肺气功能得到改善，有利于气血的运行以及水液代谢；又因脾主肌肉、脾为后天之本，按摩肌肉可以调整脾的功能，从而达到养生保健和预防疾病的目的。推拿的功效特点主要有以下几方面：

1. 活血止痛，疏通经络

中医学认为，"不通则痛"，由于各种原因导致的气血运行不畅，经络受阻，都会出现局部的肿胀、疼痛症状。通过按摩手法可以加速气血运行，改善局部血液循环，使受阻的经络得到疏通，从而缓解疼痛；对于外伤引起的伤科疾病，运用正骨手法可以纠正异常的解剖位置。

2. 调整机能，调和阴阳

体表穴位与人体内脏相互关联，通过按摩对体表穴位进行刺激，可以调整脏腑机能，恢复阴阳平衡，达到有病治疗，无病健身的目的。尤其是对足部相应脏腑反射区、各腺体反射区施加刺激，可调整相应脏腑的功能和相应腺体的分泌。人体的足部是足三阴经的起始点，也是足三阳经的终止点，而且足踝以下就有66个穴位，占人体穴位的十分之一，人体五脏六腑的功能在人的足部都有相应的穴位。例如，对足部的心脏反射区施加适当的刺激，能改善心脏的功能，使心动过速、过缓或心率不齐的患者，恢复较好的功能。对足部垂体反射区施加刺激，可增强垂体的功能，对人体健康，特别是对调整更年期内分泌紊乱可以起到很好的疗效。

3. 消除疲劳，缓解压力

亚健康人群一个很常见的症状就是疲劳，常感浑身无力，通过一些放松手法对身体进行按摩或刺激一些相关穴位可以消除身体和精神两方面的疲劳。例如，对一些用眼过度导致视力疲劳的人，进行自我眼保健按摩，对改善视疲劳、提高工作效率都大有裨益。

4. 养生保健，预防疾病

中医讲“正气存内，邪不可干”，“邪之所凑，其气必虚”，经常对人体进行推拿按摩，可增强抵抗疾病能力，对免疫功能低下或变态反应性疾病有较好的治疗效果，对健康人群或亚健康人群也有很好的养生保健作用。

（三）推拿按摩的适应症

按摩的适应症很广泛，涉及到骨伤、内、外、妇、儿，五官等科疾病，除了健康人群的保健外，还适用于亚健康人群的多种症状，广泛用于养生、美容、美体、减肥、戒烟等方面。

1. 伤科疾病：各种扭挫伤、关节脱位、颈椎病、落枕、急性腰扭伤、慢性腰肌劳损、胸胁岔气、椎间盘突出症、踝关节扭伤、风湿性关节炎、肩周炎及骨折后遗症等。

2. 内科疾病：感冒、头痛、胃脘痛、便秘、腹泻、高血压、中风后遗症、眩晕、失眠、冠心病与糖尿病等。

3. 妇科疾病：月经不调、痛经、闭经、慢性盆腔炎、乳腺小叶增生及妇女绝经期综合征等。

4. 儿科疾病：脑性瘫痪、小儿麻痹后遗症、小儿肌性斜颈、发热、惊风、咳嗽、百日咳、腹泻、呕吐及消化不良等。

5. 五官科疾病：近视、视神经萎缩、慢性鼻炎、慢性咽炎、咽喉痛、耳鸣、耳聋等。

6. 外科疾病：乳痈初期、褥疮及术后肠粘连等。

（四）推拿按摩的禁忌症

1. 严重皮肤病、烧伤、烫伤或皮肤破溃的病人。

2. 年老体虚、极度衰弱，经不起轻微手法作用者。

3. 骨折或怀疑骨折病人。

4. 某些严重疾病，如心脏病、恶性肿瘤、脓毒血症等。

5. 妇女妊娠期和月经期均不宜在腹部、腰骶部及臀部按摩。

6. 某些急性传染病、精神病、极度疲劳、醉酒后神志不清、以及发烧者。

7. 某些感染性疾病，如骨髓炎、化脓性关节炎、脑脓肿等。

8. 各种出血症，如外伤出血、便血、尿血等。

9. 某些急性损伤，如脑或中枢神经的急性损伤、急性脊柱损伤，骨折早期、截瘫初期、皮肤破裂等。

（五）注意事项

1. 操作者要经常修剪指甲，不戴饰品，以免操作时伤及受术者皮肤。

2. 治疗室要光线充足，通风保暖。

3. 除少数直接接触皮肤的手法（如擦法、推法、美容美体等）外，治疗时要用推拿巾覆盖治疗部位。小儿推拿要使用介质，以保护皮肤。

4. 对于过饥、过饱、酒后、暴怒后及剧烈运动后的人，一般不可立即施以推拿治疗。

5. 推拿的一个疗程以 10~15 次为宜，隔日或每日 1 次，疗程间宜休息 3~5 日。

6. 注意手法持久、柔和、有力、均匀、深透、渗透的基本要求。

7. 治疗过程中，应随时观察患者对手法治疗的反应，若有不适，应及时进行调整，以防发生意外事故。

五、刮痧疗法

夏秋之交，人们常因感受风寒暑湿之气，或接触疫气与浊秽之邪，阻塞于体内，出现腹痛、闷乱等病症。中医学将这些使人致病的疫气、浊秽之邪及风寒暑湿之气，统称为痧气，简称痧。由于痧气壅胀胃肠，蕴阻经络，故又称“痧胀”。刮痧疗法，就是以中医脏腑经络理论为指导，利用边缘光滑的汤匙或刮痧板等物品，蘸上刮痧油，对人体的某些部位按一定顺序反复刮动，直到皮下出现红色或紫色瘀斑的一种疗法。刮痧疗法没有明显的副作用，操作简单，易于推广，一法多用。刮痧之后，病人常感到局部或周身轻松、舒适，胸腹顺畅，既能预防和治疗疾病，又能保健强身，长期以来流传于民间，在我国深受群众欢迎。

（一）刮痧疗法的起源和发展

刮痧疗法的历史悠久，可以追溯到2000多年前，人们在患病时，本能地用手或者石片抚摩、捶击身体的某一部位，有时竟然能使疾病得到缓解。通过长期的实践与积累，逐步形成了砭石治病的方法，这也是“刮痧”疗法的雏形。

后世医家在此基础上逐渐丰富了刮痧疗法，做了很多论述。唐代人们就有用苎麻刮治痧病的记载。宋代著作《保赤推拿法》记载：“刮者，医指挨皮肤，略加力而下也”，多用于治疗痧症。元明时期，刮痧疗法得到了进一步的发展，传统刮痧疗法在世间得到了广泛的应用，例如用瓷调羹醮香油刮背使邪气随降的方法。元代危亦林在《世医得效方》中就对“搅肠沙”进行了论述：“心腹绞痛，冷汗出，胀闷欲绝，俗谓搅肠沙。”王肯堂《证治准绳》、龚廷贤《寿世保元》、张景岳《景岳全书》等著作都记载有关痧症及治痧的经验。所有这些对后世刮痧疗法的发展都具有很重要的意义。

元明以后，民间治疗痧病的经验逐渐引起医家的关注，到了清代，刮痧疗法更加成熟，出现了第一部刮痧专著，即郭志邃的《痧胀玉衡》，此书从痧的病源、流行、表现、分类、刮痧方法、工具以及综合治疗方法等方面均做了较为详细的论述，如在治疗方面指出：“背脊颈骨上下，及胸前胁肋，两背肩痧，用铜钱蘸香油刮之。头额腿上痧，用棉沙线或麻线蘸香油刮之。大小腹软肉内痧，用食盐以手擦之。”此后又出现了另一部刮痧专著——陆乐山的《养生镜》。此二书奠定了刮痧疗法成为一门专科技术的基石，此后论述痧病的专著日渐增多，出现了《七十二种痧症救治法》等10余部专著，刮痧医术也大量散见于其他医学著作中。

随着医学的发展，现代刮痧疗法不断改进，如在刮痧工具上，用精制的水牛角刮板取代了过去的铜钱、瓷片等，并将刮痧与中医理论进一步结合，扩大了其适应范围，不仅治疗发热、体表疼痛等病证，通过内病外治的原理，对一些内脏疾患也有一定的治疗作用。

（二）刮痧疗法的作用及机理

1. 扶正祛邪

吴师机《理瀹骈文》中记载："阳痧腹痛莫妙以瓷调羹蘸香油刮背，盖五脏之系，咸在于背，刮之则邪气降，病自松解。"刮治可使脏腑秽浊之气通达于外，同时通过对皮肤的刮拭，能发汗解表，排毒解毒，使体内的浊毒排出体外。

2. 活血化瘀

刮痧可以促进全身的气血流畅，气血通达，从而使瘀血得以化散，凝滞固塞得以崩解消除，局部疼痛得以减轻或消失，最终达到活血化瘀，消肿止痛的作用。

3. 疏筋通络

通过刮痧治疗，可以促进气血运行，疏通经络，同时通过刮痧对局部的刺激作用，可以放松肌肉，缓解紧张，疼痛和压迫症状也可以明显减轻或消失。

4. 强身健体

刮痧可直接通过对腧穴的作用调理脾胃，使机体气血旺盛，脏腑机能得到增强，正气内守，邪气不易入侵，有强身保健的功效。

（三）刮痧疗法的适应症

刮痧疗法的适应症非常广泛，临床上可以针对不同病情选用不同的刮痧部位进行治疗。范围涉及内、外、妇、儿各科，其中对因痧引起的中暑胸闷、恶心呕吐、腹痛、烦乱、胃肠型感冒、食欲不振、骨关节病、疼痛性疾病等有独特的疗效，对消除亚健康人群的常见症状如头痛、失眠、健忘、疲劳等也有一定的作用，也可以用于严重脏腑功能失调、骨关节明显变形等病症的辅助治疗。

（四）刮痧疗法的禁忌症

1. 身体瘦弱，皮肤失去弹性者禁止刮痧。

2. 有皮肤病或传染病者禁止刮痧。

3. 孕妇腹、腰、骶部禁刮，其他部位也应慎刮或轻刮。

4. 眼睛、口唇、舌体、耳孔、鼻孔、乳头、肚脐、前后二阴等部位禁止刮痧。

5. 皮肤有感染、溃疡、瘢痕、肿瘤部位以及有新鲜骨折处禁刮。

6. 患有出血倾向疾病或血友病患者禁止刮痧。

7. 心脏病出现心力衰竭、肾功能衰竭、肝硬化腹水、全身重度浮肿者禁刮。

（五）刮痧疗法的注意事项

1. 冬天应少用本法，用时应注意保暖，避风寒；夏季刮痧时，应避免风扇直吹刮痧部位。

2. 过度饥饱、过度疲劳、醉酒者，不可重力大面积刮痧，特殊情况下可用轻刮法或点按刮拭。

3. 刮痧出痧后最好饮用一杯温开水，30 分钟内禁止洗凉水澡。

4. 刮痧手法要均匀一致，防止刮破皮肤，刮痧时以局部组织内渗血、瘀血为度。

5. 刮痧前后，用具必须进行御底消毒，以防发生感染。

6. 刮痧顺序，一般是由上而下，或由内向外，顺肌肉纹理朝一个方向缓缓刮动，不能来回乱刮。

7. 刮痧次数，一般是刮完后 3~5 天，待痧退后可进行第二次刮治。出痧后 1~2 天，皮肤可能轻度疼痛、发痒，这些反应属正常现象。

8. 刮痧部位常选取颈部的两侧、后颈部、腰背部、臂弯及腘窝。

9. 刮痧后因毛孔开张，病人应注意避风，还可喝一杯温热水，以助发汗，促进新陈代谢。

六、砭石疗法

《山海经》说："医源于砭"，东汉许慎在《说文解字》中解释砭为"以石刺病也"。砭石是我国已知最早的医疗器械，早在远古时期，就被用来切开痈肿、排脓放血，或刺激身体的某些部位以消除病痛。中医学有砭、针、灸、药和导引按跷等五大疗法，砭石疗法列于首位。然而随着华夏文明的进步和中医学的发展，砭石疗法因社会风气、地域限制及工具质量等种种原因在中医文献记载中销声匿迹，一度退出了中医学的历史舞台。近年来随着泗滨浮石的重新发掘，加之其在临床上的确切疗效，砭石疗法再一次受到世人的认可和关注，并以其简易、安全等特点，逐渐在个人、家庭自我保健中得到广泛应用，成为今人祛病强身的有效途径。

（一）砭石疗法的起源和发展

砭石疗法至少已有万年历史，其起源的具体时期已不易考证，在我们的祖先尚无药理知识的年代，他们用尖石、石片等工具刺割、压按、刮拭体表，以缓解疼痛。韩大服虔氏的《春秋左氏传解》、《南史》、唐代李贤注释的《后汉书》注、释玄应的《一切经音义》等现存的古代文献中均追溯了在金属工具出现以前以石治病的传说。

关于砭石疗法的记载最早见于马王堆汉墓《帛书·脉法》：“用砭启脉者必如是，痈肿有脓，则称其大小而为之砭”。两千多年前的古书中常有砭石的记载，如《五十二病方》提到可以利用砭石在皮肤上刮刺或热熨来治疗癫疾及痔疾。

《左传·襄公二十三年》中也有“美疢不如恶石”的说法。《史记·扁鹊仓公列传》里记载：“疾之居腠理也，汤熨之所及也；在血脉，针石之所及也；其在肠胃，酒醪之所及也……”，说明古人对用砭石治病有十分明确的定位，即治疗病在血脉。

我国最早的医学经典著作《黄帝内经》中多次提及砭石疗法，《素问·宝命全形论》中说：“故针有悬布天下者五：黔首共余食，莫知之也。一曰治神，二曰知养身，三曰知毒药为真，四曰制砭石大小，五曰知腑脏血气之诊。五法俱立，各有所先。”《素问·异法方宜论》中曰：“故东方之域，天地之所始生也。鱼盐之地，海滨傍水，其民食鱼而嗜咸，皆安其处，美其食。鱼者使人热中，盐者胜血，故其民皆黑色疏理，其病皆为痈疡，其治宜砭石。故砭石者，亦从东方来。”《灵枢·玉版》中记载：“故其已成脓血者，其唯砭石铍锋之所取也。”

《黄帝内经太素》中云：“气血未盛，未为脓者，可以石熨，泻其盛气也”，强调了砭熨的适应症。宋代沈括《良方·自序》中曰：“古之治疾者，……或药、或火、或刺、或砭、或汤、或液。”金元四大家之一的攻邪学派代表张从正在《儒门事亲》中将砭石列为解表时所用汗法中的一种方法，并列举一小儿面肿赤，两目不开，“以铍针轻砭之，除两目尖处，乱刺数十针，出血五次乃愈”。元代名医罗天益《卫生宝鉴》中“上热下寒治验篇”记载了用砭刺法在肿处开泄放血，并结合灸法及中药的治疗经过。

明代汪机的《外科理例》中有一案“一人年逾五十，患已五日，锨肿大痛，赤晕尺余，重如负石，势炽……遂先砭赤处，出黑血碗许，肿痛背重皆去，更敷神效散及仙方活命饮二剂，创口及砭处出黑血而消”。清代张振鋆在《厘正按摩要术》中将砭术作为其二十八法中的一法。民国时期出版的《砭经》中云：“砭之诀：一曰点，点非针也，点其中而不必刺其体；二曰熨，熨似灸也，熨其外而不必灼其肤；三曰摩，摩即按也，摩其周而不必振其骨”，讲述了砭石的几种用法并概括了施术要点。又云“水者，温石于水，以保其热也”，“火者，煨于灰，以传其热也”，介绍了加热砭石的水、火二种具体操作方法。

综上所述，历代医家从产地、用途、操作方法、适应症、禁忌症等不同角度对砭石疗法进行了大量论述，形成了一套完整的体系，随着近年来考古挖掘、地质勘探和对泗滨浮石物理性质研究的深入，砭石疗法被重新整理推出，成为中医学完整体系中不可或缺的一部分。

（二）砭石疗法的作用及机理

《山海经·东山经》曰：“高氏之山，其上多玉，其下多箴石”。现今发现的砭石产于山东省泗水之滨，又称泗滨砭石、泗滨浮石，是我国最早被命名的岩石，命名时间在距今4000多年以前。泗滨浮石历来都是王朝的圣物、寺观的法器，有着极其丰富的文化内涵。

物理研究发现，泗滨浮石具备特有的超声波、远红外射线、特殊的音频特点、以碳酸钙为主要成份呈微晶结构，含有四十多种有益人体的微量元素和矿物质，且符合安全标准，以其"微晶、超声、远红外"三大特点，居一切岩石、矿物之冠，被认定为首选的砭具佳石。它的手感涩中有滑、硬中有软、凉中有温。砭石养生保健的主要作用机理有以下几方面：

1. 温助阳气，祛湿散寒

泗滨浮石的红外辐射频带极宽，波长超过15μm，可使人体皮肤表面局部增温，达到温助阳气，祛湿散寒的作用。

2. 疏经活血，通络止痛

砭石与人体摩擦可产生大量的超声波脉冲，能够促进体内细胞运动，加快血液循环，人体吸收超声波能量后可在组织内出现发热反应，加之红外辐射的温经作用，更易推动气血沿经运行，达到疏经活血，通络止痛的效果。

3. 潜阳定惊，止悸安神

泗滨浮石具有石类重镇沉降之性，可收潜阳定惊之效，微晶结构的特点决定其质感细腻，摩擦时不仅易使身体进入放松状态，且产生的超声波可扩张心脏冠状动脉，改善心肌血液供应及组织微循环状态，具有松弛肌肉、解痉止悸等作用。

（三）砭石疗法的适应症

砭石疗法的临床适用范围广泛，主要涉及以下疾病：

1. 软组织损伤类疾病，如急慢性腰扭伤、肌肉拉伤、膝关节脂肪垫劳损等。

2. 骨伤类疾病，如颈椎病、腰椎间盘突出或腰椎管狭窄引起的坐骨神经痛、退行性骨关节炎、网球肘等。

3. 风湿类疾病，如风湿及类风湿性关节炎、肩周炎、膝关节滑膜炎等。

4. 周围神经病，如周围性面瘫、面肌痉挛、末梢神经炎、慢性神经疾病导致的肌肉萎缩等。

5. 心血管疾病，如心肌缺血、各型心律不齐等。

6. 各种功能性失调，如慢性疲劳、失眠、神经衰弱等。

7. 美容及减肥。

（四）砭石疗法的禁忌症

1. 头部不使用叩法。

2. 心脏附近不使用扣法和振法。

3. 孕妇腹部不能作砭石疗法。

4. 老弱者慎用凉法。

5. 化脓性疾患的未成脓时忌用。

（五）砭石疗法的注意事项

1. 手法要持久、有力、和缓、均匀，以求达到“力至病所”的深透力。

2. 注意用力当轻而不浮、重而不滞，由轻到重，轻重相间，切忌粗暴野蛮。

3. 因砭石石质较硬，故术者在操作过程中，对老弱者和皮肉较薄、骨骼显露等人体脆弱部位要慎重掌握施术力度，以免造成皮肉损伤。

七、药浴疗法

药浴疗法是以中医基本理论为指导原则，用中药煎汤洗浴局部或全身，利用药物和水的特性，达到预防保健目的的一种方法。它是我国传统医学特色疗法之一，属于祖国医学中的外治法。药浴疗法以其方便易行、疗效显著、适应范围广泛、副作用少而深受历代医家重视，也易被广大患者所接受，尤其对于亚健康人群而言，选用药浴疗法更是行之有效。

（一）药浴疗法的起源和发展

药浴疗法萌芽于早期的医疗和生活实践，具有悠久的历史。据考证，我国从商代开始人们就有洗脸、洗手、洗脚等行为。殷商时期，宫廷中就盛行在浴水中放入药物进行沐浴，以防治疾病。

我国最早记载药浴疗法的典籍是《五十二病方》。全书载方300首，外治方达到一半以上，其中又以洗浴和涂敷之方为多。如用雷矢（即雷丸）水煮浴治疗"婴儿病痫"，开小儿内病外治之先河。我国最早的医学书籍《黄帝内经》讲述了祖国医学的基本理论体系，对药浴疗法也有论述。其中一篇《汤液醪醴论》，专论汤液醪醴治病的道理。《素问·阴阳应象大论》指出："其有邪者，渍形以为汗。"张志聪注曰："渍者，浸也。古者用汤液浸渍取汗，以去其邪。"程士德教授更明确地指出"以汤液浸渍其出汗，包括熏蒸、浸渍等治法。"《神农本草经》中许多药物都标明"可作药浴"的功效，又为药浴疗法的遣药组方提供了线索。

东汉张仲景撰写的《伤寒杂病论》，记载了不少药浴疗法，如《金匮要略·百合狐惑阴阳毒病篇》："百合病一月不解，变成渴者，百合洗方主之。""以百合一升，以水一斗，渍之一宿，以洗身。"晋隋唐时期随着临床医学的迅速发展，药浴疗法也得到了完善和推广，被当时医家广泛运用于临床各科。《刘涓子鬼遗方》、《肘后备急方》、《千金要方》、《千金翼方》、《外台秘要》等方书中，记载了大量的药浴验方，这些药浴方对后世药浴的发展起到了重大的指导作用，有些方药沿用至今。

宋金元时期药浴的方药不断增多，应用范围也逐渐扩大。北宋钱乙《小儿药证直诀》记载的外治法有水浴、热熨等。《太平圣惠方》记载了一首治疗痨病沐浴断根的药浴方，用"烂棘刺三升，蒴藋茎五升，桃柳枝叶五升，锉，以水八斗，煎五六斗去滓，入盆中于暖室内暖浴”。《续名医类案》中还记载了张子和以药疗、冷疗、水疗和食疗综合运用的实例，表明此时药浴疗法已被当作正规治疗方法应用于临床。

明清时期是药浴发展的高峰时期，也是药浴疗法的成熟期。明代李时珍的《本草纲目》、清代吴谦的《医宗金鉴》，以及对药浴疗法贡献最大的清代医家吴师机的《理瀹骈文》，都提出了很多药浴理论，为药浴疗法治疗疾病提供了理论依据，并将药浴疗法详细地分为九类，列举了药浴方剂及适用范围。在清代宫廷秘方中，有许多沐浴方、洗头方、洗目方等，说明药浴疗法不仅流行在民间，宫廷中也非常流行，《慈禧光绪医方选议》中，即可略窥一斑。

近现代，西方医学的引入和科技的发展，使药浴应用日益广泛，中药药理、现代科学方法的引入等为药浴的研究和应用开辟了广阔前景，科研人员针对药浴的具体操作方法和给药方式，研制出离子导入治疗仪、浴箱等一系列医疗仪器，大大提高了临床疗效，也为广大使用者带来了方便。

（二）药浴的保健机理及作用

体表组织不仅是人体抵御外邪的屏障，也是机体与外界进行交换的器官，同时皮肤具有分泌与排泄、渗透与吸收的功能。中医的藏象学说也认为肺主皮毛，肺的功能正常，则皮毛的各种生理功能也正常，同时在肺的宣发和肃降作用下，皮肤进行着体内外的物质及信息交换。药浴疗法就是利用皮肤的这一生理特性发挥作用的，其机理概言之，系药物溶于水后，借助水的特性作用于全身肌表、局部、患处，或药物透过皮肤、穴位等直接进入经络、血脉，分布全身，通过物理效应与药理效应发挥治疗作用。虽属外治，但可以达到内治的目的。清代医家吴师机在《理瀹骈文》中指出“外治之理即内治之理，外治之药亦即内治之药，所异者法耳”。“虽治在外，无殊治在内也。外治之学，所以颠扑不破者，此也；所以与内治并行，而能补内治之不及者，此也”。药浴养生保健的主要作用机理有以下几方面：

1. 发汗解表，祛风散邪

在药浴液中加入解表药或利用浴液的温热性可以起到发汗的作用。《素问·阴阳应象大论篇》提出：“其有邪者，渍形以为汗”，就是利用热汤沐浴发汗的先例。元朝齐德之在《外科精义》中述及药浴机理时认为“天溻渍疮肿之法，宣通行表，发散邪气，使疮内消也。盖汤水有荡涤之功……”。

2. 活血化瘀，消肿止痛

主要用于外科的疾病。现代研究证明，药液洗浴可以改善局部的血液循环，促进炎症吸收，减少渗出，同时由于药物的作用，可以起到消肿、消炎、止痛的作用。我国历代医家在论述“疡科”时，也十分重视洗浴方法的应用。《医学源流》说：“外科之法，最重外治。”而外治法中，洗浴疗法又是非常重要的一种方法。清代吴谦的《医宗金鉴》从外科角度对药浴疗法进行了概括，认为“擦洗之方，乃疡科之要药也”，“洗有荡涤之功，涤洗则气血自然舒畅，其毒易于溃腐，而无壅滞也”。《医宗金鉴·外科心法要诀》对洗涤方法的具体应用作了介绍，指出：“凡肿在四肢者，溻渍之；在腰腹脊背者，淋之；在下部者，浴之。俱以布帛或棉蘸洗，稍温即易，轻者日洗一次，重者日洗二次，每日洗之，不可间断。”

3. 调整阴阳，协调脏腑

药浴可以通过外治达到内治的目的。药浴中的药物以辛苦甘为主，药性柔和，避免运用强烈刺激性的药物。现代研究认为，温热药一般含有某种生物活性物质，能提高中枢神经的兴奋性，加速血液循环，促进代谢及内分泌系统的功能；而寒性药的作用和温热性药物的作用截然相反。所以通过在浴水中加入针对不同疾病的药物，经皮肤吸收，在其作用下可以疏通经络之气，从而可以起到调整脏腑功能的作用。

4. 强身健体，祛病延年

亚健康是一种“欲病”或“潜病”状态，中医主张治未病，药浴疗法能够体现出这种精神。现代药理也证实，药浴能提高血液中某些免疫球蛋白的含量，增强人的免疫力，提高抵御疾病的能力。“正气存内，邪不可干”，“邪之所凑，其气必虚”，通过此法可以达到强身健体，祛病延年的功效。

（三）药浴的分类、方法和适应症

药浴的方法在古代有很多医家作过论述，明代李时珍在《本草纲目》中记载了沐浴、热浴、坐浴等多种中药洗浴疗法；清代吴师机在他所著的《理瀹骈文》中将药浴分为洗、沐、浴，浸、浇、喷、噀八法。现代根据患者身体浸入药液中的多少，可将药浴分为以下三类：

1. 全身药浴

是头以下的部位全部浸入药浴液中，又称盆浴。在一长形浴盆中加入一定量的热水，水面以达到患者乳腺水平为宜，然后根据需要加入配置好的药浴液500～1500ml。本法适应于全身性的不适或内科疾病，如倦怠乏力、身体疼痛等。例如在药浴时加入黄芪、党参等“补气”的中药，可消除疲劳，起到强身健体的功效。

2. 半身药浴

是腰以下的部位浸入药浴液中，也须在浴盆中进行，患者坐在浴盆中，水面高度以达到脐部为宜。加入配置好的药浴液500～1000ml，搅匀。本法适用于截瘫或腰以下的一些疾病如膝关节疼痛等。如治疗下肢疼痛，可在浴液中加入三棱、莪术、忍冬藤等活血化瘀、行气止痛通络的药物，达到活血止痛的功效。

3. 局部药浴

是身体的肢体或身体的某一部分浸泡在药浴液中或频繁地接触药浴液。根据浸泡部位的不同，又大体分为以下几种：

（1）足浴：这是一种简便易行的方法，临床上经常采用，又可分为低位足浴和高位足浴，液面浸至踝关节附近的为低位足浴；浸至膝关节以下的为高位足浴。足部是足三阴经的起点，也是足三阳经的终点，与五脏六腑及四肢等均有密切联系。古人云："春天洗脚，升阳固脱；夏天洗脚，暑湿可祛；秋天洗脚，肺润肠濡；冬天洗脚，丹田温灼。"民谚也常说"养树扩根，养生护脚"，足是人的第二心脏，足浴可起到滋补元气，强筋健骨，延缓衰老的作用，每次浸泡20~30分钟，每日1次，适用于足部局部病变，也可治疗全身性疾病。如治疗脚癣，可用食醋100ml加入到半盆水中洗脚；防治感冒，可用生姜200g煎水，加入浴水中洗脚；调治神经衰弱，可用夜交藤300g煎水，加入浴水中洗脚。

（2）坐浴：是加水煎煮一定配方的药物后，将臀部或外阴浸浴入药液中，通过药物和热力的直接作用，以防治疾病的方法，有清热解毒、消炎止痛、杀虫止痒的作用。可清洁外阴，洗去外阴周围皮肤脱落细胞、灰尘、汗渍和各种有害微生物（如化脓性细菌、真菌和病毒），还能使局部温度增高，肌肉松弛，血管扩张，血液循环加快，从而促进局部病变组织的修复。适用于肛肠疾病、妇科外阴疾病、男性前阴疾病等，如外阴瘙痒、阴疮、带下病、慢性前列腺炎、痔疮、肛裂、便秘等。疮疡、皮肤病患者，可根据医嘱用清热解毒、杀虫燥湿类中药行局部坐浴；对阴痒带下或肛门疾患、痔瘘术后等患者，根据医嘱用杀虫燥湿、清热解毒或生肌敛疮类中药坐浴。

实际应用中可根据病情需要，采取先熏蒸患部或只浸泡患部，坐浴每次20~30分钟，每日1次或多次，10天为1疗程。必须注意的是：①妇女月经期停用坐浴，孕妇忌坐浴，对已确诊为因前列腺炎引起的不育者，不应采用坐浴法，股癣湿疹患者忌用温度太高的热水坐浴，避免瘙痒加重；②坐浴液的温度应适宜，以避免烫伤，尤其对感觉迟钝的老人；③坐浴时患者如出现脉搏加快，头晕等症状时，应立即停止坐浴。

（3）肢体浴：是四肢浸泡在四个槽盆或两个槽盆中，将药液倒入盆中，浸没膝关节以下和肘关节以下部位。每次20~30分钟，每日1次，10次为1疗程，适用于肢体关节肌肉的疾病，如四肢无力、肢体疼痛、风湿、类风湿性关节炎引起的肢体不适等。

（4）手浴：是腕关节以下的部分浸泡在药液中。每次浸泡20~30分钟，根据病情，每日浸泡1次或数次，适应于手部皮肤病、手部肌肉关节疼痛、手部扭挫伤等。如治疗手脱皮，可取夏枯草100g，水煎2次，泡洗双手，每天2次，每次30分钟，连续10~15天，起到清肝火，解内热，补肝血的作用。

（5）头浴：是将头部浸入药液中，不断用双手搓洗，使头部皮肤充分接触药液。每次5~10分钟，每日1~2次，适用于头部皮肤病、脱发、外感引起的头痛等，也可用于美发，使头发乌黑亮丽。如治疗头癣，可用苦楝皮100g，水煎外洗，每日2次。

（6）面浴：即用药液洗脸。每次10~15分钟，每日1~3次。面浴时不仅药物和水对面部产生作用，浴面时手对面部皮肤也有一定的摩擦作用。平时洗脸，如能仔细的按摩面部穴位，久而久之则强身健体。面浴主要适用于面部皮肤病，也可用于面部美容。如治疗痤疮，可用皂角250g、透骨草250g，水煎外洗患部。

（7）目浴：是将煎剂滤清后淋洗患眼。可用消毒纱布或棉球渍水，不断洗眼；亦可用消毒眼杯盛药液半杯，先俯首，使眼杯与眼窝缘紧紧靠贴，然后仰首，并不断瞬目，进行眼浴。每日2~3次，每次20分钟。该法使用时要注意药液温度不宜过高，以免烫伤。中药熏洗治疗眼科疾患主要用于外障眼病，多为六淫之邪外袭而致的胞睑、两眦、白睛等部位的病变。如治疗流泪症，可用苍术10g、菊花10g，300~500ml沸水浸泡，待药水至温热后浴目，每日2次，连洗3~5次，如趁热用起蒸气熏眼，效果更好。

（四）药浴剂的合理选用

1. 根据使用者的保健需求：在选用药浴剂时，应根据使用者的保健目的和需求进行配方。例如，用于消除疲劳，则多选用行气、活血和补气的中药；用于止痒，则多选祛风的中药，如防风、荆芥、蝉衣等；用于治疗风寒湿性关节炎等寒湿病变者，则多选用温阳祛寒湿药物，如附子、肉桂、乌药、巴戟天等；疥疮瘙痒者加用硫磺、雄黄等。

2. 根据洗浴的身体部位：身体不同部位对药物的反应、吸收有所差异，用药就应适当调整。如面部洗浴，多用花类药物，药味以清香为主，最好不要有着色性；足部洗浴，配方选药一般不受限制，以有较强刺激的药物为好，多以树根类药物为主；阴部洗浴，用药最好不要有刺激性，但要有较好的消毒杀菌功效。

3. 根据不同人的皮肤类型：人们的皮肤分为干、中、油性三种肤质，药浴治疗，特别是选用全身沐浴或外洗美容时，应在药物选择上考虑皮肤的肤质类型进行配方。比如，干性皮肤者，选方时应增加芦荟、白松皮、鲜牡丹花等滋润皮肤的中药；油性皮肤者，则应增加一些祛油脂的药物；皮肤色黑者，还可增加一些具有增白功效的中药等等。

（五）药浴疗法的使用禁忌

1. 患有严重肺功能不全的患者不宜采用全身热水药浴。因为浴室的湿度比较大，而氧气的含量很少，容易造成缺氧，加重病情。

2. 患有严重心力衰竭、心肌梗塞、动脉硬化、重症高血压、有出血倾向等疾病的患者禁用39℃以上的热水全身药浴。因为热水使皮肤血管扩张，血液循环加快，回心血量增加，再加上浴室缺氧，加重了心血管系统的负荷，容易造成不良后果。

3. 皮肤有伤口，骨折后伤口或刀口没有愈合者，禁止应用药浴疗法，避免发生感染。

4. 对一些药物皮肤过敏者不宜采用。

5. 妇女月经期间禁用药浴疗法。

（六）药浴疗法的注意事项

1. 饭前、饭后半小时不宜进行全身药浴。饭前药浴容易造成虚脱，饭后药浴不利于消化，甚至引起恶心、呕吐。

2. 全身药浴后不能猛然站起，应慢慢起身，避免发生体位性低血压。

3. 洗浴时间不宜过长，尤其是全身热水药浴，以免发生晕厥。

4. 容易失眠的人睡前不应进行全身药浴，因为全身药浴有兴奋作用。

5. 药浴时要严格掌握水温，不可过烫，也不可过低，还应注意浴时避风寒，以防受风寒之邪而产生新的疾病。

八、药枕疗法

药枕疗法属中医外治法范畴，是基于中医传统理论，将具有芳香开窍、活血通脉、镇静安神、益智醒脑、调养脏腑、和调阴阳、强壮保健等作用的药物经过炮炙后，置于枕芯之内，或浸在枕套之中，或直接做成睡枕，令人睡卧之时枕之，通过药物作用于经络、血管、神经，达到防治疾病和延寿抗衰的一种自然疗法。药枕的使用在中国有着悠久的历史，民间多有"药枕伴睡眠，闻香又治病"及"不觅仙方觅睡方，养生妙方枕中藏"等说法。

此外，还有药衣法、药被法、药榻法、药冠法、药佩法、药巾法和药垫法等，统称为药物服饰疗法，均属于中医外治法的范畴，虽然形式各有不同，但都是把药物外治和日常生活结合起来，做成含有中草药的枕、衣、被、榻、佩、巾、垫等日常生活所用的服饰，让人们使用接触，经皮肤或黏膜给药，以达到保健调理疾病的目的。考虑到以上疗法的相似性及实用性等因素，我们在此对其他疗法暂不作具体介绍，通过本章药枕的相关内容给读者以示范，以期在实际操作中能够合理应用，并融会贯通。

（一）药枕疗法的起源和发展

药枕疗法历史悠久，早在晋代·葛洪《肘后备急方》中就载有用大豆装入枕中，治成豆枕，用以治疗失眠。孙思邈的《千金要方》载有"治头项强，不得四顾方，蒸好大豆一斗，令变色，内囊中枕之"。宋代许多文人墨客也都使用过药枕，且倍加推崇。苏东坡、陆游等大文学家都有诗为证。

到了明清时期，药枕疗法得到了进一步的完善。明代大医药家李时珍在《本草纲目》中载有绿豆枕、吴茱枕、决明菊花枕、蚕沙枕等多首枕疗方剂用于临床。其中，蚕沙枕对防治高血压、头痛、失眠、颈椎病疗效显著。曹庭栋《养生随笔》可谓集药枕之大成，论述了药枕释名，枕之高低、长短、温凉等对人体生理病理的影响，并收录了多种药枕类别，发现了多种药枕用途。此外，陆锦燧的《鲈溪外治方选》、程鹏程的《急救广生集》、蒲处贯的《保生药录》等医籍中也都有散在的记载。

随着我国对中医中药不断深入探索和研究，广大医学工作者在历代养生家所创制的药枕疗法基础上，结合药理实验、制剂技术和现代电磁学理论，针对多种疾病及症状的特点，筛选了具有抗衰、安神、解痉等作用的药枕及单味中药，相关报道日益增多，相关著作陆续面世，科研成果不断涌现，获得了良好的经济效益和社会效益。药枕以其简单、方便、安全等特点深受广大群众欢迎，尤其适用于中老年人群、慢性病人群及亚健康人群的疾病防治和养生保健。

（二）药枕疗法的保健机理及作用

药枕疗法主要依据中医学的整体观理论和生物全息论观点，强调人体内外环境的协调统一，借助人头枕部与药枕较长时间的接触，使药物缓慢刺激头部穴位，利用药物的直接吸收与病人身心所处环境的改善等良性调节，对人体之气血阴阳、脏腑的生理功能产生一定影响，从而达到防病治病，延寿保健的目的。主要作用大致涉及如下几个方面：

1. 局部皮肤的直接吸收作用

中医认为“头者，精明之府”，“脑为髓之海”，“上至脑，下至尾骶，皆精髓升降之道路。”药枕直接接触的颈项部位，是呼吸循环中枢延脑所在之处，且分布着及其丰富的血管神经。药枕疗法大都选用辛香走窜、活血通络之品，通过动脉通道、角质层转运、神经、体液系统、皮肤附属器汗腺、毛囊、皮脂腺等渠道直接作用于局部区域，通过机械刺激和药物作用，刺激颈部的皮肤感受器或神经干，使之处于活跃、兴奋或抑制，藉以调节了血管、神经，使局部微循环改善、血流加快、肌肉松弛、神经调节等，从而使机体内环境得以保持相对的稳定。

2. 经络作用

经络是一个多层次、多功能、多形态的调控系统，为人体"真气"流通之隧道，颈项部位是人体十二经脉和冲任督带交汇之处，且分布着许多腧穴，药枕接触的大椎、百劳、颈夹脊、风府、风池、天柱等穴位，有直接接受释放的药物分子的作用。药枕疗法利用机械和药物等多种刺激，以激发颈项部位经络之气，从而起到疏通经络，活血化瘀，协调脏腑功能的作用，达到防病治病、摄生康复的目的。

3. 鼻腔的吸收作用

中医学理论认为，鼻为肺之窍，气之门户，为诸经集聚之处，鼻腔直通于脑，鼻黏膜下层毛细血管非常丰富，鼻黏膜上的纤毛可增加药物吸收的有效面积，特别是鼻腔黏膜具有多孔性特点，通透性很强，大部分药枕均含有芳香走窜药物，挥发走窜之药物成分通过鼻腔吸入、鼻黏膜的反射作用刺激有关部位，并不断通过血液和组织渗透而进入体内循环，从而产生良性效应。

不仅如此，药枕疗法还能改变身心状态和居处的环境，提高机体免疫、调节内分泌功能，从而起到了综合的调控作用。

（三）药枕疗法的使用禁忌

1. 药物过敏或枕后有不良反应者应停用。

2. 虚寒症候，或素体虚寒者，不宜长时间使用气味寒凉药物做枕。

3. 枕内物不宜使用大辛大热、大寒及浓烈毒性之物。

4. 孕妇、小儿及阳亢阴虚病人禁用动血、破血之品。

5. 药效强、药力猛的治疗性药枕不可滥用于常人保健。

（四）药枕疗法的注意事项

1. 布袋应选择薄而柔软，透气性能好的布料缝制，不用尼龙、化纤类织物。

2. 所用药物应保持干燥洁净，并适当加工。

3. 定期翻晒枕芯，定期更换药物，防止有效成分散发及霉变。一般使用2~3周后，当置于阳光下晾晒1小时，以保持药枕枕形及药物的干燥度。

4. 药枕与头颈接触的隔层不宜过厚，以免影响药物作用的发挥。

5. 枕前多要求病人松衣，饮一二口温开水，防止芳香类药物耗伤阴津，并要求病人全身放松，调息宁神。

6. 使用药枕时间不宜太短。药枕疗法起效缓慢而且持久，须告诫病人耐心坚持，每晚用枕时间不少于6个小时，连续使用3~6个月。

7. 药枕疗法主要应用于头面、颈项、胸部疾病，急、重病应配合其它疗法，严格防止单用药枕而延误病情。

8. 因人施枕。药枕疗法用药当辨证施治，随证配制药枕。

九、芳香疗法

芳香疗法是将气味芳香的药物制成适当的剂型和香品，通过内服或外用，将植物的芳香物质吸入体内，发挥芳香物质所具有的调节生理和心理方面的作用，达到防病治病、美化生活、洁净环境、陶冶性情的一种疗法，是我国医药宝库中的一颗璀璨夺目的瑰宝。本法有两个含义：一是有香物质直接进入人体或与人体直接接触起到保健作用；二是有香物质的香气通过嗅觉影响人体心理或生理状态起到保健作用。

(一）芳香疗法的起源和发展

芳香疗法历史悠久，源远流长，早在殷商甲骨文中就有薰燎、艾蒸及酿制香酒的记载，周代产生了佩带香囊、沐浴兰汤等习俗。先秦时期的《山海经》记载薰草"佩之可以已疠。"马王堆汉墓出土一批香囊、熏炉，内有辛夷、佩兰、花椒、肉桂等芳香类药物。这些都说明了早期医学实践中就有用芳香药物防治疾病的经验和辟秽消毒、清洁环境的风俗习惯。

秦汉以来，国外香味药物通过丝绸之路传入我国，大大丰富和发展了芳香疗法的内涵，从宫廷贵族、豪门富户到平民百姓，莫不为之倾爱，人们随身应用香囊、香枕、熏炉等香疗方法已成为一种习俗。相关论述也散见于医学文献中，《神农本草经》记载药物365种，并按四气五味阐述功能，较详细地阐明了芳香中药的一般药物性质，为后世运用芳香药物提供了重要依据。

隋唐时期，中外交流日益扩大，芳香疗法及芳香药物有了进一步发展，出现了宫室薰香、佩带香袋、衣服喷香、沐浴香汤、妆锦香膏、品饮香茶等方法。唐代国家药典《新修本草》补充了苏合香、阿魏、安息香、龙脑香等外来香药。特别是五代李珣所撰的《海药本草》，收集芳香药物50余种，称得上是论述外来药物的专书。

宋元时期，芳香疗法进入全盛，《太平圣惠方》中记载以香药命名的方剂达120首，还涌现了大量的芳香疗法专集，如洪刍的《香谱》、叶廷珪的《名香谱》、颜持约的《香史》等。苏合香丸、安息香丸、丁香丸、沉香降气汤、龙脑饮子等著名的方剂也均出现在那个时代。

到了明清时期芳香疗法的应用和研究有了长足的进步。明代朱橚编纂的《普济方》中专辟了"诸汤香煎门"，辑录了明以前的经验良方，有香汤、香茶、薰香、焚香、香脂等各种芳香疗法。李时珍的《本草纲目》更是广搜博采，收录芳香药近百种，分别在芳草、香木两类中详加考正和阐述，还介绍了芳香疗法的给药方式。清代的外治大师吴师机在《理瀹骈文》中对芳香疗法的作用机理、辨证论治、药物选择、用法用量、注意事项等作了系统的阐述，使芳香疗法有了完整的理论体系。此外，在清宫医案中，除慈禧、光绪御用的香发方、香皂方、香浴方、香丸方之外，还记载了透脑闻药方、清脑闻药方、避瘟明目清上散、避暑香珠、清静香、避秽香等。

作为中医药伟大宝库中的瑰宝，芳香疗法随着经验的积累、理论的提高而不断发展完善，用各种芳香药来防治疾病，已成为人们养生保健的一种重要方法。

（二）芳香疗法的保健机理及作用

芳香疗法所用的产品离不开精油，精油是从植物的根、茎、叶、花和果实中萃取出的芳香物质，最大特性是气味芬芳，另外还具有浓度高、挥发性强、可稀释等特点。结合临床体会及文献报道，我们认为芳香疗法的作用机理如下：

1. 体表吸收：药物通过皮肤孔窍途径作用于相关脏腑，再由脏腑之间的经络作用于全身。如脐疗、香敷法、芳香按摩等，通过体表经络腧穴等途径作用于全身，使人的生理与心理产生变化，诱发迅速而良好的生理效应，起到平衡气血、防治疾病的作用。

2. 嗅觉吸收：具有挥发油的芳香药物大多淡而不薄，散而不走，缓缓释放持久，与人体鼻腔内嗅觉细胞接触后，在中枢呈现出与其它感觉不同的传导途径，不经丘脑直接投射大脑皮层，然后引起人体内各方面的改变，这就是香嗅法、香佩法、香枕法、香兜法防治疾病的重要机理。

3. 透皮吸收：中药透皮吸收历史悠久，目前已开发应用的中药透皮吸收剂大部分是芳香药，与中药药性的芳香走窜吻合。芳香按摩、香敷法、香浴法、香熨法的作用机理都与芳香药透皮吸收机制有关。

（三）芳香疗法的注意事项

1. 制作前应先了解使用精油的基本特性。

2. 使用精油须适量，避免过量使用导致的不适或过敏。

3. 纯精油是高度浓缩物质，须严防滴入眼睛、鼻孔、耳朵、嘴巴。

4. 孕妇、高血压、癫痫症、婴幼儿、皮肤敏感者、正在接受医学或精神治疗者，应避免使用精油，或减少精油剂量。

第四节　药膳保健调理法

药膳是在中医"辨证论治，辨体施食"的理论指导下，以食物为主体，配以滋补药物或其他具有特定功效的药物，经精心烹调而成，药膳将药食相配，取食物之味，用药物之性，俾食借药力而疗病，药助食效以强身，既有食物的美味和营养，又有药物治疗的功效；既不同于一般药物方剂，又有别于普通饮食，二者相辅相成，相得益彰，有药食兼备、食籍药力、药助食威、药效相得益彰的特点，因此药膳是防病保健，辅助治疗必不可少的佳品。

药膳文化源远流长，是我国医学宝库重要组成部分，在防治疾病、滋补强身、抗衰防老、延年益寿等方面有独到之处，数千年来为中华民族的繁衍昌盛作出了伟大贡献。常用药膳包括保健药膳、疗效药膳、宴席药膳、四季药膳4类。为了更好地继承和发展祖国医学宝贵遗产，使之为人民的卫生保健服务，普及和推广药膳知识非常必要。

一、药膳配制原则

（一）三因制宜，辨证施膳

中医学在制定亚健康干预方案时，强调在中医理论的指导下，因人、因时、因地制宜地而给予不同的配膳，使之药食均得其宜。

在应用药膳调理亚健康状态时，应根据食用者的性别、年龄、生活习惯、体质特点和病症差异而因人施膳。如根据“寒者热之，热者寒之”原则，寒证施予面粉、葱、蒜、羊、牛、陈皮、干姜、砂仁、胡椒等温性食材；热证施予小米、绿豆、白菜、西瓜、甲鱼、菊花、蒲公英等寒性食材进行配膳。体胖之人多痰湿，宜清淡化痰，忌肥甘滋腻；体瘦之人多阴亏津少，应滋阴生津，不宜辛温燥热之品。

基于整体观念，中医学认为人与自然密切相关，四时季节气候的变化必然影响人体的生理功能和病理变化。因此在应用药膳调理时，应当把握季节气候变化的特点，根据中医“春夏养阳，秋冬养阴”的原则，采用与之相适应的药膳配伍和方法。

在我国的不同地区，由于受地理环境、气候条件和生活习惯等差异的影响，人的生理活动和病理变化亦呈现出明显的不同。在进行药膳调理时，应充分考虑其特点而采取因地施膳的原则，例如东南之地潮湿炎热，配制药膳时，宜多选用清化之食材和药材，而西北之地干燥气寒，药膳配制中，宜多选用辛润之食材和药材。

（二）以扶正为主，祛邪为辅

药膳极为重视贯彻防病于未然的基本观点，强调防病养生的重要性。中医学认为，“邪之所凑，其气必虚”。疾病的发生与人体正气的强弱密切相关，正气不足是亚健康状态产生的根本原因，也是亚健康调理的着眼点，因此，遵循"虚则补之"的原则，药膳多以调补正气为主。为了规避药物对人体可能产生的毒副作用，中医养生保健强调"药补不如食补"。根据《内经》"五谷为养，五果为助，五畜为益，五菜为充"论述，应用药膳可以实现补益气血，调养脏腑的目的，发挥单独使用药物治疗时所不能起到的作用。

（三）注重食性

食性，即食物的性能，是指食物对人体生理和病理状态下所发挥的作用。中医认为，食物与药物一样，也具有气（性）、味、升降浮沉、补泻作用。

食物的"气"或"性"，主要是指寒、热、温、凉，一般将微寒归凉，大温归热，性温和者称平性，归纳起来为温热性、寒凉性及平性3类。温热性食物有狗肉、羊肉、牛肉、鳝鱼、雀肉、虾、黄豆、刀豆、红糖、葱等，具有祛寒、助阳、生热、温中及通络之功效，可用于寒证、阴证；寒凉性食物有猪肉、鳖肉、牡蛎肉、鸭肉、兔肉、菠菜、白菜、芹菜、黄瓜、苦瓜、梨等，具有清热、泻火、凉血、解毒、滋阴、生津等功效，可用于热证及阳证；平性食物在日常饮食中居多，具有健脾、开胃、平补阴阳、气血的功效。

（四）调和五味

中医在结合食物的具体口感味觉和对人体所产生的作用基础上，将其概括为五味，即酸（涩）、苦、甘、辛、咸（淡）。酸味食物能收敛、固涩、生津；苦味食物能清热、泻实、燥湿；甘味食物能补、能和、能缓；辛味食物能行气、发散、止痛；咸味食物能软坚散结、滋润潜降；淡味食物能淡渗利湿。药膳极重视五味调和得当，不能偏嗜。饮食五味如有太过或不及，必然会造成脏腑阴阳的偏盛、偏衰，而产生疾病。

此外，从性味与功效的一致性角度，在药膳制作过程中，应保持原料本身具有的鲜美味道，不宜使用太多调味品，以免改变或降低原有的鲜味，在药膳配制中，应以食材和药材的原汁、原味为主，适当地佐以辅料，使其既有保健效用，又有诱人食欲的色、香、味、形，从而使药膳的调理功效得以充分发挥。

二、药膳配制注意事项

（一）饮食宜忌

药膳既有所宜，也有所忌，如肝病忌辛味，肺病忌苦味，心肾病忌咸味，脾胃病忌甘酸。按病人体质而定，如虚弱者宜补益，忌发散、泻下；体质壮实者不宜过用温补；偏虚者宜服温补药膳，忌食寒咸食品；偏阴虚者宜服滋阴药膳，忌用辛热食物。热性病宜用寒凉性药膳，忌用辛热之品；寒性病宜用温热药膳，忌用寒咸食物；脾胃虚弱、消化不良者忌油腻饮食；患疮疡、肿毒、过敏性皮肤病或术后忌食如鱼、虾、蟹、猪头、酒、葱、韭菜等易动风、助火、生痰的食品。应注意药膳配伍禁忌，如黄连、桔梗、乌梅忌与猪肉配伍；鳖肉忌苋菜，人参忌萝卜等。

（二）药食配伍禁忌

猪肉反乌梅、桔梗、黄连、胡黄连、苍术、百合；猪血忌地黄、何首乌；猪心忌吴茱萸同食；羊肉反半夏、菖蒲；狗肉忌杏仁、恶蒜；鸡肉忌芥米；鲫鱼反厚朴、忌麦冬；鲤鱼忌朱砂、天门冬、紫苏；龟肉忌酒、果、苋菜；鳝鱼忌狗肉、狗血；雀肉忌李子、桑椹子；鳖肉忌芥子、薄荷。

（三）服药食忌

白术忌食桃、李、雀肉、蒜、青鱼等；荆芥忌鱼、蟹；黄连、桔梗勿食猪肉；半夏、菖蒲勿食饴糖、羊肉；龙骨忌鱼；附子、乌头忌豉汁，绝对禁生冷及豆类食物；细辛忌食生菜；黄精忌梅；甘草忌食菘菜、海藻；厚朴忌豆类；茯神、丹参、茯苓忌食醋；鳖甲忌食苋菜；枸杞忌乳酪；天门冬忌鲤鱼；地黄、何首乌忌动物血、葱、蒜、萝卜。以上均为古人经验，值得重视，但机理有待进一步研究考证。

在应用药膳调治亚健康状态时，应当明确药膳是寓药于食，它与药剂还是有很大区别的。药剂重在去病救疾，药量一般偏大，见效较快；药膳以食为主，药量一般较小，作用往往较慢。药膳在保健、养生、康复中，能够发挥重要作用，但从临床疾病治疗的角度来看，药膳在很大程度上还不能替代药剂，特别是对一些急重患者的治疗，仍应以药剂为主，即便用药膳，也只是起到辅助治疗的作用，切不可因强调药膳的长处而延误了急重症患者的治疗。

三、保健药膳

保健药膳一般具有维护健康、延迟衰老、预防疾病的效果。适合男女老幼、各种年龄，尤以中老年特别适宜。常用有健脾益气药膳、开胃健脾药膳、健脾利尿药膳、温胃止痛药膳、滋补肺阴药膳、养心安神药膳、温补肾阳药膳、滋补肾阴药膳、滋补肝肾药膳、补气药膳、补血药膳、气血双补药膳。

（一）健脾益气药膳

可用于精神困倦、四肢软弱、气短懒言、头昏自汗、食欲不振、胃胀隐痛、便溏腹泻等脾虚气弱证。常用中药有人参、党参、白术、山药、大枣、茯苓、薏苡仁、莲米、芡实等。常用食物有糯米、黄花菜、蕈类、鸡、鹌鹑、羊奶、葱、蒜、豆豉等。常用药膳有参枣米饭、益脾饼、山药饼、茯苓包子、山药面、大枣粥、红枣炖兔肉等。

（二）开胃健脾药膳

适用于食欲不好、食后腹胀、积食腹泻、恶心呕吐等因消化能力减弱而致消化不良症。常用中药有砂仁、白豆蔻、山楂、麦芽、谷芽、神曲、鸡内金等芳香醒脾、开胃进食、消积化滞的药物。食物为萝卜、猪骨、猪瘦肉等。常用药膳有萝卜丝饼、豆蔻馒头、山楂肉干、牛肉萝卜汤、砂仁鲫鱼汤等。

（三）健脾利尿药膳

多用于消化不良、食欲不振、腹胀便溏、下肢或全身水肿等脾虚水液代谢失调的情况。常用药物主要有赤小豆、白茅根、陈皮、冬瓜皮、薏苡仁、茯苓、白术等。常用食物有鲤鱼、鳝鱼、泥鳅、鸭肉、黄豆芽、莴笋等。常用药膳有拌莴笋、烩鳝丝、青鸭羹、赤豆鲤鱼、红杞烧活鱼、参芪烧活鱼、薏苡米粥、木瓜汤等。

（四）温胃止痛药膳

适用于脘腹冷痛、疼痛喜按、进食热饮而疼痛减轻，呕吐清水、腹胀、腹泻等胃气虚寒证。常用中药有肉桂、公丁香、胡椒、高良姜、小茴香、佛手、草豆蔻、砂仁等。常用的食物有猪肾、鲫鱼、羊肉、大麦、蚕豆。药膳如大麦汤、鲫鱼羹、丁香鸭、砂仁肚条等。

(五) 滋补肺阴药膳

适用于素体阴虚或热病后肺阴受伤，而出现干咳少痰，或痰中带血、气短喘息、咽干口燥，严重者还可出现午后低热，手脚心发热，潮热盗汗等症状。常用药物有银耳、麦门冬、沙参、冬虫夏草、川贝母等。常用食物有梨、银耳、银杏、百合、鸭肉、燕窝等。药膳如玉参焖鸭、川贝酿梨、银耳羹、银杏全鸭、燕窝汤、珠玉二宝粥等。

(六) 养心安神药膳

适用于心神经官能症、植物神经功能紊乱、神经衰弱、阵发性心动过速、各种原因引起的心律不齐、贫血等，常表现出的症状为心慌、气短、胸闷，活动后心慌气短更加明显者。此类药膳性质平和，无论是气虚、血虚、阴虚、阳虚都适用。常用药物有酸枣仁、人参、西洋参、党参等。常用食物有桂圆、莲子、藕、大枣、百合、猪心、羊心等。常用药膳有玫瑰花烤羊心、玉竹心子、桂圆淮山药糕、枣仁粥、百合粥、藕丝羹、冰糖莲子、当归炖猪心等。

(七) 温补肾阳药膳

常用于耳鸣目眩、腰膝酸软或冷痛、平素怕冷、夜尿多而清长、性欲减退、阳痿、早泄等肾阳虚症状较明显者。常用中药有附片、肉桂、菟丝子、淫羊藿、肉苁蓉等。常用食物有韭菜、狗肉、羊肉、鹿肉、狗鞭，鹿鞭、牛鞭、虾、麻雀蛋等。药膳有复元汤、双鞭壮阳汤、龙马童子鸡、红烧鹿肉、枸杞羊肾粥、冬虫夏草炖黄雀、韭菜炒鲜虾、肉苁蓉炖羊肾等。

（八）滋补肾阴药膳

适用于平素易出现耳鸣目眩、夜晚口干咽燥、面色潮红、手脚发热、盗汗、腰膝疼痛、睡眠梦多、牙齿松动等情况。常用药物有枸杞子、山茱萸、熟地黄、天门冬、女贞子等。常用的食物有银耳、猪肉、鱼类、龟、鳖、猪脊髓、脑髓等。常用药膳有猪耳汤、红杞蒸鸡、枸杞肉丝、红烧龟肉、玫瑰枣糕、葱烧海参等。

（九）滋补肝肾药膳

适用于平素常出现头晕目眩、视物昏花、双目胀痛或干涩、头发早白易脱落、性情急躁易怒、夜眠多噩梦、两肋疼痛等情况。常用中药有枸杞、山茱萸、熟地黄、天门冬、女贞子、白芍、首乌、桑椹、杜仲，以及平肝熄风的天麻、钩藤、川芎等。常用食物有猪肝、鸡肝、猪肾、鲤鱼头、银耳等。常用药膳有银杞明目汤、天麻鱼头、杜仲腰花、玄参炖猪肝、芹菜粥等。

（十）补气药膳

凡属中医气虚证均可选用补气药膳，但本类药膳的主要作用是补肺气、益脾气。脾气虚常表现为食欲不振、腹部虚胀、大便溏泄，甚至水肿、脱肛；肺气虚常表现为少气懒言、语声低微、活动则喘气、易出虚汗、容易感冒。脾气虚和肺气虚常同时出现，其症状表现都有精神困倦、四肢软弱无力等情况。药膳调理配方中，常在补脾益气的党参、白术、山药、大枣、茯苓、薏苡仁、莲米、芡实基础上，选用大补元气的人参、黄芪等。常用食物有鸡肉、鸡蛋、鹌鹑肉、鸽肉、冬笋、口蘑、菠菜、黄瓜、樱桃等。药膳如人参菠饺、人参汤圆、参芪烧活鱼、人参莲肉汤、黄芪汽锅鸡、人参粥、芪杞炖乳鸽等。

（十一）补血药膳

适用于面色萎黄、唇舌爪甲无血色、头昏目眩、心悸怔忡、疲倦乏力、手足发麻等血虚证情况。血虚常伴有气虚，亦包括肝血不足和心脾血虚。药膳调理时，宜选用补血养肝、补心益脾的药物，也常配用补气药。常用药物有当归、阿胶、熟地黄、首乌、桑椹、枸杞等。常用食物有鸡肉、羊肉、猪肾、猪蹄、桂圆、芹菜、番茄、香菇等。常用药膳有当归羊肉羹、蜜饯枣龙眼、归参炖母鸡、地黄鸡、菠菜粥、何首乌煨鸡等。

下篇　常见亚健康状态的中医干预方案

第一节　容易疲劳

一、概述

疲劳是一种十分常见的主观感受，它是指持久或过度劳累所造成的身体不适和工作效率的减退。近年来，随着生活节奏加快和工作压力增加，多数城市居民，尤其是白领阶层及一些从事紧张工作的人们往往感到容易疲劳，且常常合并有全身倦怠、头晕、心悸、气短、失眠、注意力不集中等伴随症状。中医学认为容易疲劳的病机主要为五脏气化功能失调。其病位涉及五脏，因饮食生活不规律、过度劳累、长期精神紧张和心理压力及房事不节等造成的肝、心、脾、肾、脑功能失调是本病的关键；肝郁气滞、心神失养、脾肾不足是本病的基本病机。综合文献报道，容易疲劳大致存在以下几种常见中医证型：

1. 脾虚湿盛：容易疲劳，身重，胸脘痞闷，食量减少，大便稀溏。

2. 心脾两虚：容易疲劳，精神疲倦，失眠，自汗，心慌，面色淡白。

3. 肾阴亏虚：容易疲劳，腰膝酸软，下肢酸痛，头晕，耳鸣。

4. 肝郁脾虚：容易疲劳，精神抑郁，两胁胀痛，神疲乏力，食量减少，脘腹胀满，大便稀溏。

二、中医调理方法

（一）自我保健按摩

1. 梳头按摩法

梳头时，双手微屈，用十指指端来回梳理头发并摩擦头皮。当手指梳理头发时，指端在头发及头皮上来回划过，梳头的同时，对头顶的百会、太阳、风池、翳风等穴位均有刺激作用，每天梳头应2~3次，时间3~5分钟，每次不应少于30遍。

2. 干浴面

头正直，先将两手心相擦发热，贴于额部，然后轻轻摩擦两侧面部，从口角、额、眉、目、鼻、两颧、发际而至头后颈部。每日2次，每次10遍，以晨起、寝前为佳。

3. 颈腕按摩

闲暇时，轮流按摩脖子、手腕、脚踝。均可用“捏”的手法先扭住脖子、手腕、足踝等部位，再用手指指腹按揉，由轻到重，每次按摩10分钟左右，以感觉到发热为宜。

4. 指压特效穴位

（1）百会：先用拇指指腹轻轻按压，逐渐加大力量，并正反旋转手指10次，可强身清脑。

（2）肾俞：无论是何种疲劳，按摩刺激腰部的肾俞穴均有效果。

（3）天牖：两手手指交叉于脑后，用两拇指从两边按压。如果感到有些疼痛，说明部位找对了，可以继续进行，可醒脑提神。

（4）印堂：用中指指腹按顺时针、逆时针方向交替按揉，具有缓解因神经性头痛造成的头昏，消除疲乏的作用。

（5）丘墟：用中指指端强力按压，可使头脑清晰。

（6）昆仑：用中指指端强力按压，可使头脑清晰。

（7）神庭：用食指或中指指腹按揉，治疗头晕，消除疲乏。

5. 按揉手部穴位

穴位：阳池、中渚、商阳、中冲、少泽穴。

操作方法：点按阳池、中渚穴2分钟左右，有较好的解除身体疲劳的效果，加上艾灸则效果更佳。还可配合按揉手心，对乏力有明显的改善作用。易疲乏的人，可经常做拍手掌、搓掌心等一些手部保健推拿的动作，有提高机体免疫力、改善体质的作用。刺激中冲、少泽、商阳也能起到一定的作用。

（二）食疗药膳

1. 补充富含维生素C的食物

人体过度劳累和压力过大时，会快速消耗维生素，而有些维生素是不易储存的，例如维生素C等，多吃水果蔬菜可以补充维生素。

2. 多吃碱性食物

人体疲劳多因体内代谢的废弃物堆积过多，造成酸性体质引起。多吃碱性食物可抵抗疲劳。

3. 药茶

人参桂圆茶

原料：人参5g，桂圆25g，冰糖适量。

制用方法：人参切片，桂圆切碎。把两种材料放入杯中，以沸水冲泡10分钟。加入适量冰糖即可。代茶饮用。

健脑茶

原料：桑叶5g，何首乌15g，白蒺藜10g，丹参9g，绿茶3g。

制用方法：前四味煎煮15分钟后，去渣取汁约300ml，冲泡绿茶。

刺五加强力茶

原料：刺五加根茎（干品，切碎）15g，仙鹤草10g，枸杞子10g，红茶3g。

制用方法：煎水代茶饮。

西洋参红枣茶

原料：西洋参3g，红枣5枚，茶叶3g。

制用方法：将西洋参切片，红枣洗净切碎后与茶叶一起放入杯中，沸水冲泡10分钟后即可。代茶饮。

增力提神茶

原料：党参10g，枸杞子10g，炒麦芽10g，生山楂15g，乌龙茶5g，红糖适量。

制用方法：煎水，代茶饮。

4. 辨证药膳

(1) 脾虚湿盛型

黄芪汤

原料：黄芪30g，陈皮15g，肉桂12g，成年公鸡1只。

制用方法：先将各药材洗净、晾干，封入纱布包中，再与处理干净的公鸡一起放入砂锅中，加入适量水，先武火烧沸，再用文火炖烂，加入调料即成。食肉饮汤，每日1次。

(2) 肾阴亏虚型

枸杞羊脑

原料：枸杞30g，羊脑一副，姜、蒜、盐适量。

制用方法：先将羊脑用热水洗净去膜，放入碗中，再加入枸杞、姜、蒜等调料，隔水蒸熟。食肉饮汤。

(3) 心脾两虚型

人参糯米粥

原料：人参10g，山药60g，糯米200g，红糖适量。

制用方法：先将人参、山药洗净切片，与糯米一同放入砂锅中熬煮成粥，加入红糖调味即成。每日1次。

党参枣米饭

原料：党参8g，大枣20个，糯米250g，白糖适量。

制用方法：党参、大枣加水泡发后，煎煮半小时，将党参、大枣和汤水分离备用。糯米蒸熟倒扣在盘中，摆上枣。汤水加白糖调稠汁，浇在枣饭上即成。早晚食用。

(三) 推拿按摩疗法

按摩可在休息或浴后进行，以按摩头部及相关穴位为主，结合局部重点施术，手法宜轻、缓、稳，且不宜多变换体位，根据被施术者的体质、年龄而有所不同，采用“虚则补之，实则泻之”的原则，轻缓为补，重快为泻，辨证施治。

穴位：印堂、太阳、百会、神门、内关、上脘、中脘、下脘、三阴交。

操作方法：

1. 推印堂穴至发际：用双手大鱼际轻轻缓慢推印堂至发际，再向两侧分开推摩至太阳穴8~10次，每次之间停顿5~10秒钟。

2. 推擦发际至百会穴：五指分开，由发际推擦至百会穴5~6次，每次之间停顿5~10秒钟。

3. 按揉胸腹：从上而下依次按揉璇玑、华盖、膻中、气海、俞府穴至腹股沟的中点，反复多次。

4. 推摩腹部：双掌心相搓至热，在腹部脐周围，沿顺时针方向，推摩5分钟。

5. 推拿腿前侧：双手在大腿的前内侧、前外侧，由上至下反复推拿，使僵硬的肌肉得以松解。

6. 揉搓背腰：受术者俯卧位，术者用双手提拿两侧肩井4~5次，然后用双手掌在背腰施揉搓法，由上至下，力量适中，力达肌肉，反复数次，注意勿搓伤皮肤。再用双手掌在大椎至八髎穴之间的棘骶肌及两侧，依次稳力下按2遍。

7. 推拿腿后侧：体位同前，术者双手推拿大腿后侧，从上到下反复进行，间隔时间逐渐延长，至受术者放松甚至入睡为宜。

8. 拍打背腰部及下肢：术者用手或拍打棒，由背部经腰部至双下肢，从上至下，以轻快柔和的手法反复拍打。背部宜轻，下肢宜稍重。

9. 抖双腿：术者用双手握住受术者的足踝部抖动下肢。

10. 用双手拇指点按大椎、中脘、足三里、三阴交、内关、神门等穴。用力由轻到重，以被按摩者不感觉疼痛为宜，停顿片刻后再慢慢抬手松开，每穴之间间隔5~10秒钟，最后以双手掌重拍足三里而结束。

(四) 针灸疗法

灸法

穴位：神阙、气海、关元、涌泉穴。

操作方法：用艾条或艾炷作温和灸，每穴每次灸5~10分钟，秋冬季时间可以适当延长。

(五) 穴位敷贴疗法

益气除倦膏

原料：白人参30g，黄芪30g，当归15g，生、熟地黄各15g，丹参30g，苦参30g，紫草30g，郁金15g，茯苓15g，白术15g，败酱草30g，陈皮10g。

制用方法：将上药干燥、粉碎，过100目筛，包装袋密封。取神阙穴，贴药前温水洗净脐部，再以75%酒精棉球擦拭，制好的药粉5~10g，用姜汁或蜂蜜调成糊状，将药糊填满脐窝，外用麝香膏严密固封。贴药后可用热水袋放在穴位上热敷20分钟，以利药物吸收及迅速发挥药效，24小时后取下，用温水洗净脐部药渣。

（六）拔罐疗法

留罐法

用闪火法将罐吸拔在腰俞、足三里、三阴交、心俞、脾俞、胃俞、关元等穴位上，留罐10分钟，每日1次。

（七）刮痧疗法

1. 刮拭经络：颈部与背部督脉、足太阳经、腹部任脉、足少阴经。

2. 刮拭腧穴：百会、大椎、命门、膏肓、神阙、气海、关元、足三里。

3. 操作方法：

（1）在施术部位抹上刮痧介质后，用泻法线状刮拭颈部与背部督脉（由上而下）、足太阳经（由下而上），并泻法点状刮拭大椎、命门、膏肓穴，至“痧痕”显现。

（2）在施术部位抹上刮痧介质后，用泻法线状刮拭腹部任脉（由上而下）、足少阴经；并泻法点状刮拭神阙、气海、关元穴，至“痧痕”显现。

（3）患者取端坐位，在施术部位抹上刮痧介质后，泻法点状刮拭头部百会、下肢部足三里，至“痧痕”显现。

4. 施术时间：每天施术1次。

（八）砭石疗法

1. 用小砭具在面部做抹法，按揉印堂、睛明、四白、太阳、头维、耳门、风池等穴。头部做梳刮法。共10分钟。

2. 用砭石在颈背部做按、揉、滚、拨等法，并点按背部脏腑腧穴。

3. 四肢部沿经络用砭具做离心性推擦5分钟。

（九）药浴疗法

1. 全身浴

川芎参叶浴汤

原料：川芎50g，人参叶25g。

制用方法：将上药加水适量，煎取药液，倒入浴缸中，每晚睡前泡浴1次，每次30分钟。

功效：益气活血。

归芍泡浴方

原料：当归15g，白芍15g，红花10g，生地10g，茯苓15g，黄精10g，透骨草10g。

制用方法：将上药加适量水，浸泡20分钟，煎煮20分钟，取药液倒入浴缸，每天泡浴1次，每次30分钟。

功效：补气健脾，温养活血。

2. 足部药浴

调养心脾足浴方

原料：刺五加50g，桂枝60g，仙鹤草60g，甘草5g。

制用方法：将以上药物同入锅中，加水适量，煎煮30分钟，去渣取汁，倒入泡足器中，先熏蒸后泡足30分钟，每晚1次。10天为1个疗程。

功效：益气温养。适用于各种疲劳症，对躯体性疲劳尤为适宜。

黄芪党参方

原料：黄芪30g，党参20g，白酒30ml。

制用方法：将前2味药同入锅中，加水适量，煎煮30分钟，去渣取汁，兑入白酒，倒入泡足器中，先熏蒸后泡足30分钟，每晚1次。10天为1个疗程。

功效：补益肺脾，强壮精神。主治各种疲劳症，对躯体性疲劳尤为适宜。

首乌益智仁方

原料：制首乌50g，益智仁30g，旱莲草30g，女贞子20g。

制用方法：将以上药物同入锅中，加水适量，煎煮30分钟，去渣取汁，倒入泡足器中，先熏蒸后泡足30分钟，每晚1次。10天为1个疗程。

功效：补益肺脾，强壮精神。主治各种疲劳症，对脑力性疲劳尤为适宜。

（十）药枕疗法

当归枕

原料：当归1200g，黄芪1000g，甘松、白术、茯苓、熟地、仙鹤草各500g，大枣200g，葛根100g。

制用方法：分别烘干，共研细末，装入枕芯，制成药枕，每晚睡觉时枕之。

葛根枕

原料：葛根1000g，人参叶、黄精、生白术各500g，巴戟天200g，升麻100g。

制用方法：分别烘干，共研细末，装入枕芯，制成药枕，每晚睡觉时枕之。

（十一）体育疗法

应注意培养自己的业余爱好，同时，每星期至少进行两次体育锻炼，每两星期至少有一次户外或朋友聚会活动，每月至少参与一次文体娱乐活动。选用八段锦、太极拳等进行适当的锻炼；也可选用瑜伽、散步、慢跑等。锻炼时应注意控制活动量，不宜过劳。

专家提示

1. 各种施术环境要安静，以能使患者易于入睡为佳。
2. 注意调节心情，使之开朗，不要急躁。
3. 生活有规律，劳逸结合，适当运动锻炼，保证充足睡眠。
4. 多吃新鲜水果和蔬菜。
5. 下班后可用40℃的温水泡澡。
6. 养成午休的习惯。

第二节　失　眠

一、概述

失眠又称入睡和维持睡眠障碍。通常是指个人对睡眠时间或质量不满足并影响白天社会功能的一种主观体验。临床表现以经常不得入睡为特征，经常不易入睡，或时睡时醒，醒后不易再睡，严重者可整夜不能入眠，反复发作，导致次日精神萎靡，疲倦乏力，影响正常的工作与生活，常伴有头晕、头痛、健忘、怔忡等症。中医学认为失眠以七情内伤为主要病因，病位主要在于心，涉及脾、肝、胆、肾等脏腑，营卫失和，阴阳失调为病之本。综合文献报道，失眠大致存在以下几种常见中医证型：

1. 心脾两虚：失眠，易醒，心慌，健忘，食量减少，倦怠乏力。

2. 心肾不交：失眠，不易入睡，心烦心慌，潮热盗汗，腰膝酸软。

3. 胆郁痰扰：失眠，易惊醒，口苦，眩晕，胆怯，心烦。

4. 肝气郁结：失眠，喜叹息，咽部异物感，情绪异常。

5. 心肝火旺：失眠，急躁易怒，目红，口苦，头胀。

6. 脾胃失和：失眠，脘腹痞胀，嗳气。

二、中医调理方法

（一）自我保健按摩

1. 睡前按摩法

（1）撸耳垂：大拇指在后，两手同时动作。轻轻拉拽耳垂50次。

（2）搓手腕：用两手内腕互搓或用一手搓另一手内腕，两手互搓，各搓100～200下。因手腕部位分布有神门、内关等十几个穴位。

（3）搓脚掌：用手掌或手指搓脚掌心或全脚掌，两脚掌各搓100次。

（4）搓足跟骨：入睡前用双足在足部的足跟骨前交替互搓不

止，不久便会睡意渐浓。

（5）搓三阴交：取侧卧位，靠床一脚不动，用另一只脚搓摩三阴交穴位（在小腿内侧踝骨上方3寸处）48次，再换侧位搓摩另一小腿的三阴交穴位，也搓摩48次。

2. 拍打安神法

睡前可轻缓地拍打额部1分钟；肩部2分钟；扣击太阳穴、眉弓、风池穴各1分钟；捶拍腰背部1分钟、肾俞穴1分钟；搓涌泉1分钟。

3. 轻弹头枕法

临睡前仰卧闭目，左掌掩左耳，右掌掩右耳，用10个指头同时弹击抬起的头枕部，使之听到咚咚的响声，弹击的次数直到自觉微累为止。停止弹击后，头睡枕上，两手自然安放于身之两侧，这样便会很快入睡。

4. 指压点穴法

（1）穴位：合谷、神门、内关、外关、手三里、血海、足三里、阴陵泉、三阴交、昆仑、太溪、涌泉。

（2）操作方法：全身放松，临睡前分别点按以上诸穴，手法应轻柔、舒适。

（二）食疗药膳

1. 日常饮食宜忌

（1）宜食以下食品：大枣、莲子仁、柏子仁、酸枣仁、沙棘汁、小麦粉制品（特别是面包和馒头）、糯米、薏米、芝麻、山药、莴笋、空心菜、魔芋、水芹菜、百合、桑椹、葡萄、各种食用菌、龙眼肉、啤酒花、核桃、海带、海蜇、干贝、蛙肉、动物心脏、黄鳝、黄鱼、豆类、奶制品、阿胶、灵芝、蜂王浆、适量红葡萄酒或适量白酒等。

（2）忌食以下食品：浓茶、咖啡、香烟、辣椒、大葱、洋葱、大蒜、胡椒、桂皮、茴香、芥菜、花椒、榨菜、海马、鹅肉等，临睡前最好也不要喝水或饮其他饮料。

2. 常用食疗药膳方

百合枣仁饮

原料：百合15g，干红枣20g（也可用鲜百合50g，去核的大枣肉30g）。

制用方法：将二味用适量水煎煮20分钟，每晚临睡前半小时饮汤并食百合、枣肉。

安神定心汤

原料：莲子50g，酸枣仁20g，柏子仁15g，猪心1个。

制用方法：将去芯的莲子、酸枣仁、柏子仁，一同放入剖开洗净的猪心腔内，再用细线扎紧后放入锅中，加水以文火煮半个小时后，稍添冷水再煮，沸后即可加细盐调味，于睡前1小时或晚餐时抽去细线，吃猪心、莲子，喝汤。

甘麦大枣茶

原料：甘草6g，淮小麦30g，大枣10枚。

制用方法：甘草和淮小麦二味研成粗末，加大枣（去核），放入保温杯中，冲入沸水，盖闷10～15分钟。可在临睡前1小时饮用，最后可将大枣嚼服。

龙眼枣仁茶

原料：龙眼15g，酸枣仁6g。

制用方法：将龙眼剥去壳、核留肉，酸枣仁微炒黄后捣碎。置保温杯中，以沸水冲泡，盖闷15分钟。于晚间代茶饮，每日1剂。

（三）推拿按摩疗法

在施行推拿按摩疗法时，一般以头部及相关穴位为主，手法宜轻、缓、稳，不宜经常变换体位，环境要安静，以能使受术者入睡为佳。

1. 宁神促眠按摩法

（1）仰卧位，全身放松。

（2）用双手大鱼际轻缓推印堂至发际，再向两侧分开推摩至太阳穴 8～10 次，每次之间停顿 5～10 秒，然后五指分开，由发际推擦至百会穴 5～6 次，每次间隔同样为 5～10 秒钟，反复操作数次。

（3）点按神门、内关、上脘、下脘、三阴交等穴，用力由轻到重，以不感觉到疼痛为宜，停顿片刻后再慢慢抬手松开，每穴之间间隔 5～10 秒钟，如此时受术者已入睡即可停止操作，如仍未入睡，可采用俯卧位，轻摩背部或小腿后部肌肉，力度逐渐减轻，间隔时间逐渐延长，至受术者入睡为止。

2. 按摩放松宁神法

（1）点攒竹穴：先用拇指抵住双侧，慢慢点 2 分钟，以局部酸胀感为宜。

（2）揉前额：2 分钟。

（3）揉捻百会穴：以双中指用力 2 分钟。

（4）揉内关、神门穴：以一手拇指指腹在另一手的各穴各揉 2 分钟，然后再换另一手。

（5）拿头：张开五指，由前额至后颈，用力 30 次。

（6）抹腹部：以食、中指紧贴腹部皮肤，做弧形划动 5 分钟，指力应透到皮下。

（7）揉气海、关元穴：用拇指或食指抵住穴位，缓慢揉各穴 2

分钟。

(8) 捏腰脊至大椎穴：由腰部始捏至大椎穴，反复10次，以皮肤发红为宜。

(9) 点揉脾俞、胃俞穴：各2分钟。

(10) 揉三阴交穴：用双手拇指分别按住双三阴交穴，用力按揉约2分钟。

(11) 搓脚心：把一圆球或小木棍放在脚心下，来回搓动，每脚搓2分钟。

(四) 针灸疗法

1. 耳穴疗法

王不留行籽压穴法

穴位：神门、心、交感、内分泌等穴。

操作方法：耳壳用75%酒精消毒脱脂后，用脱敏胶布贴压“王不留行籽”于耳穴上，嘱患者每日早、中、晚按压3次，每次2~3分钟，每次贴压一侧耳穴，1周后换贴另一侧。

酸枣仁压穴法

穴位：神门、皮质下。

操作方法：取大小适中的酸枣仁，用开水浸泡后，去其外皮，分成两半，置于直径10毫米的胶布中央，贴两耳神门、皮质下穴。贴上胶布后，应按压1分钟，并嘱患者每晚临睡前自己按揉1次，每隔5天换药1次，夏天每3天换药1次。

白胡椒压穴法

穴位：皮质下、肾、心。

操作方法：将白胡椒1粒剪成两半，置于耳穴皮质下、肾、心等部位，胶布固定用拇指捏压敷药部位至有发热感，每日4~6次。一般宜持续两周，如有反复宜继续第二疗程。

2. 辨证灸法

选穴：神门、百会、足三里、列缺、养老、三阴交。

操作方法：每晚临睡前灸1次，采用艾条温和灸，每穴灸5分钟，7~10次为1疗程。

（1）心脾两虚型：加内关、心俞、脾俞、足三里。

（2）心肾不交型：加心俞、肾俞、太溪。

（3）胆郁痰扰型：加胆俞、丰隆。

（4）肝气郁结型：加阳陵泉、太冲。

（5）心肝火旺型：加肝俞、胆俞、太冲。

（6）脾胃失和型：加中脘、足三里。

（五）穴位敷贴疗法

1. 安神敷贴法

磁石茯神汁

原料：磁石20g，茯神15g，五味子10g，刺五加20g。

制用方法：先煎煮磁石30分钟，然后加入其余药物再煎30分钟，取汁，将纱布浸药汁中，趁热敷于太阳穴及前额，每晚1次，每次20分钟。

吴茱萸醋糊

原料：吴茱萸20g。

制用方法：将吴茱萸研成细末，用时取适量药末用米醋调成糊状，敷于两足涌泉穴，盖以纱布，胶布固定。

复方珍珠方

原料：珍珠层粉、丹参、粉冰片各等量。

制用方法：用时取上药适量纳入脐孔，与脐平，胶布贴盖。

5~7 天换敷 1 次。

胶连敷胸方

原料：黄连 15g，阿胶 9g。

制用方法：将黄连煎煮 20 分钟，取药汁入阿胶化开，摊贴胸部膻中穴。

敷颈方

原料：制半夏 12g，朱茯苓、陈皮、胆星、石菖蒲、远志、淡竹叶各 9g，枳实 6g，炙甘草 4.5g。

制用方法：上药用水煎 30 分钟后取汁，以纱布浸取药液，略拧干后热熨颈部风府、风池、安眠穴和双目，冷则再易，临睡前再次熨目 5~30 分钟。

2. 辨证敷贴法

（1）心肾不交型

交泰糊

原料：黄连 3 份，肉桂 1 份，神曲 2 份。

制用方法：上方共研细末，每用时取适量，米醋调为稀糊状，外敷双足心涌泉穴，包扎固定，每晚 1 次，连续 3~5 天。

复方朱连龟板敷脐方

原料：黄连 10g，朱砂 10g，龟板 15g，炒枣仁 30g，桑葚子 20g。

制用方法：前五味共研细末取适量填脐，或用酒水各半调为糊状敷脐部，外用胶布固定。每晚睡前 1 次，次晨除去。

（2）胆郁痰扰型

二黄夏星竹沥糊

原料：生半夏2g，生南星2g，黄连2g，大黄1g，竹沥水适量。

制用方法：前4味共研细末，用竹沥水调为糊状敷脐部，外用胶布封固，每晚睡前1次，次晨除去。

（六）拔罐疗法

1. 气血两虚型

用闪火法将罐吸拔在心俞、脾俞、三阴交、足三里等穴位上，留罐5～10分钟，每日1次。

2. 心肾不交型

对心俞、肾俞、脾俞、三阴交、足三里、内关等穴常规消毒后，用消毒的三棱针点刺，然后用闪火法将罐吸拔在点刺部位，采用刺络拔罐法，留罐5分钟，每日1次。

3. 心肝火旺型

对风池、肝俞、心俞等穴常规消毒后，用消毒的三棱针点刺，然后用闪火法将罐吸拔在点刺部位，采用刺络拔罐法，留罐5分钟，每日1次。

4. 脾胃失和型

用闪火法将罐吸拔在脾俞、胃俞、神门、安眠、足三里等穴位上，留罐10～15分钟，每日1次。

（七）刮痧疗法

1. 安神刮痧法

（1）常用刮痧穴位

头颈部：百会、四神聪、印堂、神庭、攒竹、太阳、角孙、风池、鱼腰。

背部：神道、心俞、肾俞、脾俞、胃俞、肝俞。

上肢部：神门、大陵、内关。

下肢部：足三里、三阴交、丰隆、太溪、涌泉、行间、太冲、照海、申脉。

（2）刮拭经络

背部督脉、足太阳经、手少阴经、手厥阴经。

（3）刮拭方法

刮拭头部：用补法和平补平泻法刮拭头部百会及前后左右四神聪、神庭、太阳、角孙、攒竹、鱼腰等，先补后平，手法柔和，刮至头皮酸胀发热，用同样手法刮拭枕后两侧风池和安眠穴，刮至酸胀热，并出痧。

刮拭颈部：从颈侧到肩上，即从风池到肩井，用中等力量的平刮法拉长刮拭，中间不做停顿，加强刮拭肩井至酸胀出痧。

刮拭背部脊椎及膀胱经上的心俞、脾俞、肾俞等：可用中等力的平补平泻法拉长刮拭，加强刮拭膀胱经上的心俞、脾俞、肾俞等，刮拭至红热出痧。

刮拭上肢肩井、神门、大陵、内关、外关：用补法或平补平泻法刮拭至酸胀，皮肤红热。

刮拭下肢足三里、三阴交及足背的行间、太冲：用补法和平补平泻法刮拭足三里、三阴交和点刮行间及太冲，至酸胀红热，轻微出痧。

（4）刮痧时间

一般刮拭经穴部位3~5分钟左右。

（5）操作注意

刮拭背部脊椎（督脉）时，尤其是大椎穴处，用力要轻柔，不可用力过重，以免伤及脊椎，可刮拭脊椎两侧的华佗夹脊穴；术者应注意观察患者反应及疼痛敏感程度，调整手法和轻重缓急，若温水洗足后，结合足底按摩效果更佳。

2. 辨证刮痧法

（1）心脾两虚型

穴位：脾俞、心俞、肾俞、神门、三阴交。

刮拭顺序：先刮背部心俞至脾俞，再刮前臂神门，最后刮下肢三阴交。

刮拭方法：补法，手法力度宜轻，操作范围较广泛。

（2）心肾不交型

穴位：四神聪、风池、太溪、肾俞、安眠。

刮拭顺序：先点按头顶四神聪，再刮后头部的风池，然后刮背部肾俞，最后刮太溪穴。

刮拭方法：补法，手法力度宜轻，操作范围较广泛。

（3）肝气郁结型

穴位：脊柱两侧、颈后区（颈椎上段），枕后区，胸椎 1～5 及其两侧，胸椎 9、10，膝眼下。

刮拭顺序：先刮脊柱两侧，轻刮 3 行至泛红止，再重点刮胸椎 1～5 及其两侧，中等力度，然后刮颈后、枕后区及膝眼下。

刮拭方法：泻法，手法力度较重，操作范围宜广泛。

（4）心肝火旺型

穴位：四神聪、行间、太冲、风池、神门、安眠、阳陵泉。

刮拭顺序：先点揉头顶四神聪，然后刮后头部的风池，再刮前臂神门，最后刮足背部行间至足窍阴。

刮拭方法：泻法，手法力度较重，操作范围宜广泛。

（5）脾胃失和型

穴位：四神聪、脾俞、胃俞、安眠、大陵、足三里、丰隆、胸椎 11、12 和上腹部。

刮拭顺序：先点揉头顶四神聪，再顺序刮拭其他穴位。

刮拭方法：补法，手法力度中等，操作范围较广泛。

（八）砭石疗法

1. 安神砭石法

（1）用加热砭板在心俞、肝俞、脾俞或肾俞做温法30分钟。

（2）用砭具点按百会、风池、肩井各1分钟，刮擦头部5分钟。

（3）用砭具点按揉擦太冲、太溪、膻中穴各3分钟。

2. 辨证砭石法

（1）心脾两虚型

操作方法

①砭石板拍刮脾经、胃经、心经、小肠经，点按三阴交、足三里、神门、后溪。

②导引心经、脾经。

③砭石板从大迎－颊车－下关－头维沿发际向上刮。

（2）心肾不交型

操作方法

①砭石板拍刮肾经、膀胱经、心经、小肠经，点按涌泉、太溪、委中、神门、后溪。

②导引心经、肾经。

③砭石板刮头后部。

（3）胆郁痰扰型

操作方法

①每晚睡前泡浴1次，每次30分钟。

②砭石板刮脾经、胆经、点按三阴交、阴陵泉、足三里。

③导引胆、脾经。

④砭石板从大迎－颊车－下关－头维沿发际向上刮。

(4) 肝气郁结型

操作方法

①砭石板刮腿经络的肝经、胆经，点按太冲、行间、阳陵泉。

②导引肝、胆经。

③砭石板刮耳上方头两侧。

(九) 药浴疗法

1. 全身浴

半夏乌梅方

原料：半夏30g，乌梅30g，五味子20g，豆豉10g，粳米20g，陈皮20g。

制用方法：水煎取液，浸浴。

功效：宁心安神。适用于胆郁痰扰型失眠者。

枣仁交藤方

原料：酸枣仁30g，夜交藤20g，合欢皮20g，丹参30g，生甘草20g。

制用方法：水煎取液，浸浴。

功效：养心安神。适用于心脾两虚型失眠者。

2. 足浴

黄连菊花方

原料：黄连10g，磁石30g，菊花15g，夜交藤12g，龙齿30g。

制用方法：每晚睡前煎取药液浸泡足部15～20分钟。

功效：清热安神。适用于心肝火旺型失眠者。

二陈安眠方

原料：半夏15g，陈皮15g，白术30g，茯苓15g，夜交藤30g，柴胡15g，合欢皮15g。

制用方法：将上述药物用水煎煮取汁，临睡前浸泡足部。

功效：宁心安神。适用于胆郁痰扰型失眠者。

补中益气液

原料：生黄芪30g，党参30g，白术、陈皮各15g，夜交藤15g，牡蛎30g。

制用方法：上药水煎取汁后浸泡足部，睡前1次，每次15～30分钟。

功效：益气安神。适用于心脾两虚型失眠者。

3. 头面浴

磁石安神方

原料：磁石、刺五加各20g，茯神15g，五味子10g。

制用方法：先煎煮磁石30分钟，然后加入其余药物再煎30分钟，去渣取汁，用药液擦洗前额及太阳穴，每晚1次，每次20分钟。

功效：养心安神。适用于心脾两虚型失眠者。

（十）药枕疗法

1. 心脾两虚型

当归枕

原料：当归1200g，甘松500g，黄芪1000g，白术500g，茯苓500g，熟地500g，仙鹤草500g，大枣200g，葛根100g。

制用方法：将上药干燥、研末，装入枕芯，制为药枕，每晚睡觉时枕用。

2. 心肾不交型

灯心枕

原料：灯心草450g。

制用方法：将上药干燥、研末，装入枕芯，制为药枕，每晚睡觉时枕用。

3. 胆郁痰扰型

化痰益神枕

原料：青礞石1000g，天竺黄300g，石菖蒲200g，郁金200g，明矾500g，栀子200g，藿香200g。

制用方法：先将明矾打碎，余药一起烘干，共研粗末，混匀，装入枕芯，制成药枕，每晚睡觉时枕之。

注意事项：使用期间禁食肥甘油腻等生痰动风之品。

神经衰弱枕

原料：石菖蒲500g，侧柏叶400g，合欢500g。

制用方法：上药一起烘干，共研细末，装入枕芯，制成药枕。每晚睡觉时枕之。

4. 心肝火旺型

清肝枕

原料：杭菊花500g，冬桑叶500g，野菊花500g，辛夷500g，薄荷200g，红花100g，冰片50g。

制用方法：上药除冰片外，烘干，共研细末，兑入冰片和匀，纱布包裹，装入枕芯，制成药枕。每晚睡觉时枕之，每日不少于6

小时。

清心降火枕

原料：芦花250g，蚕砂、淡竹叶各150g，生石膏250g，竹茹、绿豆衣各100g。

制用方法：将药物烘干、研末，装入枕芯，制成药枕，每晚睡时直接作用于头部。

（十一）气功导引法

1. 腹式呼吸法

用鼻深深吸气，鼓肚，然后用口慢慢从牙缝中呼出浊气，每日做5~10次。

2. 闭目内视法

上床之后，轻轻合上双眼，然后双眼微睁稍张开一条缝，两目下视，虽然看不清物体，但可使部分神经仍进行工作，这样可以使其他部位神经相对地受到抑制，从而使人逐渐入睡。古人云："先睡心，后睡眠。"指的是睡前不能用脑过度，保持情绪安静。上床后脑子里要排除杂念，这样就会安然入睡。

专家提示

1. 注意精神方面的调养，保持心情舒畅，消除不安情绪。
2. 适当参加体力劳动与体育锻炼。
3. 生活要规律，养成良好的睡眠习惯。
4. 各种干预手段最好在睡前1~2小时内进行操作。
5. 尽量避免或消除环境噪音，睡前不宜饮咖啡及浓茶，不长期使用安眠药。
6. 晚餐宜清淡，采用以米、面、蔬菜为主的饮食，木耳、鲍鱼、芝麻、干香菇等宜多食，不要摄取大量动物性蛋白食品。

7. 睡前要避免紧张的脑力活动和情绪激动。

8. 睡觉时注意手脚保暖。有研究者发现，睡眠与手脚的温度有关，手脚温度较高的人入睡的速度较快。

第三节　健　忘

一、概述

健忘是指记忆力差、遇事易忘的症状。可分为器质性健忘和功能性健忘两大类。中医学认为，健忘产生的原因多因心脾亏损，精气不足，或痰瘀阻痹等所致。综合文献报道，健忘大致存在以下几种常见中医证型：

1. 心脾两虚：健忘，精神疲倦，食少腹胀，心悸不寐。

2. 阴虚火旺：健忘，心烦不寐，多梦，五心烦热，午后潮热，盗汗。

3. 肾精不足：健忘，精神萎靡，腰酸乏力，甚则滑精、早泄。

4. 痰瘀内阻：健忘，头晕，身体困重，胸闷脘痞。

二、中医调理方法

（一）自我保健按摩

1. 指压点穴法

穴位：百会、四神聪、太阳、内关、足三里、三阴交、太溪等。

操作方法：全身放松，每穴点按 1 ~ 2 分钟，每天点按 1 ~ 3 次，每次选择 2 ~ 3 个穴位，交替使用。

2. 头部按摩法

（1）以两手搓头皮，从前发际到后发际作梳头动作，重复15次。

（2）用两手拇指按住太阳穴，其余四指从头两侧由上至下做直线按摩，重复15次。

（3）按揉太阳穴，顺时针与逆时针方向各15次。

（4）两手搓热后，按摩面部，从上至下，从内至外摩面15次。

（二）食疗药膳

1. 日常饮食宜忌

宜食用有助于健脑益智的食物，如核桃肉、芝麻、桂圆、荔枝、莲子、松子、杏仁、葵瓜子、大枣、鸡蛋、牛奶、猪脑、鱼、动物肝脏、海产品、蜂蜜、麦胚、豆类、香菇、金针菇、黄花菜、胡萝卜、菠菜、茼蒿、木耳、海带等。

2. 常用食疗药膳方

健脑早餐糊

原料：黑豆粉15g，核桃仁粉，牛奶250ml，蜂蜜15ml。

制用方法：用热牛奶将黑豆粉、核桃仁粉调成糊，加入蜂蜜后做早餐。

枸杞桑葚饮

原料：枸杞子10g，桑葚10g，山药10g，红枣10枚。

制用方法：将上四味入锅，加入400ml水煎煮20分钟，取汁后，再加300ml水煎煮20分钟后取汁，两次煎煮液混合后代茶饮用。

荷梗首乌茶

原料：荷梗300g，何首乌200g。

制用方法：将上二味制为粗末。每次各取5g，用沸水冲泡后代茶饮。

龙眼肉粥

原料：粳米60g，桂圆15g，枣5枚。

制用方法：将上述原料分别淘洗干净。加入清水，先用武火煮沸，再用文火煎熬30分钟，以米熟烂为度。每日早晚各服1次，趁热食用，不宜过量。

桂圆碧螺春茶

原料：桂圆肉6g，碧螺春茶3g。

制用方法：将二味放入杯中，用沸水冲泡10分钟即可。代茶饮，每天1剂。

（三）推拿按摩疗法

1. 掌推全身（自大椎至跟腱部）6遍。
2. 掌揉背部3遍。
3. 拇指或肘按压肝俞、脾俞、肾俞，各1分钟。
4. 肘或掌根按压督脉路线（自大椎至腰俞穴）3遍。
5. 拇指按揉涌泉穴1分钟，掌搓足心，透热为度。
6. 手掌或多指揉上胸部2遍；揉腹2遍；点揉膻中穴1分钟。
7. 手指点揉上脘、中脘、下脘、天枢、气海、关元，各1分钟。
8. 点按内关穴1分钟。
9. 五指提拿双下肢，点按足三里、血海、三阴交穴，各1分钟。

（四）针灸疗法

1. 耳穴疗法：

穴位：心、肾、神门、皮质下、兴奋点。

操作方法：采取点压或按摩手法，两耳交替使用，2天交换1次，每天自行按压3次，每穴按压3分钟，以出现酸胀感为宜。

2. 灸法：

穴位：百会、内关、神门、关元、心俞。

操作方法：每穴灸15分钟，每日1次；或隔姜灸，艾炷如黄豆大或半个枣核大，每穴6壮，每日1次。

（五）穴位敷贴疗法

地附膏

原料：盐附子、生地黄各等份。

制用方法：共研细末，用温开水适量调和成糊膏状敷双足心涌泉穴，上盖纱布，胶布固定，每日换药1次。

桑螵蛸散

原料：桑螵蛸、远志、龙骨、当归、茯苓、党参各30g，龟甲20g。

制用方法：共研细末，用时取本散适量，米醋调为稀糊状，外敷于涌泉穴，上盖纱布，胶布固定。每日换药1次。

（六）拔罐疗法

穴位：太阳、天柱、心俞、肾俞、膏肓、志室（背部）、足三里、三阴交等穴位。

操作方法：以梅花针叩刺出血，拔罐并留罐5~10分钟，隔日

1次，或用正红花油或石蜡油刮拭上述穴位，以补法为主。

（七）砭石疗法

1. 用砭具刮擦头颈及面部5分钟。
2. 用砭具尖端在太溪、三阴交穴按揉，每穴2分钟。
3. 用砭具刮擦手腕尺侧5分钟。

（八）药浴疗法

健脑益智方

原料：石菖蒲30g，生地黄20g，天门冬15g，麦门冬15g，杜仲20g，茯苓30g，党参15g，丹参30g，防风15g，百部20g，远志30g，桂枝15g。

制用方法：将上药加水适量，煎煮30分钟，用于全身泡浴或足部浸泡均可。

远志丹参浴液

原料：远志30g，五味子20g，丹参50g，山药40g。

制用方法：将上药加水适量，煎煮2次，每次30分钟，合并药液，全身泡浴或足部浸泡均可。

益肾健脑方

原料：制首乌40g，熟地黄30g，刺五加20g，夜交藤30g。

制用方法：将上药加水适量，煎煮2次，每次30分钟，合并药液，全身泡浴或足部浸泡均可。

（九）药枕疗法

交泰枕

原料：黄连、丹皮、磁石、生龙骨各500g，肉桂、生地各300g，细辛150g。

制用方法：分别烘干，共研细末，装入枕芯，制成药枕，每晚睡觉时枕之。

黑豆枕

原料：干地黄、制首乌、巴戟天各500g，黑豆1000g，丹皮200g，藿香100g。

制用方法：分别烘干，共研细末，装入枕芯，制成药枕，每晚睡觉时枕之。

菖蒲合欢枕

原料：石菖蒲、合欢皮各500g，侧柏叶100g。

制用方法：分别烘干，共研细末，装入枕芯，制成药枕，每晚睡觉时枕之。

专家提示

1. 保持积极向上的精神状态，避免悲观情绪。
2. 生活规律，保证充足睡眠。
3. 多进食含卵磷脂的食物或保健品。
4. 适当体育锻炼，增强体质。
5. 学习运用联想、分类、串联、重点提示等记忆方法。
6. 戒除烟酒等不良嗜好。

第四节 大便秘结

一、概述

大便秘结是指大便不通，粪便干燥难以排出，多日一解，排便时间延长，或虽有便意而排便困难者。常伴有腹胀、腹痛、头晕、头胀、嗳气、食少、胸闷、心烦、失眠等症状。中医学认为，大肠为“传导之官”，如果素体阳盛，或热病伤阴，或过食辛辣厚味，导致肠胃积热，肠道津伤干燥；或因年老体弱，或久病伤正，病后产后，阴亏血少，大肠失去阳气推动及阴津润养等，均可导致本症。综合文献报道，大便秘结大致存在以下几种常见中医证型：

1. 胃肠实热：便秘，腹胀，口臭，口渴，易饥。
2. 胃肠气滞：便秘，腹胀，嗳气频作，肠鸣，矢气频。
3. 肺脾气虚：便秘，努挣无力，易出汗，倦怠乏力。
4. 脾肾阳虚：便秘，面色萎黄，小便清长，手脚发凉，怕冷。
5. 血虚肠燥：便秘，面色淡白，头晕，心悸。

二、中医调理方法

（一）自我保健按摩

1. 腹部按摩法

（1）双手推腹：从两侧肋弓下，向耻骨上缘推揉，动作缓和有力，每次15~30下，每天1~2次。

（2）环揉腹部：两掌相互重叠，以脐为中心，按摩下腹部，从左下向上继而从左到右，然后从右上到右下，往返2~3次，按摩3~4分钟。

(3) 按压腹部穴位：按压中脘、水分、天枢、梁门等穴，每穴5分钟左右。

2. 按摩通便术

(1) 摩腹：取仰卧位，两手掌重叠，以神阙穴为圆心，在中、下腹部，沿顺时针方向摩腹，以腹内有热感为宜，约2分钟。

(2) 叩腹：站立，抬起左腿，使大腿与上身成90度角，然后用右手空心拳叩下腹部，左手空心拳叩腰骶部，叩5分钟，换另一脚。

(3) 振腹：站立，脚尖着地，脚跟抬起，全身上下颤动5分钟，注意脚尖不要离地。

(4) 揉穴：用拇指按揉双侧支沟、足三里、大横、天枢、阳陵泉各1分钟。

(5) 擦骶：双手掌压贴于腰骶部，反复擦骶部5分钟。

3. 穴位点拿通便法

穴位：天枢、水道、大横、关元、上巨虚、大肠俞、支沟、承山、足三里、中脘、下巨虚、合谷、丰隆。

操作方法：每日以拇指或食、中两指点揉以上穴位，每穴2分钟。

4. 按摩人中穴

用食指自我揉按人中穴顺时针36下，逆时针36下，每日1~3次。

(二) 食疗药膳

1. 日常饮食宜忌

(1) 平时生活中应注意饮水。每日晚间可饮一杯蜂蜜水，起床后喝一杯冷开水，或加入适量食盐的淡盐水，注意喝水和吃早饭的时间最好能相隔20分钟以上。

(2) 宜多吃具有润肠通便作用的食物。如：核桃肉、芝麻、杏仁、松子、蜂蜜、鸭蛋、香油、大麦、荞麦、燕麦、豆类、豆浆、牛奶、羊奶、甘薯、蕹菜、苋菜、白菜、油菜、菠菜、绿豆芽、冬瓜、韭菜、萝卜、土豆、芋头、香菇、番茄、竹笋等新鲜蔬菜，以及无花果、桑椹、香蕉、梨、桃、苹果等水果。

(3) 禁忌饮食：平日饮食量要做到因人而宜，因病而宜，勿使其太过或不及，特别是老年人，易因过食或过饥而至脾胃损伤，导致便秘。饮食偏嗜也是导致便秘的一个重要原因，若对辛辣、温燥之物贪欲太过，嗜食辛辣稠黏及干硬烧炙等食物，均易损伤脾胃，耗伤气阴而致便秘。

2. 常用食疗药膳方

核桃鸡蛋羹

原料：核桃仁30g，鸡蛋2个。

制用方法：将核桃仁捣碎，与鸡蛋液调匀，加少量水，上锅蒸熟后食用。

核桃芝麻粉

原料：核桃仁200g，黑芝麻200g。

制用方法：将核桃仁和黑芝麻炒香，捣成细末，加适量白糖拌匀，每次2~3匙，每天2~3次。

麻油拌菠菜

原料：鲜菠菜250g，麻油适量。

制用方法：每次用鲜菠菜250g，洗净后待用，锅中放水煮沸，加入食盐适量调味，把菠菜置沸盐水中烫约3分钟，取出，加麻油适量拌匀服食。

红豆海带汤

原料：红豆30g，海带20g。

制用方法：用水煎汤，饮服，每天1剂。

红杏炖雪梨

原料：红杏10g，雪梨1个，白砂糖30~50g，清水半碗。

制用方法：将上述食品放碗中隔水炖1小时。食梨、杏并饮汤，每日2次。

二子蓉桂汤

原料：肉苁蓉15g，桑椹子15g，肉桂5g，柏子仁12g。

制用方法：每日1剂，水煎，分2次服。

决明子茶

原料：决明子15g。

制用方法：将决明子炒焦，用沸水浸泡约10分钟左右即可当茶喝，每日1剂。

（三）推拿按摩疗法

1. 通便按摩法

穴位：

（1）经穴：支沟、劳宫、合谷等。

（2）反射区：肾、输尿管、膀胱、肺、胃、小肠、大肠等。

（3）反应点：大肠点、小肠点、脾点等。

（4）全息穴：脾胃穴、十二指肠穴、腰腹穴、肾穴等。

操作方法：

依次按揉或推按上述所选穴位各100~300次。按揉或点压经穴以酸胀为宜，反射区以酸痛较好。每日按摩1~2次。

2. 辨证按摩法

(1) 胃肠实热型

拿、按手三里，按揉支沟，点按曲池、太冲，掐、揉内关穴各3分钟，点穴时多用泻法。

(2) 胃肠气滞型

拿、揉支沟，擦章门，拿阴陵泉、阳陵泉穴各3分钟，以双手拇指掌面自胸骨剑突下顺两侧肋骨下缘向外做指推，以泻法点膻中、中脘、章门、期门、行间。

(3) 肺脾气虚型

擦大椎，揉气海，按揉志室、三阴交穴，用补法点关元、足三里各3分钟，逆时针方向在上腹部做摩法。

(4) 脾肾阳虚型

擦大椎、少府，揉关元，按揉三阴交穴各3分钟，腰骶部做擦法，使局部有热感。

(四) 针灸疗法

1. 耳穴疗法

穴位：耳部大肠、直肠、三焦、交感、皮质下、肺、胃、便秘点。

操作方法：以王不留行籽贴压，每次取5~6个穴，每次取一侧耳，双耳交替，2~3日1换，每次于大便前15分钟按压2~3分钟。

2. 灸法

穴位：神门穴

操作方法：以艾卷温灸神门穴，每次灸10分钟左右，每天1次。

3. 梅花针疗法

以梅花针弹刺腰背部、骶部、下腹部，重点以刺骶部为主，手法宜重。

4. 辨证灸法

（1）脾肾阳虚型

穴位：气海、神阙、肾俞、关元俞、大肠俞穴。

操作方法：艾条温和灸法：每次选用3～5个穴位，每次灸10～20分钟，每日灸1次。隔姜灸法：取食盐适量，填平脐窝，在神阙穴上放厚约0.3厘米的姜片，再在姜片上置枣核大的艾炷，点燃施灸，连续灸5～10壮，至皮肤潮红为度，每日或隔日灸1次。

（2）血虚肠燥型

穴位：脾俞、大肠俞、三阴交、足三里、天枢、支沟。

操作方法：艾条温和灸法：每次选用4～6个穴位，每次灸10～15分钟，每日灸1次。隔蒜灸法：每次选用3～5个穴位，每穴用中、小艾炷灸3～5壮，每日灸1次。

（五）穴位敷贴疗法

大黄敷脐方

原料：生大黄150g。

制用方法：将大黄研成干燥粉末备用，每次用时，取大黄粉10g，用70%酒精调糊敷脐，外盖纱布，胶布固定。每日1次。

田螺泥敷脐膏

原料：田螺5个。

制用方法：将田螺捣成泥状，敷于脐上，外盖纱布，胶布固定。7～9次为1疗程。

冷秘贴脐饼

原料：附子15g，丁香、炮川乌、香白芷各9g，胡椒3g，大蒜10g。

制用方法：取前5味中药共研细末，加大蒜捣如泥，取上药泥适量，制成饼，敷脐，外盖纱布，胶布固定。适用于脾肾阳虚而致的便秘。

（六）拔罐疗法

1. 火罐

穴位：支沟、下脘、天枢、大横、大肠俞。

操作方法：选取大小适宜的火罐，用闪火法排气，吸拔于穴位上，留罐15~20分钟。起罐后，用手揉按腹部，增加肠蠕动，每日1~2次。

2. 闪罐

穴位：中脘、关元、天枢（双）。

操作方法：选取中号或大号玻璃罐，用闪火法连续拔罐、起罐，每穴闪罐20次，按中脘、关元、天枢（双）依次进行。做完一遍后，休息半分钟，再按上述方法操作1遍。每日治疗1~2次。

3. 走罐

穴位：腰骶部两侧夹脊穴。

操作方法：患者取俯卧位或俯伏坐位，在其腰骶部涂上润滑剂（凡士林或液状石蜡等），取中号玻璃罐，在罐口涂一层润滑剂，用闪火法吸拔于皮肤上，沿脊柱两侧夹脊穴作直线推拉走罐，至皮肤出现潮红为度。一般需每次走罐3~5遍，每日治疗1次。

4. 辨证拔罐法

（1）胃肠实热型

穴位：大椎、天枢、曲池、左水道穴。

操作方法：病人取坐位，先以针点刺大椎穴，后选用中口径玻璃罐以闪火法吸拔诸穴 20 分钟，每日 1 次。

（2）脾肾阳虚型

穴位：气海、关元、肾俞、左水道穴。

操作方法：病人取坐位，选取中口径玻璃罐以闪火法吸拔诸穴 15～20 分钟，每日 1 次。

（3）血虚肠燥型

穴位：肺俞、肾俞、天枢、左水道穴。

操作方法：病人取坐位，选用小口径玻璃罐以闪火法吸拔诸穴 5～10 分钟，每日 1 次。

（七）刮痧疗法

穴位：督脉：百会；任脉：中脘至神阙；膀胱经：大杼，肾俞至大肠俞；胃经：双侧天枢，双侧足三里至上巨虚；脾经：双侧腹结；三焦经：双侧支沟；大肠经：双侧曲池至手三里；肾经：太溪。

操作方法：使用刮痧板的薄缘在所选穴位刮拭，用力较重。

（八）砭石疗法

1. 通便砭石法

（1）用砭具尖端在中脘、天枢、大横按揉，每穴 1 分钟。

（2）用砭具平面以顺时针方向摩腹 5 分钟。

（3）用砭具点按肝俞、脾俞、胃俞、肾俞、大肠俞、上髎、次髎、中髎、下髎、长强等穴。

2. 辨证砭石法

（1）胃肠实热型

①用砭石板刮腿部经络的胃经、脾经、大肠经，点按足三里、三阴交、阴陵泉等。

②导引脾胃经。

③砭石板从头顶沿两侧发际下刮。

（2）肺脾气虚型

①砭石板拍刮脾经和肺经，点按三阴交、足三里。

②导引脾经、肺经。

③砭石板从头顶沿两侧发际下刮。

（3）脾肾阳虚型

①砭石板拍刮脾经、肾经、膀胱经、心经、小肠经，点按涌泉、太溪、委中、神门、后溪。

②导引脾、肾经。

③砭石板刮头后部。

（九）药浴疗法

槐米地榆麻仁方

原料：槐米10g，地榆10g，黄芩10g，枳壳9g，火麻仁10g，桃仁10g，生甘草6g。

制用方法：上药加水煎煮，取液，熏洗肛门，每次30分钟。

通便药浴方

原料：芒硝、大黄、甘遂、牵牛子各等量。

制用方法：上药加水煎煮，量依据浴盆而定，待药液温度40℃左右时，沐浴全身。亦可煎取药液500ml，沐浴前，把药液兑入温水中沐浴。每日2次。

硝黄皂角液

原料：大黄、芒硝、皂角各15g。

制用方法：上药加水煎煮取200ml，用纱布或棉球沾药液，涂擦脐腹部。

专家提示

1. 多吃含粗纤维的蔬菜，忌饮食过精过细，不宜饮浓茶或含咖啡的饮料。

2. 增加体育锻炼，着重于腹肌的锻炼，可选择持久但又不剧烈的活动，如慢跑、长距离散步、游泳、登山等，多做下蹲起立及仰卧屈髋压腹动作。

3. 养成定时大便的习惯，一般人每日总有几次排便反射，特别是早饭前后，排便反射更容易产生。

4. 保持精神愉快，因为精神不愉快或紧张可能抑制排便反射。

5. 尽量避免用通泻药物，以防产生对泻药的依赖。

第五节　大便稀溏

一、概述

大便稀溏是指排便次数增多，粪便稀薄，甚至泻出如水样的症状。常反复发作，可伴有腹胀、腹痛、食欲不振等症状。中医学认为大便稀溏主要病变在脾胃与大、小肠，病机以湿盛和脾胃功能失调为主，外感风、寒、暑、湿等六淫之邪，内伤水谷、心情不遂等因素影响脾胃的运化、吸收、升降等功能，均可引起本症。综合文献报道，大便稀溏大致存在以下几种常见中医证型：

1. 寒湿困脾：腹泻，兼见食量减少，怕冷，喜热食，恶心欲吐。

2. 食滞胃肠：腹泻，兼见腹胀，大便味臭，食量减少。

3. 肝气郁结：腹泻，兼见心情抑郁，喜叹息，咽部异物感，胁肋及脘腹痞胀。

4. 脾胃虚弱：腹泻，兼见食量减少，倦怠乏力。

5. 脾肾阳虚：黎明腹泻，腹部冷痛，手脚发凉，小便清长。

二、中医调理方法

（一）自我保健按摩

1. 穴位：天枢、神阙、关元、脾俞、胃俞、大肠俞、八髎、足三里、上巨虚、阴陵泉、百会。

2. 操作方法：

（1）按揉足三里、上巨虚穴：以拇指按揉各穴2~3分钟。

（2）以掌摩腹：3~5分钟。

（3）推中脘穴：3~5分钟。

（4）推或按揉脊柱两侧俞穴：各2~3分钟。

（二）食疗药膳

1. 日常饮食宜忌

（1）饮食宜忌

注意对胃肠功能的养护，不宜吃油腻、酸辣刺激性食物，以及生冷及粗糙食物，宜吃清淡、稀软、少渣、少油、易消化、易吸收的食物，如米粥、莲子粉粥、薏苡仁粥、红薯、土豆、山药、藕粉、栗子、红枣、荔枝干果、木瓜、红糖茶、炒山楂以及煨熟的大蒜等。

（2）辨证食养

寒湿困脾型：可用葱白、生姜、陈皮、胡椒、橘饼等；

食滞胃肠型：可用萝卜、山楂、麦芽、槟榔、莱菔子、鸡内金等；

脾胃虚弱型：可用山药、扁豆、苡仁、芡实、猪肚、大枣、粳米等；

脾肾阳虚型：可用芡实、山药、莲子、栗子、羊肉、猪腰、麻雀等。

2. 常用食疗药膳方

糖蒜饮

原料：紫皮大蒜2~3个，红糖适量。

制用方法：用紫皮大蒜2~3个，去皮捣碎，加适量红糖，入水煮沸，乘热服下，每日2~3次。

乌梅诃子糊

原料：乌梅9g，诃子15g。

制用方法：上二味共研细末，加适量蜂蜜调和，每日分3次服。

百合芡实粥

原料：芡实、百合、粳米各50g。

制用方法：将上三味加水适量煮粥。经常于早、晚配餐时食用。

山药粥

原料：山药50g，糯米50g，砂糖适量。

制用方法：山药去皮切片，与糯米同置沙锅内，用文火煮至粥开汤稠，表面有粥油为度，可长期早晚温热服食。

陈皮二仁粥

原料：陈皮、杏仁、薏苡仁100g。

制用方法：将陈皮水煮去渣取汁，加入杏仁、薏苡仁煮粥食用。

（三）推拿按摩疗法

1. 辨证按摩法

（1）寒湿困脾型

掌振脐部2~3分钟，按揉阴陵泉2~3分钟，以掌小鱼际擦腰骶部，以热透腹部为宜。

（2）食滞胃肠型

顺时针摩腹，分推上脘至中脘30~50次，捏脊5~7遍。

（3）肝气郁结型

搓摩两胁肋1~2分钟，按揉阳陵泉、太冲、行间穴各1~2分钟，按揉肝俞、胆俞、脾俞3~5分钟。

（4）脾胃虚弱型

一指禅推中脘穴2~3分钟，掌振中脘穴3~5分钟，按揉脾俞、胃俞各2~3分钟，捏脊3~5遍。

（5）脾肾阳虚型

按揉百会穴1~2分钟，掌振关元穴3~5分钟，揉肾俞、命门穴各2~3分钟，擦八髎以小腹部有温热感为宜。

（四）针灸疗法

1. 耳穴疗法

取大肠、小肠、胃、脾、交感、皮质下等穴，用王不留行籽贴压，用轻揉按摩手法，每次贴压一侧耳穴，隔1~2天换压另一侧耳穴，7~10天为1个疗程，疗程间休息7天。

2. 辨证灸法

（1）寒湿困脾型

穴位：足三里、公孙、气海、关元、中脘、脾俞、胃俞、大肠俞。

操作方法：用补法，艾炷隔姜灸足三里3~9壮、公孙3~9壮、气海或关元3~7壮、中脘3~7壮、脾俞或胃俞3~7壮、大肠俞3~5壮。

(2) 食滞胃肠型

穴位：神阙、足三里、合谷、列缺、足三里、天枢、中脘、大肠俞。

操作方法：用泻法，艾炷隔蒜灸神阙5~7壮、足三里3~9壮、大肠俞3~7壮；或用蒜泥灸灸合谷或列缺、足三里、天枢、中脘、大肠俞各10分钟。

(3) 脾胃虚弱型

穴位：风门、合谷、列缺、足三里、天枢、中脘、大肠俞。

操作方法：用补法，艾炷隔姜灸风门4~6壮、合谷或列缺4~8壮、足三里4~8壮、天枢4~6壮、中脘4~8壮、大肠俞4~6壮。

(4) 脾肾阳虚型

穴位：太溪、照海、三阴交、肾俞、命门、大肠俞、关元、天枢、中脘。

操作方法：用补法，艾炷隔姜灸太溪或照海3~9壮、三阴交3~9壮、肾俞或命门3~7壮、大肠俞3~7壮、关元3~7壮、天枢3~7壮、中脘3~9壮。

(五) 穴位敷贴疗法

蒜泥糊

原料：大蒜适量。

操作方法：将大蒜捣烂如泥状，敷贴于足心涌泉穴或脐中神阙穴，上盖纱布，外用胶布固定。每次敷贴2小时左右。

止泻敷脐膏

原料：肉桂、苍术、五倍子各等分。

制用方法：上药共研细末，用陈米醋调匀，加白蜜成糊状，敷于神阙穴（脐部），外加纱布或伤湿止痛膏贴盖，每12小时换药1次。

炮姜糊

原料：炮姜50g。

制用方法：将炮姜捣烂，贴于脐上，盖过丹田穴，约2.5寸长、1寸宽，用布包扎1小时后取下，每日2次。

（六）拔罐疗法

用闪火法将罐吸拔在中脘、天枢、合谷、足三里、阴陵泉、上巨虚等穴位上，留罐10～15分钟，每日1次。

（七）刮痧疗法

病人取坐位，选取边缘光滑圆润的瓷勺或水牛角板，以食用油或水为介质，刮拭胃俞、大肠俞、内关、足三里穴，至出现痧痕为止，并以拇指点揉天枢、气海穴，每日1次。

1. 寒湿困脾型：加刮中脘、天枢、神阙穴，操作手法宜中等，操作范围较广泛。

2. 食滞胃肠型：加刮中脘、上脘、天枢、脾俞、公孙穴，手法力度中等，操作范围宜广泛。

3. 肝气郁结型：加刮脾俞、肝俞、中脘、期门、阳陵泉穴，并以针点刺太冲穴，手法力度中等，操作范围宜广泛。

4. 脾胃虚弱型：加刮中脘、水分、天枢、脾俞、三阴交穴，手法力度中等，操作范围宜广泛。

5. 脾肾阳虚型：加刮中脘、脾俞、章门、天枢、关元、肾俞穴，手法力度较轻，操作范围宜广泛。

（八）砭石疗法

1. 用加热砭板在腹部和骶部做温法30分钟。

2. 用砭具在中脘、天枢、气海、关元穴点按推揉。每穴2分钟。

3. 用砭具从中脘向下移至气海、关元，往返推揉5~6次。

（九）药浴疗法

扁豆浴足方

原料：葛根50g，白扁豆100g，车前草150g。

制用方法：上药水煎20~30分钟后，去渣取汁，放入浴盆中，兑入适量温水，以水面超过足踝为度，水温保持在30℃~40℃左右。浸脚30分钟，每日2~3次。

艾叶浴足方

原料：艾叶50g，白胡椒、透骨草各25g。

制用方法：上药水煎3次，每次加清水500~1000ml，煎10~15分钟去渣，将药汁倒入盆中，以不烫为度，双足浸入盆内，每次10分钟，每日3次。

银杏浴足方

原料：银杏叶100g。

制用方法：加水200ml，煎煮20分钟。待水温至35℃左右，足浴20分钟，每日2次。

生姜葱白方

原料：生姜30g，葱白30g。

制用方法：上药加水3000ml，煎煮30~40分钟，趁热用食指蘸药液从拇指及小指根部的掌面向外擦洗12次，再向内关、手臂的方向擦洗12次，每日1~2次。

（十）药枕疗法

附子枕

原料：乳香、炮姜、附子各500g，硫黄400g，高良姜、沉香、香附各200g。

制用方法：分别烘干，共研细末，装入枕芯，制成药枕，睡觉时枕之。

巴戟枕

原料：巴戟天1000g，大附子、炮姜、黄精各500g，细辛、川椒、大茴香、肉桂各200g。

制用方法：分别烘干，共研细末，装入枕芯，制成药枕，睡觉时枕之。

专家提示

1. 慎起居，适寒温，加强锻炼，增强体质。
2. 调节情绪，避免过度抑郁恼怒。
3. 饮食有节，养成饮食定时定量和品种多样化的良好习惯。
4. 不食不洁之物，不食鱼、虾、蟹等可能引起过敏的食物。
5. 大便稀溏期间应进食流汁、半流质、低脂、少纤维食物，忌食含脂肪过多的食物，忌生冷、温燥、辛辣、油腻以及不易消化的食品。

第六节　食欲不振

一、概述

食欲不振是指食欲不佳，不想进食，甚至看见食物就感到饱胀反胃，腹中不适的症状，可伴见脘腹疼痛、胸闷、口干、口苦、恶心、呕吐、腹泻等。中医学认为，胃主受纳，脾主运化。由于饮食不节，暴饮暴食，饥饱无常或过食生冷辛辣之品，损伤脾胃；七情变化，忧思恼怒，情志不遂，肝气郁结，失于疏泄条达，侵犯脾胃，致脾胃功能失常等均可导致本症的发生。综合文献报道，食欲不振大致存在以下几种常见中医证型：

1. 脾胃虚弱：食欲不振，兼见心慌，自汗，面色萎黄，精神疲倦，乏力。

2. 胃阴亏虚：食欲不振，兼见厌食，口唇干燥，饥饿但不想吃东西。

3. 脾虚湿盛：食欲不振，兼见胸脘痞闷，身重，大便稀溏。

4. 脾肾阳虚：食欲不振，兼见大便稀溏，手脚发凉，怕冷，小便清长。

5. 肝气郁结：食欲不振，兼见胁肋胀痛，咽部异物感，喜叹息，情绪抑郁。

二、中医调理方法

（一）自我保健按摩

1. 调理胃肠按摩法

（1）摩腹：以两掌相叠，用掌心旋转摩腹部，上起剑突下，下止耻骨联合，顺时针方向和逆时针方向各24圈，至腹部渐感发热为度。

（2）擦丹田：将两手掌分别贴于脐下小腹中央处，同时上下摩擦30次。

（3）揉神阙：用单手或两手掌重叠，按在肚脐处，揉30次；用拇指或食指、中指指腹按压脐部，做轻柔小幅度环旋揉动。

（4）按压全腹：两脚伸直，双手三指（食指、中指、无名指）伸直并拢贴在腹部，慢慢地深压，每一压3秒钟，反复3次。接着把双手往下移一点以同样动作反复3次，再往下稍移，同样的动作反复数次，最后将左手叠在右手上面贴在左上腹部，进行掌压，大约2秒钟后轻轻放松即可。

（5）按摩足三里：按摩时，用食指或拇指指腹按压旋转，以有酸胀麻感为度，顺时针方向和逆时针方向各20次。

（6）卧位，两手张开，分别按在两肋下，用掌指向下推动，推至腹沟处为止，反复推动3分钟；然后两手相叠，由剑突下推至耻骨联合处，连推3分钟，有健脾消食的功效。

（7）仰卧，以两手拇指掌侧对置，其余4指分置腹部两侧，自剑突下鸠尾穴处经上脘、中脘、下脘至水分穴止，反复直推，时间3~5分钟，可健脾胃，消饮食。

2. 穴位点按法

（1）阴陵泉：用一手拇指点按阴陵泉穴3~5分钟。

（2）中脘：用右手食指、中指、无名指、小指指腹揉其脐上4寸处的中脘穴。揉摩时，作顺时针旋转动作，压力轻，动作协调有节律，一般揉5分钟，可调理胃肠，助消化。

（3）足三里：用一手拇指点按足三里穴5分钟，慢慢地、有耐心地用由轻至重的力度进行，可健脾益胃。

（4）三阴交：用一手拇指点按三阴交穴5分钟，可健脾养血。

（5）气海：用一指禅推法推脐下1.5寸的气海穴1~2分钟，手法轻快为宜，可调理脾肾。

（6）太溪：用一手拇指点按太溪穴3分钟，有补肾作用。

（7）隐白、大墩穴：用两手拇指指腹点压隐白、大墩穴，每穴按揉1~2分钟，每日1~2次，有健脾益气作用。

3. 旋球法

用手掌握两铁球在手心内旋转，此法可按摩手心劳宫穴及手指其他穴位。每日1次，每次30分钟。每分钟100次左右为宜。

（二）食疗药膳

1. 日常饮食宜忌

定时定量饮食，不暴饮暴食，避免过食肥甘厚味、生冷不易消化及有刺激性的食物，吃饭多咀嚼，细嚼慢咽。

2. 辨证药膳法

（1）脾胃虚弱型

山楂养胃丸

原料：生山楂、淮山药各250g，白糖100g。

制用方法：将鲜山楂、山药晒干研末，与白糖混匀后炼蜜为丸，每丸重15g，每次1丸，每日服3次，温开水送服。

健脾膏

原料：生姜250g，党参250g，山药250g，蜂蜜300g。

制用方法：将生姜捣碎取汁，党参、山药研末，同蜂蜜一起搅匀，慢慢煎成膏。每次5g，每日3次，热粥送服，连服数日。

（2）胃阴亏虚型

养胃汁

原料：西瓜、西红柿各适量。

制用方法：西瓜取瓤去籽，用洁净纱布绞挤取液，西红柿用沸水冲烫剥皮，也同样取液。两液合并，随时饮用。

（3）脾虚湿盛型

橘姜苡仁饮

原料：生姜、橘皮各6g，薏苡仁15g。

制用方法：上三味加水煎煮取汁，每日分2次服。

芥菜姜汤

原料：芥菜100g，生姜10g。

制用方法：将两味洗净切片，一同煮成汤，每日饮汤1次。

（4）脾肾阳虚型

蚕豆皮饮

原料：蚕豆皮适量。

制用方法：将蚕豆皮晾干，上锅炒至焦黄，取适量用沸水冲泡，加盖焖至汁浓，即可饮用。每日2次。

（5）肝气郁结型

佛芍汤

原料：佛手、白芍各10g，葱根9g。

制用方法：每日1剂，水煎代茶饮。

（三）推拿按摩疗法

1. 穴位：下脘、天枢、章门、足三里、膈俞、三焦俞、大椎、命门。

2. 操作方法：

（1）推抚左胁肋部：单掌或双掌于左胁肋部快速推抚 1~2 分钟。

（2）掌推腹部任脉循行路线：1~2 分钟。

（3）推下脘腹部：掌根轮流顺时针推下脘腹部，1~2 分钟。

（4）叠掌揉上腹部：时间约 5 分钟。

（5）揉下脘腹部：两掌环形揉下脘腹部 5 分钟。

（6）捏拿、抖颤腹肌：多指捏拿腹肌并抖颤约 2 分钟。

（7）点揉天枢、章门、足三里穴，各 2 分钟。

（8）推、揉背部膀胱经循行部位：先单掌推背部膀胱经循行路线，然后叠掌按揉，各 3 分钟。

（9）按压膈俞穴至三焦俞穴：以双掌根或双手拇指交替按压膀胱经内侧线膈俞至三焦俞一段，反复 10 次。

（10）捏拿大椎、命门穴：用双手拇指、食指沿督脉路线自上而下反复捏拿大椎至命门穴一段，自上而下捏拿 10 次。

（四）针灸疗法

1. 耳穴疗法

（1）耳穴压丸法

在胰、胆、胃、脾等穴位找到敏感点用王不留行籽进行压丸。实热证用强刺激泻法，同时加耳尖、肾上腺等穴；虚证用补法或平补平泻法，每隔 1~3 天换压另一侧。

（2）耳穴按摩法

先行全耳保健按摩，至两耳发热，再用食指尖在耳甲艇、耳轮脚周围来回按摩。每次按摩 5 分钟左右，每天按摩 2~3 次。

2. 灸法

穴位：三阴交、脾俞、胃俞、足三里、章门、中脘、天枢。

操作方法：每隔1～2日灸治1次，10次为1疗程，疗程之间可休息5～7日，每季度灸1～2疗程。诸穴均可采用温和灸或雀啄灸、隔姜灸。

（五）穴位敷贴疗法

1. 脾胃虚弱型

健脾膏

原料：党参、白术、茯苓、甘草、陈皮、半夏各等量。

制用方法：将上药部分熬膏贴胸口或脐上，再将部分研粉炒热，熨脐腹部。

理脾方

原料：炙黄芪、鸡内金、焦白术、五谷虫各6g，炒山药10g。

制用方法：共研细末，用姜汁或水调成糊状，敷贴于脐部，以胶布固定。每周2～3次。

2. 脾肾阳虚型

桂二香糊

原料：公丁香、肉桂各1.5g，木香3g，醋适量。

制用方法：共研细末，加醋调成厚糊状敷于脐部，外用纱布覆盖，胶布固定。

苍术肉桂干姜敷脐方

原料：吴茱萸4g，肉桂4g，干姜6g，炒苍术6g，白蔻仁4g。

制用方法：共研细末，用时取药末少许以温开水调成糊状，涂满脐眼，以胶布固定，两天换药1次。

（六）拔罐疗法

1. 火罐

取中脘、天枢、脾俞、胃俞、足三里、上巨虚、下巨虚等穴，用闪火法拔罐，每次取3个穴位，每穴留罐5～10分钟，每日治疗1次。

2. 闪罐

先取背俞穴，薄涂一些润滑剂，用闪火法拔罐，在膈俞至三焦俞走罐，使皮肤出现充血瘀紫，再取中脘、关元、足三里拔罐5～10分钟，隔日治疗1次。

3. 叩刺罐法

从第7胸椎至第5腰椎夹脊穴，自上而下用梅花针轻叩5～8次，至皮肤潮红，并在膈俞、肝俞、脾俞、胃俞穴上拔罐，留罐5～10分钟，同时配合三棱针点刺四缝穴，隔日治疗1次。

（七）刮痧疗法

1. 取俯坐位或俯卧位，在施术部位抹上刮痧介质后，用泻法线状刮拭颈部与背部督脉（由上而下）、足太阳经（由下而上），并泻法点状刮拭哑门、天柱、身柱、命门、膈俞、肾俞、足三里穴，均至“痧痕”显现。

2. 取仰卧位，在施术部位抹上刮痧介质后，用泻法线状刮拭腹部任脉（由上而下），并泻法点状刮拭中脘、神阙穴，均至“痧痕”显现。

3. 每天施术1次，症状缓解后，可改用补法刮拭上述经络、腧穴，直至症状完全消失。

(八) 砭石疗法

1. 用加热砭板在脾俞、胃俞、中脘做温法15~30分钟。

2. 用砭具点揉足三里、中脘各2分钟。

3. 用加热砭板在胃脘部做温法30分钟。

(九) 药浴疗法

槟榔橘皮液

原料：槟榔40g，高良姜20g，橘皮30g，土茯苓30g。

制用方法：将上四药切碎，加水煎煮滤去药渣，待药液温热后洗浴，每晚1次，每次20分钟。

六味神方

原料：藿香、吴茱萸、山药、车前子各20g，木香、丁香各10g。

制用方法：将上药加水煎煮，滤去药渣，待药液温热时洗浴，每日2次，每次15分钟。

(十) 药枕疗法

1. 脾胃虚弱型

开胃枕

原料：鸡内金20g，焦三仙45g，莱菔子100g，厚朴、山楂、藿香、佩兰各50g。

制用方法：分别烘干，共研粗末，和匀，装入枕芯，制成药枕，睡觉时枕之。

2. 胃阴亏虚型

生津养胃枕

原料：麦冬、葛根、沙参各500g，石斛、砂仁、太子参、天花粉各200g，沉香100g。

制用方法：分别烘干，共研粗末，和匀，装入枕芯，制成药枕。睡觉时枕之。

麦冬沙参枕

原料：麦冬500g，石斛200g，砂仁200g，沙参500g，太子参200g，葛根500g，天花粉200g，沉香100g。

制用方法：分别烘干，共研粗末，和匀，装入枕芯，制成药枕。睡觉时枕之。

（3）肝气郁结型

疏肝枕

原料：香附500g，木香500g，柴胡500g，青皮200g，藿香300g，延胡索500g，通草200g。

制用方法：除通草外分别烘干，共研粗末，通草铺匀，外洒药末，装入枕芯，制成药枕，睡觉时枕之。

菊花枯草枕

原料：香附300g，桃叶100g，柴胡300g，夏枯草200g，菊花100g，丹皮200g，青皮200g，绿豆衣50g。

制用方法：分别烘干，共研粗末，装入枕芯，制成药枕，睡觉时枕之。

专家提示

1. 养成良好的饮食卫生习惯，吃饭时不要同时看书，或作其他不利于进食和食物消化的活动。

2. 保持心情舒畅，避免精神刺激。

3. 适当运动，增强体质，注意寒暖，养成良好的生活习惯。

4. 忌挑食与偏食。

第七节　头　痛

一、概述

头痛是亚健康状态最常见的自觉症状之一，其临床表现比较复杂，常于情绪激动、工作紧张时加重，时轻时重，或呈持续性；可伴有自觉头部具有重压、紧缩、麻木和酸胀感。中医学认为头为诸阳之会，又为髓海之所在，引起头痛的原因与外感和内伤有关，可由于风寒、风热、风湿、肝阳、痰浊、瘀血等引起。综合文献报道，头痛大致存在以下几种常见中医证型：

1. 外感风寒：头痛，痛连项背，怕风，怕冷，口不渴。

2. 外感风热：头痛，发热目胀，面红目赤，口渴，尿黄，便秘。

3. 肝阳上亢：头痛，头胀，心烦易怒，胁肋胀痛。

4. 气血两虚：头痛，头晕，劳累后加重，心悸，气短，乏力。

5. 肾虚：眩晕，耳鸣，腰膝酸软。

二、中医调理方法

（一）自我保健按摩

1. 穴位按摩法

（1）推天门 15～20 次。

（2）按揉百会 2～4 分钟。

（3）推搓率谷穴40次，两侧同时进行。

（4）揉风池，按揉30～40次，按揉的力量偏于向下方向。

（5）搓涌泉，左右各搓30～60次。

2. 梳摩疗法

用双手十指尖放于头部最痛的部位，像梳头那样快速地梳摩，每次梳摩约100个来回，每天早晚各梳摩1次。

（二）食疗药膳

1. 日常饮食宜忌

（1）适宜饮食

头痛患者平素饮食宜清淡而富于营养。多食富含镁元素的食物，如紫菜、海带、芝麻、芝麻酱、大豆、黑豆、玉米、小麦、蚕豆、豌豆、豇豆、豆腐皮、雪里红、菠菜、冬菜、苋菜、荠菜、蘑菇、冬笋、杨桃、桂圆、梨、香蕉、花生等。

（2）禁忌饮食

忌食葱、姜、辣椒等辛辣刺激的食物；不宜饮浓茶、咖啡、白酒等刺激性饮料；不宜多吃酸橙、柠檬等水果；忌食油腻生冷黏滞性食物，如动物脂肪、肥肉、年糕、粽子、炸糕等。

2. 辨证药膳

（1）外感风寒型

川芎酒

原料：川芎100g，白酒500ml。

制用方法：将川芎浸于酒中，每次饮用20～30ml，每日3次，亦可将川芎研为细末，每次6g，每日2次冲服，连用7～10天。

僵蚕葱白茶

原料：白僵蚕3～5g，葱白6g，绿茶3g。

制用方法：将僵蚕焙干研成末，用葱白与茶叶煎汤，调僵蚕末，每日1~2次。

（2）外感风热型

菊花茶

原料：绿茶0.5~1g，菊花9~15g，蜂蜜25ml。

制用方法：以菊花加水600ml，煮沸5分钟，后加入绿茶、蜂蜜即可。每日1剂，分3次温服。

麻川茯苓茶

原料：天麻6g，川芎5g，茯苓10g，茶叶5g。

制用方法：先将天麻、川芎、茯苓用第二次米泔水浸泡4~6小时，洗净切片，同茶叶一并加水煎汁，取药汁，渣再加水煎1次，两次煎液合并，每日1剂，上、下午各服1次，温服。

（3）肝阳上亢型

天麻鱼头汤

原料：鱼头（最好是草鱼头）1个，天麻10g，生姜15g。

制用方法：鱼头、天麻、生姜共煮汤，温服鱼汤。

夏荷茶

原料：夏枯草10g，荷叶12g（或鲜荷叶半张）。

制用方法：将上述二味共煎汤，取汁服用，每日1剂，代茶饮。

（4）气血两虚型

虫草鱼头汤

原料：草鱼头1个，冬虫夏草2g，枸杞10g，沙参10g，益智仁10g。

制用方法：用草鱼头、冬虫夏草、枸杞、益智仁和沙参共煎汤温服。

山药杞子炖猪脑

原料：猪脑1副，枸杞子10g，淮山药50g，精盐、味精、料酒适量。

制用方法：将猪脑洗净，与山药及枸杞子同放砂锅内加适量水及料酒炖至熟，加入适量的精盐及味精调味服食。

（三）推拿按摩疗法

1. 头痛按摩法

（1）揉拿项部：在颈部做广泛且深透的拿法，自上而下，重点放松颈部两侧肌肉。

（2）轻抹前额：两手拇指自印堂至神庭做抹法，其余四指置于头的两侧相对固定。在做抹法时，力量不宜太大，速度宜快。

（3）分推前额：两手拇指桡侧缘，自前额中线向两侧分推至太阳穴并做点揉，然后两手拇指滑向头维点揉，最后滑至角孙穴点揉，如此反复操作数次。

（4）点按头顶：两手拇指自前发际向后交替点按头部前后正中线即督脉，然后两手同时点按距督脉1、3、5、7、9厘米处的侧线。每条线点按3~5遍。

（5）点揉足少阳胆经五穴：用拇指点揉法分别点揉颔厌、悬颅、悬厘、曲鬓、率谷五穴。点揉每一个穴位时，均应使局部产生酸胀感，时间大约半分钟，点揉的力量应由轻至重。

（6）梳头：双手十指微屈，从前至后做梳头动作。

（7）点揉枕后穴位：以食、中指分别点揉枕后风府、玉枕、天柱、风池等穴大约半分钟。远端配穴：应配1~2个远端穴位，如外关、合谷、涌泉，并给予强刺激，使得穴位局部产生较强的酸胀感。

2. 辨证按摩法

（1）外感风寒型及风热型

以双手拇指相交替地自鼻根部向上至发际做推法，60 遍或 2 分钟；双手指分开置于前发际处，用指尖贴头皮向后及两侧推至后外侧发际处，如同梳头一般，共做 10 遍左右；以泻法点按印堂、阳白、头维、上星、太阳、神庭、百会、率谷、风池、头临泣、脑空、风府。

（2）肝阳上亢型

双手拇指相并自前额正中发际之下，向两侧平推至太阳穴处，再向下移动一个拇指的位置做同样的平椎，直至最后做眉弓处的平推手法，自上而下操作共 10 遍；用“推桥弓”法，并点按照海、太冲、行间等穴位。

（3）气血两虚型

双手指分开置于前发际处，用指尖贴头皮向后及两侧推至后外侧发际处，如同梳头一般，共做 10 遍左右；点中脘、气海、关元、足三里、血海、三阴交等穴位，并在上腹部做摩法。

（4）肾虚型

双手指分开置于前发际处，用指尖贴头皮向后及两侧推至后外侧发际处，如同梳头一般，共做 10 遍左右；点关元、气海、足三里、三阴交等穴位，并在下腹部和足底做摩法。

（四）针灸疗法

1. 耳穴疗法

穴位：取疼痛相应部位及皮质下、交感、神门穴。

操作方法：用王不留行籽贴压以上穴位，胶布固定，每天按揉

50 下左右。

2. 头痛灸法

穴位：上星、百会、身柱、风府、通天、风池、胆俞穴。

操作方法：以上穴位，每次治疗时轮流选取 4～5 个，用艾卷每天温灸 1 次，每穴灸 5～10 分钟。

3. 梅花针疗法

操作方法：用梅花针重叩太阳、印堂及头痛处至微出血，再加拔火罐，弹刺后颈部、头部、颞部、内关及外关穴。

4. 辨证灸法

（1）外感风寒型

生姜敷灸：取鲜姜适量，捣如泥膏状，制成黄豆大姜团数枚（不要去姜汁），敷于太阳穴，上盖油纸固定即可，每日 1 次，每次 1～2 小时。

（2）外感风热型

薄荷叶敷灸：取鲜薄荷叶适量，捣烂如泥膏状，制成蚕豆大药团数枚，敷灸时用手指轻贴于太阳、阳白、印堂等穴位上，每日敷贴 1 次，每次 4～6 小时。

（3）肝阳上亢型

蒜泥灸（敷灸）灸太冲或行间 10 分钟、灸外关 10 分钟。

（4）气血两虚型

点燃艾条对准百会、气海、肝俞、脾俞、肾俞、合谷、足三里等穴位，距离以病人感到温热舒适为度，一般距皮肤 1.5～3 厘米，每穴灸 3～15 分钟，灸到皮肤出现红晕为度。每日或隔日 1 次。

（五）穴位敷贴疗法

芎芷石膏散

原料：白芷 10g，生石膏 20g，川芎 10g，薄荷 10g。

制用方法：上药共研细粉备用，用时取药末适量，填入脐孔内，外用伤湿止痛膏固定。

冰黄散

原料：酒制大黄100g，冰片30g。

操作方法：两药共研细末，装瓶备用。头痛时用消毒药棉蘸药粉，塞入鼻内。也可以将药粉用水调成膏状，敷贴太阳穴。

椒艾糊

原料：胡椒、艾叶各等份，鸡蛋清适量。

制用方法：上药共为细末，用鸡蛋清调为糊状，敷百会穴，每日换1次。

吴萸散

原料：吴茱萸20g。

制用方法：取吴茱萸研末备用，用时取适量吴茱萸粉用醋调为糊状，敷于足心，外盖纱布，以胶布固定，每日换1次。

寄生干姜散

原料：桑寄生6g，干姜粉2g。

制用方法：将桑寄生研末，入干姜粉，二药以酒炒热布包，用上药包敷患侧太阳穴，1日1剂。

（六）拔罐疗法

1. 先在背部涂凡士林，再拔大椎穴，吸住后用手扶罐向下推至腰骶部，然后再转向背部两侧上下推动，至满背皮肤呈现红晕充血即起罐。

2. 取膈俞（双）、太阳、合谷等穴，用三棱针点刺后拔罐10

分钟，以出血为度，每日或隔日1次。

3. 取肝俞（患侧）、太阳（患侧）、太冲（健侧）等穴，用三棱针点刺后拔罐10～15分钟，每日或隔日1次。

4. 头部督脉印堂至风府，足少阳经阳白至风池、颔厌至曲鬓、率谷至完骨，背部足太阳经大杼至白环俞，用梅花针叩刺头部和背部经络的皮部，再用抽气罐于背部两侧由上而下循环依次吸拔，留罐30分钟，每日1次。

（七）刮痧疗法

1. 头痛刮痧法

穴位：奇穴：双侧太阳穴；胆经：双侧曲鬓、风池；胃经：双侧头维；督脉：以百会为中心，分别向前至神庭，向左右至耳上区，向后至哑门；胆经：双侧肩井；大肠经：双侧曲池、合谷；三焦经：外关；疼痛重者加头部阿是穴。

操作方法：头部穴位使用刮痧板的厚缘，用力较轻；四肢部穴位使用刮痧板的薄缘，用力可较重。

2. 辨证刮痧法

用泻法刮大椎、大杼、膏肓俞、神堂至出现紫红色瘀点（痧痕）。在此基础上，根据辨证分型不同，可作如下操作：

（1）外感风寒型：加天柱、攒竹、丝竹空、头维、风府、风池、肩井、肺俞等穴，以拇指或食指、中指指压及按揉天柱、攒竹、风府、风池诸穴，以患者有胀、痛、酸麻感为度。以撮痧手法中之夹、抓法施术于太阳、丝竹空、头维穴等。操作范围局限，手法力度由轻至中度，以出现痧痕为度。以肩井、肺俞穴为中心，施以扯、夹、抓法，手法力量由轻至重。操作范围宜广泛一些，至出现痧痕为止。

（2）外感风热型：加印堂、神庭、太阳、风池、合谷、曲池、外关等穴，用拇、食或中指指压或按揉合谷、曲池、外关、风池穴，手法力度由轻至重，以酸、麻、痛感为度。再由印堂至太阳穴用撮痧手法中之抓、夹法。操作范围局限，力度由轻至中度，以出现痧痕为止。以大椎穴为中心，沿督脉分布走行部位，以扯、抓、夹法撮痧。力度宜重，操作范围宜广泛，以寻其经脉所行路线，出现痧痕为度。

（3）肝阳上亢型：加肝俞、胆俞、风池、太阳、头维、章门、百会等穴，以指压及按揉风池、太阳、头维，力度适中，以夹、扯法撮痧，施于太阳穴至头维穴，再施于肝俞、胆俞、章门穴，力度由轻至重，操作范围局限，以出现痧痕为度。

（4）气血两虚型：加脾俞、胃俞、中脘、气海、血海、足三里、百会等穴，用拇指、中指或食指指压按揉百会、脾俞、胃俞，掌揉中脘、气海，以培补中气养血。以拧、抓、扯法撮痧，施于脾俞、胃俞、中脘、气海，由浅至深，力度逐渐加重。可至局部皮肤有温热感或出现痧痕为度。

（5）肾虚型：加肾俞、命门、攒竹、太阳、太溪、三阴交、气海、关元等穴，用拇指、中指，指压按揉攒竹、太阳、太溪、三阴交，力度由轻至重，以有酸、痛、胀、麻感为佳。用抓、扯、拧法撮痧，施于肾俞、命门、关元、气海穴，操作范围局限，可逐步加重力度至痧痕出现。

（八）*砭石疗法*

1. 用砭具刮擦前臂合谷至上廉一线，5 分钟。
2. 用砭具刮擦头部 5 分钟，以头痛常发生的区域为主。
3. 用砭具尖端在丰隆、解溪穴按揉，每穴 1 分钟。

(九) 药浴疗法

1. 外感风寒型

川芎茶调方

原料：川芎30g，白芷20g，羌活30g，防风30g，薄荷20g，细辛15g，绿茶5g。

制用方法：将以上7味药入锅加水适量，煎煮20分钟，去渣取汁，与300ml开水同入泡足桶中，先熏蒸，后泡洗双足，每晚1次，每次40分钟。

川草乌细辛方

原料：制川乌30g，制草乌20g，白僵蚕30g，细辛15g，白酒30ml。

制用方法：将前4味药入锅加水适量，煎煮30分钟，去渣取汁，与白酒及3000ml开水同入泡足桶中，先熏蒸，后泡洗双足，每晚1次，每次40分钟。

2. 外感风热型

桑菊浴头方

原料：冬桑叶30g，黄菊花15g，黑山栀10g，独活、天麻各6g，薄荷30g。

制用方法：上药煎水，待温，取药液洗头，反复擦洗。每日早、晚各1次。

桑菊浴足方

原料：桑叶150g，野菊花60g，川芎50g，蔓荆子40g。

制用方法：将上4味药入锅加水适量，煎煮20分钟，去渣取汁，与3000ml开水同入泡足桶中，先熏蒸，后泡洗双足，每晚1次，每次40分钟。

3. 肝阳上亢型

天麻川芎方

原料：天麻15g，川芎30g，山栀20g，冰片5g。

制用方法：将前3味药入锅加水适量，煎煮20分钟，去渣取汁，与3000ml开水同入泡足桶中，再加入碾碎的冰片粉，搅匀即成，先熏蒸，后泡洗双足，每晚1次，每次40分钟。

吴萸刺藜汤

原料：吴茱萸20g，刺蒺藜20g，夏枯草15g，茺蔚子10g。

制用方法：将上药放入锅中，加清水适量，浸泡5~10分钟后，煎煮20分钟取汁，放入浴盆中，待温时足浴，每日2次，每次10~30分钟，每日1剂。

4. 肾虚型

枸杞叶菊花方

原料：枸杞叶200g，菊花30g，天麻20g，钩藤20g。

制用方法：将上药入锅加水适量，煎煮20分钟，去渣取汁，与3000ml开水同入泡足桶中，先熏蒸，后泡洗双足，每晚1次，每次40分钟。

（十）药枕疗法

1. 外感风寒型

吴茱萸枕

原料：吴茱萸叶2000g。

制用方法：蒸热，装入枕芯，或用吴茱萸棉布包裹做成药枕，睡觉时枕之。

2. 外感风热型

蒲公英枕

原料：蒲公英120g。

制用方法：烘干，搓碎，装入枕芯之中，制成药枕，睡觉时枕之。

3. 肝阳上亢型

菊花决明枕

原料：决明子，菊花各1000g。

制用方法：上药共研细末，装入枕芯，做成药枕，睡觉时枕之。

磁石枕

原料：磁石适量。

制用方法：将磁石打碎，纱布包裹，纳入枕芯，制成药枕，睡卧时枕之。

4. 气血两虚型

丹参枕

原料：丹参1000g，川芎、当归、桑椹子各200g，冰片1g。

制用方法：上药除冰片外，一起烘干，研成粗末，兑入冰片，和匀，装入枕芯，制成药枕，睡觉时枕之。

5. 肾虚型

黑豆益肾枕

原料：黑大豆适量。

制用方法：黑大豆蒸热，使豆变色，再用棉布或纱布包裹，装入枕芯，制成药枕，睡觉时枕之。

专家提示

1. 饮食宜清淡，忌烟酒，少吃辛辣刺激之品。

2. 保持心情舒畅，避免情绪激动。

3. 生活规律，保证充足睡眠，不要过度劳累，尤其不要思虑过度。

4. 参加慢跑、游泳、太极拳、气功、唱歌、舞蹈等体育锻炼。

5. 注意保暖，防止感受风寒。

6. 保持室内清静及空气新鲜，避免各种诱发因素。

7. 不要随便服用止痛药，节制看电视及用电脑的时间。

第八节　眩　晕

一、概述

眩晕通常称为头晕眼花，是目眩与头晕的总称。目眩即眼花或眼前发黑，视物模糊；头晕即感觉自身或外界景物旋转摆动，站立不稳。中医学自古就有"无风不作眩，无痰不作眩，无虚不作眩"等说法。综合文献报道，眩晕大致存在以下几种常见中医证型：

1. 肝阳上亢型：眩晕，耳鸣，头胀痛，急躁易怒，面红目赤，口苦。

2. 脾虚湿盛型：眩晕，头重如裹，胸闷作呕，食量减少，大便稀溏。

3. 气血两虚型：眩晕，心慌失眠，面色淡白，倦怠乏力，唇甲发白。

4. 肝肾阴虚型：眩晕，视力减退，手脚心热，口唇干燥，腰酸耳鸣。

二、中医调理方法

（一）自我保健按摩

1. 穴位点按法

穴位：百会、合谷、太冲、涌泉、曲泽。

操作方法：

（1）运力点按、捏揉、推拿、振颤百会、合谷、太冲、涌泉等穴，各1分钟。

（2）用拇指按揉对侧的曲泽穴，向前臂方向用劲，两侧各约1分钟。

2. 手部按摩法

穴位：内关、阳谷、合谷。

操作方法：按揉内关200次，阳谷50次；掐按合谷500次，每天1次。

3. 足部按摩法

穴位：涌泉、行间、太溪、三阴交、陷谷、丰隆、足三里。

操作方法：擦涌泉，以足心产生热感为度，自擦时要呼吸自然，用力均匀，速度为每分钟80～100次，切勿屏气。按揉行间、太溪、三阴交、陷谷、丰隆、足三里各5分钟，用力以局部感到酸胀为宜。

（二）食疗药膳

1. 辨证饮食宜忌

（1）肝阳上亢型

宜吃清淡甘凉的食物，如芹菜、菊花、海蜇、松花粉、荸荠、萝卜、莴笋、丝瓜、河蚌、龟、桑椹、茭白、黄瓜、冬瓜、绿豆、绿豆芽、空心菜、苋菜、赤豆、槐花、决明子、橘子、金橘等。忌吃羊肉、猪肥肉、狗肉、公鸡、辣椒、桂皮、洋葱、丁香、芥菜、人参、紫河车、香烟及白酒等辛辣香燥、性热助火的食物。

（2）脾虚湿盛型

宜吃具有化痰、健脾、和胃作用的清淡食物，如苡仁、萝卜、丝瓜、冬瓜、竹笋、荸荠、海蜇、生姜、陈橘皮、黄豆、白扁豆、空心菜、苋菜、南瓜、芋艿、蘑菇、甘薯、山药等。忌吃大枣、桂圆、黄精、猪肥肉、海腥发物及过咸食品。

（3）气血两虚型

宜吃具有补益心脾、养血补气作用的食物，如绿叶蔬菜、桂圆肉、莲子、大枣、山药、芝麻、桑椹、核桃、淡菜、猪脑、松子、枸杞子、天麻、何首乌、紫河车、人参、银耳、蜂乳、蜂蜜、豆浆、燕窝、乌骨鸡、猪心、猪肝、猪肾、阿胶、乌贼、鱼类、牡蛎肉、蚌肉、甲鱼、牛奶、禽蛋、瘦肉、豆制品以及各种食用菌等。忌食葱、姜、辣椒、胡椒、桂皮、茴香、萝卜、茶叶、白酒等食物。

（4）肝肾阴虚型

宜吃具有滋养肝肾、填精补髓作用的食物，如核桃肉、桑椹、枸杞子、何首乌、紫河车、山药、淡菜、牡蛎、芡实、鸭肉、鳖、百合、阿胶、黑豆等。忌食葱、姜、辣椒、胡椒、桂皮、茴香、萝卜、茶叶、白酒等辛辣、温燥、伤阴的食物。

2. 辨证药膳

（1）肝阳上亢型

天麻粥

原料：天麻10g，杭菊花15g，大米50g。

制用方法：将天麻和大米入锅中，加水用武火同煮，至沸后改用文火煮至大米半熟时再加入杭菊花 15g（布包），煮至米烂成粥后用油盐调味服之。

天麻鸡蛋汤

原料：天麻 10g，鸡蛋 2 个。

制用方法：先煎天麻 1 小时后去渣，然后冲入鸡蛋，炖服。

（2）脾虚湿盛型

白果干姜粉

原料：白果仁 30g，干姜 6g。

制用方法：将白果仁和干姜共研细末，分 4 份，每次 1 份，温开水送服，早晚饭后各服 1 次。

（3）气血两虚型

归芪炖鸡

原料：老母鸡 1 只，黄芪、当归各 50g，葱、姜、盐适量。

制用方法：将洗净的老母鸡 1 只，与黄芪、当归各 50g 及少量葱、姜、盐等放入炖锅内，隔水清炖，食鸡饮汤。

参枣枸杞饮

原料：西洋参 3g，枸杞子 6g，大枣 5 枚。

制用方法：将西洋参、枸杞子、大枣三味共煎汤，取汤液饮用。

（4）肝肾阴虚型

杜仲核桃炖猪腰

原料：杜仲、核桃各 20g，猪腰花（猪肾）200g。

制用方法：将杜仲、核桃与猪腰花（猪肾）隔水同炖至熟，去杜仲后再加入少许食盐调味服食。

（三）推拿按摩疗法

1. 通络止眩按摩法

（1）用双手拇指桡侧缘交替推印堂至神庭30遍。

（2）用双手拇指螺纹面分推攒竹至两侧太阳穴30遍。

（3）用拇指螺纹面按揉百会、风府、肾俞、气海各30~50次。

（4）用大鱼际揉太阳30次，即向前向后各转15次。

（5）拿捏神门、足三里、太冲各30~50次。

（6）用大拇指螺纹面向下直推桥弓，左右交替，各10遍。

（7）拿捏风池10次，以局部有酸胀感为宜。

（8）由前向后用五指拿头顶，至后头部改为三指拿，顺势从上向下拿捏项肌3~5遍。

（9）用双手大鱼际从前额正中线抹向两侧，在太阳穴处按揉3~5下，再推向耳后，并顺势向下推至颈部，连做3遍

（10）擦涌泉100次，至脚心发热为止。

2. 辨证按摩法

（1）肝阳上亢型

用一手扶后枕，另一手拇指按压印堂后缓缓揉动，以顺时针为宜，揉压交替进行；以拇指掌侧自鼻尖之素髎穴起，向上沿头部正中线经印堂、神庭、百会、强间推至哑门穴止，反复操作2~3分钟，以双手拇指置于前额正中，向两侧太阳穴处做分推法，5分钟左右，然后用双手拇指按揉太冲穴约2分钟。

（2）脾虚湿盛型

以两手拇指掌侧对置于脐下阴交穴处，其余四指分置腹部两侧，自上向下逐步推动，经石门、关元、中极至曲骨穴止，反复操作2~3分钟。

（3）气血两虚型

以一手扶定额部，另一手四指自左侧或右侧枕后率谷穴处开始，斜向外下经风池、哑门至对侧肩井穴处，斜摩3~5分钟，然后以拇指点按足三里穴1分钟。

（4）肝肾阴虚型

以手掌置于腰部一侧之肾俞、气海俞及大肠俞处，再摩动至一侧带脉穴处，再摩动至对侧带脉穴处，反复按摩3~5分钟。

3. 辨证点穴

点穴时要注意揉、按、振法相结合，力度要深透、柔和。

（1）肝阳上亢型

用“推桥弓”法，并以补法点三阴交、侠溪，以泻法点风池、风府、期门、行间。

（2）脾虚湿盛型

泻法点膻中、内关、解溪，按揉两侧丰隆、阴陵泉，得气为度，用补法点中脘、足三里，并在上腹部用泻法做摩法治疗。

（3）气血两虚型

以补法点百会、神庭、中脘、气海、关元、足三里、血海、三阴交等穴位，并在上腹部做摩法治疗。

（4）肝肾阴虚型

补法点关元、气海、三阴交等穴位，按、揉两侧太溪，推足底涌泉穴，并在下腹部、腰骶部和足底做摩法、擦法的治疗。

（四）针灸疗法

1. 耳穴疗法

穴位：神门、脑、皮质下、交感、心等穴。

操作方法：每次选双侧耳穴2~3个。用米粒大小之冰片，放在$0.5\times0.5cm^2$的橡皮膏中心，贴于耳穴上，3天1换。

2. 辨证耳压法

穴位：内耳、额、枕、脑点、神门、交感等穴。

操作方法：将王不留行籽贴压于穴上，手压以使其有明显痛感为宜。并嘱经常按压，隔天换药1次。

（1）肝阳上亢型：加心、肝、肾、三焦。

（2）脾虚湿盛型：加肺、脾、肾、皮质下。

（3）气血两虚型：加脾、胃、肾。

（4）肝肾阴虚型：加肾、子宫（或睾丸）、内分泌。

3. 辨证灸法

（1）肝阳上亢型

①艾炷灸

用泻法，艾炷非化脓灸灸百会4~8壮、灸肝俞或胆俞4~6壮、期门4~6壮、太冲或行间4~8壮、阳陵泉4~8壮。

②艾炷隔芹菜根灸

取肝俞、肾俞、行间、太冲等穴，用鲜芹菜根切成0.2厘米的薄片，置穴上，放艾炷灸3~5壮，每日1次。

③艾条温和灸

取风池、肝俞、肾俞、行间等穴，每穴灸15~30分钟，每日或隔日1次。

（2）脾虚湿盛型

用补法，艾炷非化脓灸灸百会9壮、大椎3~7壮、中脘或上脘3~7壮、足三里或丰隆3~9壮、脾俞或胃俞3~7壮。

（3）气血两虚型

①艾炷灸

用补法，艾炷非化脓灸灸百会7~9壮、足三里3~9壮、膈俞3~7壮、气海或关元3~7壮、血海3~9壮。

②艾炷隔姜灸

取膈俞、脾俞、肾俞、关元等穴，每穴灸5~7壮，每日1次。

③艾条温和灸、温盒灸

取百会、脾俞、肾俞、足三里等穴，每穴灸10～30分钟，每日1次。

（4）肝肾阴虚型

①艾炷灸

取肾俞、命门、三阴交等穴，每穴灸3～5壮，隔日1次。

②艾条温和灸、温盒灸

取百会、肾俞、太溪、涌泉等穴，每穴灸10～30分钟，每日1次。

（五）穴位敷贴疗法

1. 肝阳上亢型

复方天麻糊

原料：天麻10g，钩藤15g，生石决明15g，芦荟6g，活蚯蚓适量。

制用方法：将前4味研末，取药粉6g与蚯蚓同捣如泥状敷脐部，外用胶布固定，每2天换药1次。

复方吴萸膏

原料：猪胆汁制吴萸100g，龙胆草50g，明矾30g，硫黄20g，朱砂15g。

制用方法：共研细末，用小蓟根汁调成糊状敷神阙、三阴交、涌泉，胶布固定，2日更换1次。

2. 脾虚湿盛型

化痰止眩散

原料：胆南星、明矾、川芎、郁金各12g，白芥子30g，生姜汁适量。

制用方法：将前5味药共碾成细末，贮瓶密封备用。用时取药末适量，加入生姜汁调成膏状，敷于患者脐孔上，盖以纱布，胶布固定，每天换药1次。

半夏天麻术芥膏

原料：生半夏10g，苍术10g，天麻10g，白芥子10g，生姜适量。

制用方法：将前4味研为细末，取药粉6g以生姜汁调敷，外用胶布封固，3~5天换药1次，每天用热水袋热敷15~30分钟。

3. 气血两虚型

益气养血散

原料：人参6g，白术10g，当归10g，吴茱萸6g。

制用方法：将上药研为细末，取药粉3g，用人乳汁或水调糊敷脐，胶布封固，每3天换药1次，用热水袋热敷15~30分钟。

4. 肝肾阴虚型

盐附子生地膏

原料：盐附子、生地各等量。

操作方法：取盐附子、生地各等量，共捣烂，每晚临睡时，用水调成膏状敷涌泉穴（双），次晨除去。

（六）拔罐疗法

1. 肝阳上亢型

选取肝俞、太阳、阳陵泉穴。操作时，病人取坐位，选取小口径玻璃罐以闪火法吸拔太阳穴，再选用中口径玻璃罐以闪火法吸拔肝俞、阳陵泉穴各10~15分钟，每日1次。

2. 脾虚湿盛型

选取丰隆、脾俞、中脘、阴陵泉等穴。操作时，病人取坐位，选用中口径玻璃罐以闪火法吸拔诸穴各10～20分钟，每日1次。

3. 气血两虚型

选取气海、心俞、脾俞、膈俞穴。操作时，病人取坐位，选用中口径玻璃罐以闪火法吸拔诸穴各10～15分钟，每日1次。

4. 肝肾阴虚型

选取肾俞、脾俞、胃俞、天柱、三阴交穴。操作时，病人取坐位，选用中口径玻璃罐以闪火法吸拔同一侧诸穴10～15分钟，每日1次。

（七）刮痧疗法

穴位：风池、肩井、脊背两侧夹脊穴（华佗夹脊穴）、曲池。

操作方法：力度中等，操作范围广泛。刮痧至出现痧痕为止，每日1次。

（1）肝阳上亢型：加太冲、肾俞、京门等穴，手法力度中等，操作范围广泛。

（2）脾虚湿盛型：加中脘、丰隆、足三里、三阴交等穴，手法力度中等，操作范围广泛。

（3）气血两虚型：加膈俞、血海、膻中、百会等穴，手法力度宜轻。

（4）肝肾阴虚型：加太溪、肝俞、肾俞、头维等穴，手法力度宜轻。

（八）砭石疗法

1. 用砭具尖端点按内关穴10分钟。

2. 用砭具在后顶、百会、前顶、囟会穴点按推揉，每穴2分钟。

3. 用砭具刮擦头侧部，左右各5分钟。

（九）药浴疗法

1. 肝阳上亢型

桑菊枯草方

原料：夏枯草30g，钩藤20g，桑叶15g，菊花20g。

制用方法：上药共煎，取药液浴足，每日1～2次，每次10～15分钟。

茺蔚子方

原料：桑枝15g，桑叶15g，茺蔚子15g。

制用方法：上药加水1000ml，煎至600ml，在水温40℃左右时，浸洗双足。每次30～40分钟，洗脚后即就寝，1日1次。

2. 肝肾阴虚型

生地寄生方

原料：生地、桑寄生各200g。

制用方法：将上药煎汤取汁，浸洗双足。

交藤牡蛎方

原料：夜交藤40g，吴茱萸20g，牡蛎40g。

制用方法：上药煎汤，泡浴。每次30～40分钟，每日1～2次。

（十）药枕疗法

1. 肝阳上亢型

决明菊花枕

原料：决明子1000g，菊花1000g。

制用方法：上两药共研粗末，装入枕芯，制成药枕，睡觉时枕之。

高血压枕

原料：野菊花、灯心草、夏枯草、石菖蒲、晚蚕砂各等份。

制用方法：上药一起烘干，粉碎成粗末，装入枕芯，制成药枕，将药枕对准风池、风府及大椎枕之。

2. 脾虚湿盛型

明矾枕

原料：明矾2000g，旋覆花100g，豨莶草200g，竹茹300g。

制用方法：将明矾打碎，豨莶草烘干，研成粗末，旋覆花烘干，搓碎；三药混匀，与竹茹一起装入枕芯，制成药枕，睡觉时枕之。

3. 气血两虚型

当归枕

原料：当归1200g，甘松500g，黄芪1000g，白术500g，茯苓500g，熟地500g，仙鹤草500g，大枣200g，葛根100g。

制用方法：上药一起烘干，研成粗末，混匀，装入枕芯，制成药枕，睡觉时枕之，坚持3个月。

4. 肝肾阴虚型

桑椹地黄枕

原料：桑椹子1000g，干地黄500g，丹皮200g，黑豆1000g，藿香100g，巴戟天500g。

制用方法：烘干后研成粗末，和匀，装入枕芯，制成药枕，睡觉时枕之。

黑豆磁石枕

原料：黑豆1000g，磁石1000g。

制用方法：上药分别打碎，和匀，装入枕芯，制成药枕，睡觉时枕之。

注意事项：磁石要打碎成米粒大小。

专家提示

1. 注意饮食起居，调摄寒温，保证充足的睡眠和休息。

2. 避免用脑过度及精神紧张，避免长时间看书、看电视。

3. 适当参加体育活动及体力劳动。

4. 不宜吃辛辣刺激性食物和油腻食物，戒烟酒，慎房事，

5. 高血压患者不宜吃过咸食物；高血脂症患者饮食宜清淡，少食多餐；颈椎病患者注意颈肩背部的保暖，选择合适的枕头。

6. 发作时宜平卧闭目，需保持环境安静，改变体位、转动头部时，不要忽然用力。

7. 眩晕反复发作者，不宜高空或水上作业。

第九节　心　悸

一、概述

心悸是指自觉心动异常，心慌不安，甚则不能自主的一类症状，一般呈阵发性，并伴有心前区不适感。每因情绪波动或劳累过度时发作，常伴有失眠、健忘、眩晕、耳鸣等症。中医学认为本症病位主要在心，与脾、肾、肺、肝四脏功能失调相关。综合文献报道，心悸大致存在以下几种常见中医证型：

1. 气血两虚：心悸，少气懒言，倦怠乏力，头晕，面色淡白。

2. 心肾不交：心悸，失眠，耳鸣，盗汗，五心烦热，腰部酸痛。

3. 心胆气虚：心悸，胆怯、善惊，易恐，坐卧不安。

4. 瘀血内停：心悸，胸闷，阵发胸痛，口唇青紫，舌质有瘀斑。

二、中医调理方法

（一）自我保健按摩

1. 手部按摩法

穴位：劳宫、神门、少府、大陵、内关。

操作方法：用拇指用力按揉手掌中的劳宫穴2分钟左右；然后点揉手掌侧神门、少府、大陵穴，每穴1分钟；用拇指端点法点内关穴3分钟；最后擦两手小指各侧至温热。每日1~2次。

2. 足部按摩法

穴位：涌泉、失眠穴。

操作方法：重擦足底，至温热；拔摇各趾，掐跖趾关节及趾腹，操作宜和缓持续；点揉足底涌泉穴2分钟，力达深部；掐点足跟部失眠穴2分钟。每日睡前按揉1次。

3. 点穴按摩法

（1）掐郄门穴，使局部有酸胀感，再揉按内关2分钟。

（2）摩揉膻中：用右手的食、中、无名指，三指并拢，摩揉膻中3分钟。

（3）摩揉左胸：用右手在左胸部摩揉心前区3分钟，使心前区有热感为宜，顺势用中指点揉中府穴及乳根穴各18次。

（4）拿极泉穴：用拇、食二指，捏拿对侧腋窝下的极泉穴3次，使麻感向手指放射，然后再拿对侧肩井3次。

（5）按足三里：用拇指分别按揉两侧足三里2分钟。

(6) 按内关穴：用拇指按压对侧内关穴3分钟，使之有较强的酸麻胀感。

(7) 捶前胸部：用空心拳，捶击心前区（左胸部）18拳，力度以能忍受为度。

(8) 按压膻中：用右手掌放置膻中处，左手掌重叠于右手背上，按压、放松，变替18次。

(二) 食疗药膳

1. 日常饮食宜忌

(1) 适宜食物

主食及豆类可选择黑米、糙米、黄米、粳米、小米、荞麦等；肉、蛋、奶类可选择猪肝、猪心、鸽蛋、羊肉、羊心、鸡肉、田鸡、鸭、猪肾、鹅等；蔬菜可选择草菇、藕、山药、竹荪、芹菜、莲子、百合等；水果可选择龙眼、大枣、酸枣等。

(2) 禁忌食物

忌辛辣刺激之品，如大葱、大蒜、洋葱、芥末、生姜等；忌饮浓茶、咖啡及烟、酒等；忌食寒凉生冷酸涩之物；忌腥燥之物。

2. 辨证饮食

(1) 气血两虚型：可用猪心、桂圆肉、莲子、小麦、大枣等；

(2) 心肾不交型：可用百合、鸡蛋、牡蛎、河蚌、龟等；

(3) 心胆气虚型：可用核桃肉、桂圆肉、红枣、海参、桂皮等；

(4) 瘀血内停型：可用山楂、桃仁、藕、红糖、酒等。

3. 常用食疗药膳方

胡萝卜炖牛肉

原料：瘦牛肉500g，奶油50g，胡萝卜150g，马铃薯100g，洋葱50g，淀粉、胡椒粉、盐少许。

制用方法：将牛肉切成1寸块状，加上淀粉、胡椒粉和盐拌匀备用。将胡萝卜、马铃薯切成小方丁，洋葱切片。将奶油放入锅内加热后即放入牛肉翻炒成茶色，再放入胡萝卜、马铃薯和洋葱，加水文火煎煮，肉烂即成，每周服用1次。

柏子仁粥

原料：柏子仁20g，粳米150g，蜂蜜10g。

制用方法：将柏子仁捣烂，与粳米同煮，米熟后加入蜂蜜即成，每日早晚分服，每周服用3~4次。

补血排骨汤

原料：红枣30g，桂圆10枚，排骨250g。

制用方法：将上物同置锅内，加入高汤，炖熟后加少许葱、姜、盐即可，每周服用1次。

川芎红茶

原料：川芎5g，红茶2g，红糖15g。

制用方法：将川芎炒黄后捣成碎末，兑入红茶和红糖，用沸水冲泡，加盖浸泡10分钟即成，每日1剂。

（三）推拿按摩疗法

1. 推心俞至膈俞：按摩者以两手拇指点推背部心俞至膈俞，反复推擦60次。

2. 推脊柱两侧：俯卧位或坐位，按揉背部脊柱两侧旁开1.5寸处，由第5胸椎开始向下至腰骶部。然后，采用合掌叩打法，两手手指伸直，并拢，相合，然后以掌尺侧缘快速击脊柱两侧。使其作用传达于皮下组织、肌肉，并加快击打频率，使之达到每分钟80~100次。

3. 以大拇指指甲按压心俞及胆俞：用力要由轻到重，逐渐地由浅层到深层。注意不要掐破皮肤，以局部红斑为度。掐后要轻揉局部以缓解不适之感。

（四）针灸疗法

1. 耳穴按摩法

用右手食指指腹对准心、交感、神门、皮质下等穴，拇指掌侧置于上述穴位耳背相应位置，两手指配合顺时针揉按。每穴1～2分钟，每日2次。

2. 耳穴贴压疗法

穴位：心、小肠、肾、交感、神门、枕、皮质下。

操作方法：在心、小肠、肾、交感、神门、枕、皮质下等穴区寻找敏感点，将王不留行籽贴压于穴上，隔日1次，单耳施治，先左耳，后右耳，两耳轮换进行，自己每天如法按压耳穴3～4次。

3. 单穴灸法

（1）心俞：采用艾炷直接灸法，灸3～5壮，或采用艾条悬空灸法，灸5～7分钟，每日灸1～2次。

（2）膻中：采用艾炷隔面饼灸法，灸3～5壮，或采用艾条悬空灸法，灸5～7分钟，每日灸1～2次。

（3）内关：采用艾炷直接灸法灸3～5壮，或采用艾条悬空灸法，灸5～7分钟或采用温针灸法，留针5～10分钟，每日灸1～2次。

（4）神门：取双侧神门穴，采用艾条悬空灸法，灸5～7分钟或采用温针灸法，留针5～10分钟，每日灸1～2次。

4. 辨证灸法

（1）气血两虚型：艾条悬空灸神门、内关、三阴交、足三里、血海等穴，每日1～2次，每穴5～10分钟。

(2) 心肾不交型：艾条悬空灸神门、巨阙、太溪、三阴交等穴，每日1~2次，每穴5~10分钟。

(3) 心胆气虚型：艾条悬空灸心俞、神门、内关、大陵、阳陵泉等穴，每日1~2次，每穴5~10分钟。

(五) 穴位敷贴疗法

南星川乌膏

原料：生南星、川乌各等量。

制用方法：将上药共研为细末，用黄蜡融化摊于手心劳宫穴和足心涌泉穴。每日1次，晚敷晨取。

党参白术膏

原料：党参、白术、茯苓、甘草、生地、白芍、当归、川芎、黄连、瓜蒌、半夏、沉香、栀子各30g。

制用方法：将上药用麻油熬，黄丹收，贴膻中，隔日1贴。

(六) 拔罐疗法

1. 走罐法

用梅花针叩刺大椎、内关、足三里3穴，用中号罐吸定，留罐10~15分钟；同时从心俞至肾俞用火罐吸定后来回走罐，至皮肤潮红为止，每日1次。

2. 火罐法

取膻中、巨阙、气海、关元、神门、阴陵泉等穴，火罐吸定，留罐10~15分钟，每日1次。

3. 灸法联合拔罐法

先用艾条点燃后距皮肤0.5~1寸温灸心俞、内关、神门、巨阙等穴，使局部有温热感而无灼痛，3~5分钟后拔罐，留罐10~

15分钟，每日1次。

4. 辨证拔罐法

（1）气血两虚型：选取心俞、膈俞、关元、膻中、足三里穴。操作时，病人取坐位，选取中口径玻璃罐以闪火法吸拔诸穴5~10分钟，每日1次。

（2）心肾不交型：选取心俞、肾俞、太溪、内关、三阴交穴。操作时，病人取坐位，选取中口径玻璃罐以闪火法吸拔诸穴5~10分钟，每日1次。

（3）心胆气虚型：选取心俞、胆俞、阳陵泉、足三里、内关穴。操作时，病人取坐位，选取中口径玻璃罐以闪火法吸拔诸穴10~20分钟，每日1次。

（4）瘀血内停型：选取心俞、肾俞、膻中、内关、血海、气海穴。操作时，病人取坐位，选取中口径玻璃罐以闪火法吸拔诸穴15~20分钟，每日1次，或取膈俞，血海，膻中，用三棱针点刺出血后，将罐拔在出血处，留罐5~10分钟。

（七）刮痧疗法

1. 养心刮痧法

穴位：督脉：大椎至至阳；膀胱经：双侧心俞至胆俞；任脉：膻中至巨阙；心经：双侧阴郄至神门；心包经：双侧郄门至内关。

操作方法：使用刮痧板的薄缘在所选经脉上刮动，用力较重。

2. 辨证刮痧法

病人取坐位，选取边缘光滑圆润的瓷勺或水牛角板，以食用油或水为介质，刮取厥阴俞、心俞、脾俞、膻中、巨阙穴，至出现痧痕止，并以拇指点揉内关、神门，每日1次。

（1）气血两虚型：加刮郄门、足三里、三阴交穴，手法力度宜轻，操作范围宜局限。

(2) 心肾不交型：加刮脊柱两侧夹脊穴、郄门、血海、丰隆穴，手法力度较轻，操作范围宜局限。

(3) 心胆气虚型：加刮脊柱两侧夹脊穴，手法力度宜轻，操作范围宜局限。

(4) 瘀血内停型：加刮血海、丰隆穴，并以针点刺膈俞、血海穴，手法力度较重，操作范围宜局限。

(八) 砭石疗法

1. 气血两虚型

取背俞及手少阴、足阳明经穴膈俞、脾俞、足三里、通里、神门等，用随而济之顺经推。背俞用温补或紧按慢退补法或一指禅的平补平泻法。用砭擀指、砭板角施揉、按、推或一指禅技法。

2. 心肾不交型

取背俞、任脉、手足少阴、厥阴、足太阴经穴曲泽、少海、血海、太溪、肾俞等，在肾俞、膈俞、任脉、气海用砭块或电热砭施温法，血海、曲泽用砭擀指施一指禅或揉法。

3. 心胆气虚型

取俞募穴、手少阴、厥阴经穴和任脉经穴心俞、大陵、神门、内关、气海、关元等，用随而济之顺经推或砭块加温或电热砭调控42~45℃，也可用熨热法，其他穴以紧按慢提补法。神门、内关用砭擀指施揉法、一指禅。

(九) 药浴疗法

芥末足浴

原料：芥末200~500g。

制用方法：将芥末用少量水调成糊状，直接出现芥子油味，倒入盆中，用热水冲入浴手足，每日1次，每次10~30分钟。

（十）药枕疗法

磁石枕

原料：生磁石、生铁落，海蛤壳各500g，远志300g，石菖蒲200g。

制用方法：磁石、铁落打碎，余药烘干，研成粗末，混匀，装入枕芯，制成药枕，睡觉时枕之。

当归枕

原料：丹参1000g，川芎、当归、桑椹子各200g，冰片10g。

制用方法：上药除冰片外，一起烘干，研成粗末，兑入冰片，和匀，装入枕芯，制成药枕，睡觉时枕之。

生地枕

原料：地龙100g，生地300g，五味子、桑椹子各200g，磁石、代赭石各500g，赤芍、豨莶草各150g，冰片5g。

制用方法：先将磁石、代赭石打碎，与冰片混匀。余药烘干，共研粗末，与上药末混匀，装入枕芯，制成药枕，睡觉时枕于项下。

丹参枕

原料：丹参，当归各500g，土虫100g，蒲黄、远志各500g，龙骨、牡蛎、五灵脂各300g，冰片20克。

制用方法：上药除蒲黄、冰片外，分别烘干，共研粗末，加入蒲黄、冰片混匀，装入枕芯，制成药枕，睡觉时枕于项下，每天当枕8小时以上。

（十一）气功导引

1. 气运丹田法

采用坐、站或卧式。放松、入静。由自然呼吸开始，逐渐过渡到腹式呼吸，意守丹田。两目微闭，守神调息。呼气时从头部缓缓放松到丹田，两上肢也同时放松到肘部，自然吸气；再配合呼气，从丹田放松到髋部，两上肢放松至手，自然吸气；再配合呼气，从髋部放松至两足心，呼气时默念“松”，随着放松，引气下行，随后意守丹田。收功时两手轻搓，活动身体。

2. 深呼吸法

先深吸气，并极力屏气，然后作深呼气动作。每次 10 下，每日 1～3 次。

专家提示

1. 保持良好心理状态，避免精神紧张、情绪刺激及思虑过度。

2. 保持生活规律，注意劳逸适度。

3. 饮食以易消化、多维生素、低盐、低脂肪及丰富的蛋白质为原则。

4. 忌过饥、过饱、烟、酒、浓茶及腥燥之物。

第十节　自　汗

一、概述

自汗是指白天不因劳作、厚衣而汗出，动则加重，可见于体弱气虚或手术后、妇女产后。常兼见汗出恶风，易于感冒，体倦乏力，面色无华。中医学认为，自汗多为肺气不固所致。

二、中医调理方法

(一)自我保健按摩

1. 分别在双下肢外侧做推、滚、揉，拇指拨揉腿外侧胃经和胆经路线10分钟。点按足三里、阳陵泉、丰隆，每穴2分钟。

2. 分别在对侧小腿内侧三阴经循行路线行推、滚、揉、搓等手法，点按太溪、三阴交、中都、阴陵泉、曲泉等穴。

3. 坐位，双掌自上而下快速推摩两胁，点揉双侧带脉穴。

(二)食疗药膳

1. 日常饮食宜忌

饮食宜吃清淡之品，多吃蔬菜、水果，多饮开水，少吃油腻、辛辣、不消化的食物。

2. 常用食疗药膳

浮小麦茶

原料：浮小麦。

制用方法：将浮小麦用中火炒黄为度，候冷，装瓶罐贮存备用，每日3次，每次取浮小麦10g，加水煎汤，或用沸水冲泡，代茶饮。

黄芪豆枣饮

原料：黑豆50g，黄芪30g，红枣30g。

制用方法：上三味入锅中，用水适量煎煮30分钟，饮汤，每日1剂。

麦米粥

原料：糯米与小麦各等份。

制用方法：同煮成稀饭，加适量白糖，每日早晨吃1碗。

（三）推拿按摩疗法

1. 采用仰卧位，在两胁分别作推、滚、摩等手法，点按膻中，拇指揉章门、期门，揉按关元，提拿腹部任脉从巨阙至曲骨诸穴。

2. 俯卧位，在背部沿膀胱经循行路线自上而下行推、揉、滚、拇指拨揉等手法，点按肺俞、肝俞、胆俞、脾俞、胃俞、肾俞穴。

（四）针灸疗法

1. 耳穴按摩法

穴位：内分泌、肾、肺、脾、皮质下等穴。

操作方法：用手指按压各穴处，每天按压3次，每次3分钟。

2. 耳穴贴压法

穴位：肺、脾、心、神门、交感、内分泌等穴。

操作方法：每次一侧取穴，两耳交替，用王不留行籽贴压在所选穴上，边贴边按压，贴紧固定。每日自行按揉3~5次，隔日换贴1次。

3. 温和灸法

穴位：心俞、肺俞、太溪、阴郄等穴。

操作方法：用艾条进行温和灸，每穴可灸20~30分钟，每日1次。

4. 艾炷灸法

穴位：气海、关元、复溜、阴郄。

操作方法：在气海、关元、复溜、阴郄等穴位以艾炷施灸，每穴灸3~5壮。每日灸1次，至汗止为度。

5. 隔姜灸法

穴位：心俞、肺俞、太溪、阴郄。

操作方法：艾炷如黄豆大，置于姜片上，心俞、肺俞、太溪、阴郄等穴每穴可灸5~7壮，每日1~2次。

6. 隔盐灸法

穴位：神阙穴。

操作方法：艾绒适量，精盐适量，将精盐填于脐，把艾炷置于盐上，点燃，每次灸5~7壮，每日1次。

（五）穴位敷贴疗法

自汗膏

原料：五倍子、郁金各等份，蜂蜜适量。

制用方法：前二味药混合研末，加入蜂蜜调和成膏，取适量药膏分别敷贴于涌泉、灵墟、神阙穴，盖以纱布，胶布固定，每日换药1次。

首乌方

原料：首乌30~60g。

制用方法：将首乌研为细末备用。临用时以首乌10g，用温水调成糊状，将药糊涂布在脐眼上，外以胶布固定之，每天换药1次，涂药至汗止为止。

五倍龙骨方

原料：五倍子、煅龙骨各30g。

制用方法：将上药混合研为细末，过筛，贮瓶备用。用时取药末10g，以陈醋调和成膏状，敷于肚脐上，用胶布固定，晚睡前敷，晨起后取下，第2日再敷，连续2晚。

郁金方

原料：郁金30g。

制用方法：研细末，临睡时，以蜂蜜调药末成糊状，涂两乳头上，纱布覆盖，胶布固定。

（六）刮痧疗法

1. 施术部位：奇穴：与大椎至至阳平行的双侧夹脊穴；督脉：大椎至至阳；膀胱经：双侧肺俞至心俞；任脉：膻中；心经：双侧阴郄；脾经：双侧三阴交；肾经：双侧复溜。

2. 操作方法：使用刮痧板的厚缘在所选部位和穴位轻柔缓慢地刮动，使局部出现暗红色的痧斑。

3. 注意事项：汗出多为虚证，刮痧时动作不宜过重。

（七）药浴疗法

手足心洗方

原料：黄芪15g，葛根30g，牡蛎30g，荆芥10g，防风10g，枯矾10g。

制用方法：上药煎沸贮盆，先热熏手足，待水温适宜后，温洗手心、足心，每天1次。

黄芪泡澡方

原料：黄芪150g，麻黄根120g，白术、防风、白芷、艾叶各100g。

制用方法：将上药物用纱布包裹，放入热水浴池半小时，然后进入浴池泡浴20分钟，每日2次。

药醋方

原料：百部150g，雄黄、黄梅、白矾50g，食醋1500ml。

制用方法：将上药入食醋中浸泡2日后即可，每晚睡前先将药醋倒入盆中，将手足浸泡在药醋中30分钟，让其自然干后就寝，配制1次可连用1周。

赤小豆方

原料：赤小豆500g，艾叶适量。

制用方法：先放豆后加艾，置铁锅中文火炒热，去艾留豆倒入盆中，洗净擦干手足，借余温赤脚踏此豆，手汗多，用手均匀用力抓、搓、揉豆。1次20~30分钟，1日2次。

三物止汗方

原料：生黄芪30g，葛根20g，生白矾15g。

制用方法：上药加清水适量煎数沸，倒入盆内备用，然后趁热先熏后洗，每次浸泡30分钟，每日1剂，再用时加温即可。

注意事项：用药期间，忌食葱、蒜、姜等辛辣之物。

(八) 药枕疗法

生地白术枕

原料：生地黄、生白术各500g，麦冬、防风、黄精各300g，皂角10g，雄黄100g，藿香200g。

制用方法：先将上药各喷洒食用盐少许，再烘干，共研粗末，混匀，装入枕芯，制成药枕，睡觉时枕之。

桂枝白芍枕

原料：桂枝1000g，白芍500g，大枣、甘草200g，雄黄、辛夷、藿香、佩兰各100g，皂角20g。

制用方法：分别烘干，共研细末，混匀，装入枕芯，制成药枕，睡觉时枕之。

注意事项：高血压患者慎用此枕。

（九）药衣法

原料：沉香、苜蓿香各15g，丁香、干松香、藿香、青木香、艾纳香、鸡舌香、雀脑香各3g，白檀香9g，零陵香30g。

制用方法：将上药分别捣碎，研末，混合均匀，装入绛绢做的袋内。然后置衣箱所穿内衣中，待衣服吸收其香味后，即可穿用。

专家提示

1. 汗出之时，当避风寒，汗出之后及时揩拭。
2. 保持居室通风，衣服、鞋、袜要合体透气。
3. 经常更换内衣及清洗身体多汗处。
4. 饮食有节，饥饱有度。
5. 适当体育锻炼以增强体质。
6. 洗浴水温以30～37℃为宜，勿过冷过热。

第十一节　盗　汗

一、概述

盗汗，又称“寝汗”，指入睡后不自觉地出汗，醒后即止，常兼见五心烦热，或午后潮热，两颧潮红，口渴，失眠。中医学认为，盗汗多为阴虚内热所致。

二、中医调理方法

（一）自我保健按摩

手部按摩法

穴位：阴郄、神门、劳宫、合谷、中泉、涌泉等。

操作方法：按揉阴郄、神门、劳宫、涌泉各100次，合谷、中泉各50次。每日按摩1~2次，持续2周为1个疗程。

（二）食疗药膳

豆枣地骨饮

原料：黑豆50g，地骨皮10g，红枣30g。

制用方法：将上述3味加水煎汤，每日1剂，连服7剂。

乌骨鸡补血汤

原料：乌骨鸡1只，当归、熟地、白芍、知母、地骨皮各10g。

制用方法：将各种药材装入净膛的鸡腹，鸡放入锅内，注入清水适量，加调料，武火煮沸，除去浮沫，用文火炖至鸡熟烂，去掉药渣，调味即成。

百合枣仁粥

原料：百合10g，黄芪10g，酸枣仁15g，粳米100g。

制用方法：将黄芪、酸枣仁入锅中，加水500ml，煎煮30分钟后，弃渣，取煎液加百合、粳米煮粥服用。

地麦母鸡汤

原料：母鸡1只（1500g左右），生地50g，熟地50g，麦芽糖

100g，生姜、盐适量。

制用方法：将母鸡宰杀洗净、除去内脏，在鸡腹内加入生地、熟地、麦芽糖，以及生姜、盐等，上锅蒸熟后食用。

（三）针灸疗法

1. 耳穴疗法

穴位：心、肺、神门、肾、肝、皮质下、交感。

操作方法：每次一侧取穴，两耳交替使用。将王不留行籽置于胶布中心，贴压时，病人取坐位，检查耳廓并常规消毒后，待皮肤干燥后再行贴压，贴压完毕，每个穴位进行按压，压力之大小以耐受为度，每日自行按压耳穴3~5次，隔日换贴1次。

2. 灸法

穴位：百会、肝俞、阴郄、后溪。

操作方法：在百会、肝俞、阴郄、后溪等穴位以艾炷施灸，每穴灸3~5壮。每日灸1次，至汗止为度。

（四）穴位敷贴疗法

五倍黄柏方

原料：五倍子、黄柏各适量，米醋、蜂蜜各少量。

制用方法：将五倍子、黄柏研末，加入陈米醋和蜂蜜少量调和，制成糊状。取药糊涂敷于脐窝上，每日1次，外加纱布盖上，胶布固定。

盗汗方

原料：五倍子、赤石脂、没食子、煅龙骨、煅牡蛎各100g，辰砂5g。

制用方法：前五味药与辰砂分别研为细末，然后和匀备用。凉水、食醋各半调成糊状，每晚睡前敷肚脐，以纱布绷带固定，晨起揭去。

五味子方

原料：五味子适量。

制用方法：将五味子捣碎如泥状，敷贴脐部，外敷纱布，胶布固定，每日1次。

（五）拔罐疗法

1. 留罐法：用闪火法将罐吸拔在肾俞、太溪、太冲、三阴交等穴位上，留罐10～15分钟，每日1次。

2. 走罐法：在局部涂适量润滑油，用闪火法将罐吸拔在皮肤上，在督脉的大椎至腰阳关来回走罐2～3遍，至皮肤潮红为度，每周2～3次。

（六）刮痧疗法

穴位：大椎、肺俞、心俞、神阙、关元、合谷、复溜、气海、足三里。

操作方法：以中等适度手法刮拭各经穴部位5分钟，以局部呈现青紫红色或瘀点瘀斑为佳。

（七）砭石疗法

1. 用砭具点阴郄穴5分钟。

2. 用加热砭板在肺俞、心俞、膈俞穴做温法30分钟。

3. 用砭具点揉复溜穴5分钟。

（八）药浴疗法

生地麦冬方

原料：五倍子10g，黄柏10g，麦冬10g，生地30g。

制用方法：上药煎沸贮盆，先热熏后温洗手心、足心半小时，每日1次。

四味止汗方

原料：麦冬、艾叶各30g，五倍子50g，黄柏40g。

制用方法：将上药加清水煮1桶，在避风保暖处沐浴全身，有条件者可浸泡于浴池，3～4日1次。

盗汗方

原料：生黄芪、生牡蛎、生地各30g，知母、黄芩各10g，麻黄根15g，茯苓20g。

制用方法：将上药物盛入脸盆，加适量洁净水煎煮，煎至3000ml，去渣取汁，趁热熏蒸涌泉、神阙两穴。待药液温度适中后用纱布蘸药液擦洗肺俞、心俞及神阙穴。每次擦洗10分钟，每日1次。

（九）药枕疗法

黑豆磁石枕

原料：黑豆、磁石各1000g。

制用方法：上药分别打碎，混匀装入枕芯，制成药枕，睡觉时枕之。

清肝止汗枕

原料：绿豆衣、橘叶、龙胆草、桑叶、煅龙骨、菊花、草决明各150g。

制用方法：上药一起烘干，共研细末，装入枕芯，制成药枕，睡觉时枕之。

专家提示

1. 注意调节情绪，避免激动。

2. 饮食清淡，忌食葱、蒜、茶、辣椒、胡椒、烟、酒等刺激食物。

3. 积极参加力所能及的运动，增强体质。

4. 平时可对症服用蛤士蟆油、冬虫夏草、人参、西洋参、阿胶、龟版膏、鳖甲膏、胡桃肉、红枣、蜂蜜等滋补品。

第十二节　皮肤瘙痒

一、概述

皮肤瘙痒是由各种有害刺激引起的一种皮肤不快感觉，常伴有搔抓反射，是许多皮肤病常见和重要的症状，一般为阵发性，夜间症状明显，情绪波动、心情不愉快时常复发或加重。中医学认为本症与血虚燥热有关，基本病机为人体气血阴阳亏虚。综合文献报道，皮肤瘙痒大致存在以下几种常见中医证型：

1. 血热生风：皮肤瘙痒，心烦，口干，小便黄，大便干结。

2. 气虚寒凝：皮肤瘙痒，怕冷，手足发凉，面色苍白，小便清长。

3. 湿热蕴结：皮肤瘙痒，肥胖，胸胁闷胀，头重，倦怠。

4. 瘀血内停：皮肤瘙痒，皮肤粗糙或增厚，色素沉着，面色灰黯。

二、中医调理方法

(一) 自我保健按摩

穴位点按法

按压合谷、曲池、血海、三阴交等穴各3分钟，每日1次。

(二) 食疗药膳

1. 日常饮食宜忌

(1) 适宜饮食：多吃含纤维素和维生素的食物，如山药、红薯、麦面、黄豆、新鲜蔬菜和新鲜水果等；多吃大豆、红薯、菜花、白萝卜、胡萝卜、西红柿等富含锰的食物。

(2) 禁忌饮食：不宜食用鱼、虾、蟹、鸡、鹅、牛肉、羊肉、猪头肉、母猪肉、驴肉、马肉等荤腥发物；忌食笋类、蘑菇、蚕豆、大蒜、洋葱、黄花菜、李子、白果等；忌食吃辛辣刺激性食物，如浓茶、咖啡、花生酱、巧克力、辣椒、花椒、芥末、胡椒、生葱、生蒜、韭菜等；不宜吸烟、喝酒。

2. 常用食疗药膳方

海带绿豆汤

原料：海带、绿豆、白糖各适量。

制用方法：将海带切丝和绿豆共煮汤食用，连服1周。

泥鳅大枣汤

原料：泥鳅30g，大枣15g，盐少许。

制用方法：将泥鳅去内脏后洗净与大枣共煮汤，加盐调味。每日1剂，连服2周。

复方山楂饮

原料：山楂30g，大麦芽15g，山药12g，陈皮9g，紫苏叶9g。

制用方法：将上5味入锅中，加水煎煮，加入冰糖适量服食。

马齿苋汤

原料：马齿苋30g，乌梅15g，绿豆衣15g，地骨皮15g。

制用方法：上四味入锅，加水煎服。

槐霄花茶

原料：生槐花10g，凌霄花10g，绿茶15g。

制用方法：先将槐花、凌霄花用温水略泡，洗净，去掉根蒂。茶杯中放入绿茶和双花，以沸水冲泡，加盖闷10分钟后，即可，每日1剂，不拘时频频饮用。

（三）针灸疗法

1. 耳穴疗法

穴位：肺、心、内分泌、神门、交感、耳尖。

操作方法：取肺、心、内分泌、神门、交感、耳尖，以王不留行籽分别压于上述穴位，然后用胶布固定，每次贴压3~5天，双耳轮换。

2. 艾条灸法

穴位：瘙痒局部。

操作方法：用艾条熏灸瘙痒局部，每日1次。

3. 隔姜灸法

穴位：行间、解溪。

操作方法：采用膈姜灸的方法，灸足部的行间、解溪两穴，每穴10分钟，每日1次。

（四）穴位敷贴疗法

当归川芎防风方

原料：当归、川芎、赤芍、白蒺藜、防风、地肤子各等份。

制用方法：共研细粉，用时以蜂蜜调成糊状，摊成3厘米×3厘米×1厘米药饼，敷贴脐部，外用伤湿止痛膏或胶布固定，每日换药1次，连用5天。

苍术黄柏苦参方

原料：苍术、黄柏、栀子、苦参、桃仁各10g，冰片6g。

制用方法：共研细末，用时取上药粉10g与鲜桃叶10g同捣烂，敷于脐部，外用塑料薄膜覆盖后，再用胶布固定，2天换1次药。

桃红杏仁栀子方

原料：红花、桃仁、杏仁、生栀子各等份。

制用方法：共研细末，加适量冰片，用凡士林或蜂蜜调成糊状，用时取上备用药，作成3厘米×3厘米×1厘米大小饼块，直接填脐上，再用敷料覆盖固定，每日换药1次。

（五）拔罐疗法

1. 走罐法

在局部涂适量润滑油，用闪火法将罐吸拔在皮肤上，沿足太阳膀胱经的风门至关元俞以及督脉的大椎至命门来回走罐2~3遍，至皮肤潮红为度，然后在大椎、肺俞、脾俞、膈俞、肾俞处留罐10~15分钟，每周2~3次。

2. 辨证拔罐法

（1）血热生风型：用闪火法将罐吸拔在肝俞、膈俞、血海、三阴交等穴位上，留罐10~15分钟，每日1次。

（2）湿热蕴结型：用闪火法将罐吸拔在风池、曲池、血海等穴位上，留罐10~15分钟，每日1次。

（六）刮痧疗法

穴位：督脉：大椎；脾经：双侧血海、三阴交；肝经：双侧蠡沟、太冲；大肠经：双侧曲池、合谷；肺经：双侧列缺。

操作方法：使用刮痧板的厚缘在所选穴位刮拭，用力较轻。

（七）砭石疗法

1. 用砭石在大腿外侧做按、揉、滚、拨等法，并点按环跳、风市穴。

2. 用砭具尖端点按膈俞穴10分钟。

3. 用加热砭板在鸠尾穴做温法30分钟。

（八）药浴疗法

黄柏苦参方

原料：蛇床子、地肤子、苦参、生苡仁各30g，黄柏15g，甘草10g，花椒5g。

制用方法：上方水煎3次，每次加水约300ml，煎取200ml，将三煎药液倾入盆内，加温水适量浸浴。

路路通方

原料：路路通、苍术各60g，百部、艾叶、明矾各15g。

制用方法：将上药加水煮沸20分钟，滤汁待温，溻洗患部，每日2次。

调和营卫方

原料：桂枝、白芍、当归、荆芥各 12g，鸡血藤 30g，炙甘草 6g，生姜 4g，大枣 6 枚。

制用方法：将上药用水浸泡 2~3 小时，煎煮 20 分钟，滤取药汁，温热泡浴，或浸洗瘙痒局部皮肤。每日 1 次，每次 15 分钟。

（九）药枕疗法

桑麦石膏枕

原料：麦冬、冬桑叶、生石膏各 500g，天花粉、银花、枇杷叶各 200g。

制用方法：先将生石膏打碎，余药一起烘干，粉碎成粗末，混匀，装入枕芯，制成药枕，睡觉时枕之。

绿豆决明枕

原料：薄荷、桑叶、绿豆、决明子各 100g。

制用方法：先将薄荷晒干，略碎，余药烘干，共研粗末，四药混匀，装入枕芯，制成药枕，睡觉时枕之。

专家提示

1. 避免过劳，改善睡眠。
2. 保持大便通畅。
3. 保持情绪稳定，避免不良刺激。
4. 居室或周围的环境冷热适宜。
5. 衣服宜宽松柔软，内衣最好为棉织品，不宜用粗糙织品及毛织品。
6. 避免接触食物、动物毛皮、花粉、药物等已经发现的过敏源。

7. 老年人冬天洗澡不宜过勤，7~10天1次为宜，不要用力搓洗，水温不宜过高，28~32℃为宜。

8. 皮肤瘙痒明显时，轻轻用手拍打发痒的部位，不要用手搔痒，更不要用热水、肥皂烫洗；亦不用硬物摩擦来止痒。

第十三节　脱　发

一、概述

成年人的头发每天脱落40根左右，为生理代谢过程的正常现象。如果头发脱落过多，则属于病态，称为"脱发"。中青年人的脱发，绝大多数因神经衰弱所致。中医学认为强烈的精神刺激和恐惧、惊吓、悲伤、思虑等可导致本症的发生。综合文献报道，脱发大致存在以下几种常见中医证型：

1. 肝肾阴虚型：脱发，头发油亮光泽，经常脱落，腰酸，耳鸣。

2. 血虚生风型：脱发，头痒，脱屑，头晕，少气乏力，面色苍白。

3. 气滞血瘀型：脱发，日久不长，兼见头痛，口渴欲饮但不欲咽，口唇青紫。

二、中医调理方法

（一）自我保健按摩

1. 摩擦法：以双手指插入头发表皮上，十指来回摩擦、揉动头部皮肤5分钟左右；

2. 梳头法：用双手指分开置于前发际处，用指尖贴头皮向后及两侧推至后外侧发际处，如同梳头一般，共做10遍左右；

3. 扣头法：以双手十指指端在整个头部轻轻地扣击1分钟；

4. 点穴法：点按神庭、百会、四神聪、头维、率谷、完骨、风池等穴位，每穴点按20次。

（二）食疗药膳

1. 日常饮食宜忌

（1）适宜饮食：宜进食一些黄豆、黑豆、玉米等植物蛋白；多食桑椹、蜂蜜、大豆、红枣、核桃、鱼等健脑食品；多吃卷心菜、鲜莴苣等富含维生素E的食物；多食豌豆、蚕豆、马铃薯、黑芝麻等富含维生素B_6的食品；多食南瓜，胡萝卜、牛奶等富含维生素A的食品；宜吃瘦肉、鱼、虾、鸡蛋等高蛋白质食物；宜多吃牡蛎、海带、紫菜、核桃、栗子、花生、山药、山萸肉、枸杞子、松子仁、柏子仁、开心果等含锌量高的食物；多吃新鲜蔬菜和新鲜水果。

（2）禁忌饮食：减少纯糖和脂肪的摄入，忌食辛辣刺激食物、油腻食物；不宜饮浓茶、咖啡、可可，也不宜吸烟、饮酒。

2. 常用食疗药膳方

黑芝麻核桃糊

原料：黑芝麻400g，核桃250g。

制用方法：将黑芝麻、核桃炒熟，研为细末，加适量白糖，每日早、晚食用。

三七藕蛋羹

原料：鲜藕汁400ml，三七粉5g，鸡蛋1个，油、盐适量。

制用方法：将鲜藕汁加水适量煮沸，三七粉与鸡蛋调匀入沸汤中，加少量油、盐即成，每日分2次服完。

首乌肝片

原料：首乌液20ml，鲜猪肝250g，水发木耳25g，青菜叶、黄酒、醋、盐、淀粉、酱油、葱、姜、蒜、汤适量。

制用方法：将猪肝入首乌汁，和盐少许，用淀粉拌匀，另把首乌汁、其他调料与淀粉、汤兑成汁。油锅旺时，放入拌好的猪肝片滑透，用漏勺沥去余油。锅内留下油50g，下入蒜片、姜末略炒后，下入肝片，同时将青菜叶、木耳下锅翻炒两下，倒入汤汁炒匀，淋入明油少许，下入葱丝，起锅即成。

（三）推拿按摩疗法

1. 推、按、揉、点、拿风池、风府、安眠穴，约20分钟。再按、揉、点、拿合谷、内关、神门各3分钟。

2. 以双手指尖自枕部沿督脉缓慢叩击向前额，再从前额至太阳经头侧部叩击至枕后，交替进行，每分钟叩击80~100次，每次5分钟。叩击力度以耐受为度。

3. 用双手食指、中指指腹在头皮上划圈按摩，按枕后－头顶－前额－太阳－头侧部－枕后的顺序，呈螺旋式前进，每分钟60~80次，每次10分钟。

（四）针灸疗法

1. 耳穴疗法：

穴位：内分泌、皮质下、肾上腺、肺、耳。

操作方法：采取点压或按摩手法，两耳交替，2天交换1次，每天自行按压3次，每穴按压3分钟，以出现酸胀感为宜。

2. 灸法：

穴位：百会、大椎、后颈部、脱发区。

操作方法：每穴灸10分钟，每日1次；或隔姜灸，艾炷如枣核大，每穴5壮，每日1次。

（五）拔罐疗法

辨证

1. 肝肾阴虚型：用闪火法将罐吸拔在肝俞、肾俞、膈俞、关元、三阴交等穴位上，留罐10～15分钟，每日1次。

2. 血虚生风型：用闪火法将罐吸拔在心俞、膈俞、脾俞、风池、足三里等穴位上，留罐10～15分钟，每日1次。

3. 气滞血瘀型：用闪火法将罐吸拔在肺俞、肝俞、膈俞、风池、血海等穴位上，留罐10～15分钟，每日1次。

（六）刮痧疗法

穴位：大椎、肩井、神堂、肺俞、肝俞、肾俞、外关、足三里、阳陵泉。

操作方法：先泻法刮拭大椎、肩井、神堂5分钟，再分别泻法刮拭外关、阳陵泉；补法刮拭肺俞、肝俞、肾俞、足三里各3分钟，以局部皮肤呈现紫红色斑点为度。

（七）药浴疗法

菊花液

原料：菊花60g，蔓荆子、侧柏叶、川芎、桑白皮、白芷、细辛、旱莲草各30g。

制用方法：上药研粗末备用。每用60g，加水2000ml，煎至1500ml，去渣，洗发。

麻仁梧桐方

原料：麻子仁100g，梧桐叶30g。

制用方法：上药用米泔水煮五六沸，去渣洗头。

当归二黄汤

原料：当归、黄精、熟地黄各10g。

制用方法：上药用水煎，取汁洗头，每日1次。

（八）药枕疗法

丹参枕

原料：丹参、当归、磁石各500g，川芎400g，防风、荆芥、白鲜皮、山楂各300g。

制用方法：先将磁石打碎，余药分别烘干，共研粗末，装入枕芯，制成药枕，睡觉时枕之。

专家提示

1. 宜保持平和、轻松心态，避免焦虑及精神刺激，可通过听一些轻音乐、或其他轻松的娱乐活动来放松情绪。

2. 注意劳逸结合，生活要有规律，保持充足睡眠。

3. 忌食辛辣、燥热食物，某些燥热性中药也应忌用。

4. 平时要注意保持头发的清洁，不宜频繁烫发、染发。

第十四节　夜尿频多

一、概述

夜尿频多是指夜间排尿次数或量增多的症状，常见于中老年人。中医学有“肾司二便”之说，认为本症主要由肾气亏虚造成。

综合文献报道，夜尿频多大致存在以下几种常见中医证型：

1. 肾气亏虚：夜尿频多，面色白，四肢发凉，怕冷，腰酸。

2. 肝肾阴虚：夜尿频多，两颧潮红，五心烦热，盗汗，耳鸣，胁肋隐痛。

3. 肺脾气虚：夜尿频多，神疲乏力，食量减少，便溏，气短，腹胀。

4. 湿热下注：夜尿频多，尿道灼热或有刺痛，口干，口苦。

5. 气滞血瘀：夜尿频多，小腹胀痛，舌紫暗，舌下静脉怒张。

二、中医调理方法

（一）自我保健按摩

1. 用手掌揉小腹部20~30次。

2. 用双手掌根揉搓腰骶部20~30次，使局部发热为佳。

3. 按揉命门、关元、中极、三阴交各1分钟。

（二）食疗药膳

香白果

原料：白果500g。

制用方法：将白果炒香，每次吃5~10个，日服2次，食时细嚼慢咽。

炖龟肉

原料：龟肉250g。

制用方法：取龟肉250g加水煮烂，入盐少许。日服2次。

狗肉炖黑豆

原料：狗肉250g，黑豆30g。

制用方法：将上二味入锅中加水煮，炖至烂熟，加少许盐调味，隔日食用1次。

核益淮山茶

原料：核桃肉15g，益智仁12g，淮山药15g。

制用方法：将核桃肉、益智仁和淮山药一并，加适量水煎煮半小时，滤出汤汁，渣再煎一次，二次汤汁合并待用，每日1剂，分2次服用。

（三）推拿按摩疗法

1. 用手轻揉小腹部数次。

2. 再用拇指或中指按压中极、关元、大赫，当尿道处有胀感传至后，配合振颤法，反复操作2~3次，然后再轻揉行间、三阴交穴。

3. 用手掌揉腰骶部数次。再按揉命门、肾俞及膀胱俞。

（四）针灸疗法

1. 耳穴疗法

穴位：肾、膀胱、神门、皮质下、尿道、缘中、兴奋点、脾。

操作方法：用王不留行籽贴压以直压或点压法按压，每次取一侧耳穴，左右耳交替，隔日一换。

2. 灸法

穴位：关元、气海、中极、百会。

操作方法：用艾条温灸，每穴灸15分钟左右。

（五）穴位敷贴疗法

缩泉散

原料：熟附块、麻黄、五倍子、丁桂散等份。

制用方法：将熟附块、麻黄、五倍子、丁桂散研末，温水调敷神阙穴，上盖以纱布，并用胶布固定，每日1次。

（六）拔罐疗法

辨证拔罐法

用闪火法将罐吸拔在三焦俞、膀胱俞、关元、气海、中极、次髎等穴位上，留罐10～15分钟，每日1次。

（1）肾气亏虚型：加肾俞、气海俞、腰阳关。

（2）肺脾气虚型：加肺俞、脾俞、三阴交。

（七）刮痧疗法

穴位：脊柱两旁、身柱、百会、三焦俞、肾俞、膀胱俞、次髎、中极、关元、三阴交、足三里。

操作方法：先泻法后补法，刮拭以上各经穴部位3分钟左右。

（八）砭石疗法

1. 用砭石在腰部做按、揉、滚、拨等法，并点按背部脏腑腧穴。

2. 用加热砭板在关元穴做温法30分钟。

（九）药浴疗法

二仙液

原料：菟丝子、蛇床子、仙茅、仙灵脾、巴戟天、大茴香各

15g。

制用方法：加水适量，将上药煎煮半小时，取汁弃渣，倒入盆内，待药液温热后坐浴。

杜仲寄生方

原料：杜仲、桑寄生、川牛膝各15g，枸杞子、桂枝各10g。

制用方法：将上药入锅中，加水适量，浸泡30分钟，煎煮20分钟，取药液入盆中，泡洗双足，每天1～2次，每次20～30分钟。

（十）药枕疗法

人参枕

原料：人参叶、仙灵脾、巴戟天、当归、附子各500g，五加皮400g，硫黄200g。

制用方法：分别烘干，共研粗末，混匀，装入枕芯，制成药枕，睡觉时枕之。

杜仲黑豆枕

原料：黑豆、生黄芪、杜仲、巴戟天各400g，生白术300g，党参150g。

制用方法：分别烘干，共研粗末，混匀，装入枕芯，制成药枕，睡觉时枕之。

专家提示

1. 生活规律，劳逸适度。
2. 晚饭要少吃或不吃流质食品，睡前最好少饮水。
3. 注意卫生，防止尿路感染。
4. 加强锻炼，增强体质，如太极拳及提肛肌锻炼等。

第十五节　胃脘胀痛

一、概述

胃脘胀痛是指上腹胃脘部经常发生胀满或疼痛的症状，可伴有恶心、呕吐、纳差、嘈杂、吐酸水、大便溏薄或秘结等。中医学认为，本症主要病变在胃，且与肝脾密切相关，寒热饥饱、七情过激以及久病瘀血是其产生的主要原因。综合文献报道，胃脘胀痛大致存在以下几种常见中医证型：

1. 脾胃湿热：胃脘胀痛，肢体困重，食量减少，大便稀溏，口干苦。

2. 食积胃肠：胃脘胀痛，嗳气，口臭。

3. 脾胃虚寒：胃脘胀痛，喜热饮，喜温按。

4. 肝胃不和：胃脘胀痛，喜叹息，痛引两肋，嗝气或矢气后痛减。

5. 胃阴亏虚：胃脘胀痛，烧灼，呃逆，口干，常感饥饿但不欲食。

二、中医调理方法

（一）自我保健按摩

1. 食积胃肠型

在腹部逆时针方向做摩法，用泻法点中脘、上脘、天枢、内关、梁丘等穴。

2. 脾胃虚寒型

在上腹部采用摩法，以使胃部有温热感为宜，以逆时针方向在上腹部做摩法，治疗手法要轻柔，用补法点按气海、天枢、足三里、梁丘等穴。

3. 肝胃不和型

以双手拇指掌面自胸骨剑突下顺两侧肋骨下缘向外做指推法，用泻法点章门、期门、膻中、中脘、内关、阳陵泉等穴。

（二）食疗药膳

1. 日常饮食宜忌

（1）少食多餐，进食易消化、半流质饮食或少渣软饭。

（2）宜食用含蛋白质及多种维生素丰富的食物，如动物肝、鸡蛋、瘦肉及新鲜嫩叶蔬菜。

（3）注意保护胃气，所有食品，应精工细作，去其皮根粗砺之物，切细煮烂，忌食煎炸烤烙之食物；豆类、坚果等，宜煮烂或磨细后食用。

（4）除表现有明显热象者外，食物以偏温为宜，忌食寒凉、生冷食物；果菜之类，皆宜煮食。

2. 辨证食养

（1）脾胃湿热型：可食胡萝卜、赤小豆、萝卜、荸荠、藕、莴笋、豆豉等，禁用生葱、姜、辣椒、胡椒等辛热助火的食物。

（2）食积胃肠型：常可食用山楂、鸡内金、萝卜、麦芽、谷芽、莱菔子、玉米、神曲等。

（3）脾胃虚寒型：以温中祛寒的食物为主，可用山药、莲子、红枣、薏苡仁、扁豆、嫩鸡肉、虾仁、鸡蛋、鱼肉、生姜、羊肉、葱、大蒜、桂皮、辣椒、胡椒等。

（4）肝胃不和型：可选用绿萼梅、橘饼、麦芽等。肝郁化火，而见胃脘灼痛，烦躁易怒，可选用菊花、枸杞头、茶叶、菠菜、乌梅等。

（5）胃阴亏虚型：应禁食浓肉汤、浓鸡汤等，宜进食牛奶、豆浆、肉泥、菜泥、面条、馄饨、面包等食物。

3. 辨证药膳

（1）脾胃湿热型

公英煮红枣

原料：蒲公英50g，红枣10枚。

制用方法：上二味水煎服。每日1剂。

香菜萝卜汁

原料：新鲜香菜50～100g，白萝卜汁适量。

制用方法：将香菜洗净捣烂榨汁，或再加白萝卜汁1匙共饮。

（2）食积胃肠型

莱菔茶

原料：莱菔子10g，红茶3g。

制用方法：将莱菔子炒熟研末，与红茶一起，以沸水冲泡（或加清水煎汤）10分钟即可，每日1剂，不拘时代茶饮。

消导粥

原料：粳米100g，萝卜丝200g，肉末50g。

制用方法：上三味入锅，加水1000ml煮粥。食前加山楂片5～10片，溶解后食用。

（3）脾胃虚寒型

炒面糊

原料：炒面粉、炒芝麻各500g，炒茴香50g，炒盐30g。

制用方法：均研为末拌匀，每日空腹食10g左右，每日2次，用温水调为糊状服食。

良姜粥

原料：高良姜15g为末，粳米100g。

制用方法：加水2000ml，先煎高良姜至1500ml，去渣下米煮粥后食用。

姜枣桂圆茶

原料：干姜10g，大枣30g，桂圆30g，红糖20g。

制用方法：先将以上各药淘洗干净，加水500mL煎煮15分钟。每日1剂，分早、晚服用。

（4）肝胃不和型

佛手花茶

原料：佛手10g，玫瑰花6g。

制用方法：将上述二味用沸水冲泡5分钟即可，每日1剂，不拘时代茶温服。

玳玳花茶

原料：玳玳花3g，绿茶3g。

制用方法：将上述二味以沸水冲泡数分钟即可，每日1剂，不拘时代茶饮服。

（5）胃阴亏虚型

生地粥

原料：生地黄汁30ml，粳米适量。

制用方法：生地黄绞汁备用，将粳米加水煮白米粥，临粥将熟，入地黄汁，搅匀食用。

五汁饮

原料：梨汁、荸荠汁、鲜芦根汁、麦冬汁、藕汁各20ml。

制用方法：和匀凉饮。

（三）推拿按摩疗法

1. 理气止痛法

（1）旋摩：右手掌放于右下腹，左手掌重叠于右手背上，从右下腹起，顺时针在全腹反复环摩，手法要快而轻柔，使局部有较强的温热感，摩100~200次。

（2）摩脾胃：两手掌重叠放在腹部，从左肋下旋摩至右肋下，反复50~100次。

（3）拇指揉：在中脘、气海、足三里、内关等穴用拇指指腹反复揉压，每穴各2分钟。

（4）疏通：用两手四指从两侧腹后向前移动，大拇指合拢于腹部。再用右手抓住腹肌，再以左手全掌从剑突下往下推，反复6遍。

（5）擦腰背：沿第一胸椎，挟脊两旁向下推至骶部9次，再点压脾俞、胃俞、肝俞各1分钟。

2. 辨证按摩法

（1）脾胃虚寒型

自中脘穴向上脘穴缓慢推3~5分钟；用拇指或中指按揉气海穴2~3分钟；以右手掌或小鱼际擦胸、腰、背、脊柱两侧，3~5分钟，重点在脾俞、胃俞部，以热渗透至腹部为宜；加擦大椎，揉、按肾俞各2分钟。

（2）肝胃不和型

搓摩胁肋1~2分钟；以拇指按揉足三里穴3~5分钟；拿肩

井、阴陵泉、阳陵泉、揉章门、点按太冲各2分钟。

(3) 胃阴亏虚型

依次按揉两上肢手三里、内关、合谷穴，每穴1分钟；以中指振法振中脘穴3~5分钟；拿阴陵泉、阳陵泉2分钟；点按内庭，掐、揉太冲各2分钟。

(四) 针灸疗法

1. 耳穴疗法：

穴位：胃、脾、皮质下、交感、内分泌。

操作方法：采取点压或按摩手法，两耳交替使用，2天交换1次，每天自行按压3次，每穴按压3分钟，以出现酸胀感为宜。

2. 灸法

穴位：中脘、足三里、脾俞、胃俞、梁门、阳陵泉。

操作方法：每穴灸15分钟，每日1次；或隔姜灸，艾炷如花生米大，每穴6壮，每日1次。

(五) 穴位敷贴疗法

乌药散

原料：乌药30g。

制用方法：研为细末，取药末适量，以温开水调和成膏状，敷于脐孔内，盖以纱布，外用胶布固定；同时再将食盐适量炒熟，用布包裹，趁热敷于肚脐处，每2日换药1次。

吴白散

原料：吴茱萸5g，白胡椒2g，丁香、肉桂各1.5g。

制用方法：共研细末，用时取药粉加白酒炒热，敷于穴位上（穴位：中脘、胃俞、脾俞、肝俞、胆俞、足三里、内关，每次取穴2个，交替使用），外用胶布固定，每日换药1次。

栀姜膏

原料：山栀子4份，生姜1份。

制用方法：共研研细，捣烂，和匀，以白酒调成糊状，敷于疼痛处，外以纱布盖上，胶布固定，每日换药1次。

参归乳没膏

原料：当归30g，丹参20g，乳香、没药各15g。

制用方法：共研细末，以生姜汁调和成糊状，分别外敷于上脘、中脘、足三里穴上，每日换药3~5次。

（六）拔罐疗法

1. 留罐法：用闪火法将罐吸拔在中脘、足三里、胃俞、肝俞、三阴交等穴位上，留罐10~15分钟，每日1次。

2. 刺络拔罐法：对胃俞、梁门、肝俞、膈俞等穴局部皮肤进行消毒后，用消毒三棱针点刺，然后闪火法将罐吸拔在点刺穴位上，留罐10~15分钟，每日1次。

（七）刮痧疗法

穴位：奇穴：胃脘下俞；膀胱经：双侧胆俞、脾俞、胃俞；任脉：上脘至中脘；心包经：双侧内关；胃经：双侧梁丘、足三里。

操作方法：使用刮痧板的薄缘在所选穴位刮拭，用力稍重。

（八）砭石疗法

1. 用大砭板在胃脘部做温法30分钟。

2. 用砭具在胃脘部做摩法5分钟，点按中脘、气海、天枢、足三里等穴位，每穴2分钟。

3. 用砭具用力点按肩井、手三里、内关、合谷等穴位，每穴2分钟。

（九）药浴疗法

生姜香附方

原料：鲜生姜25g，香附15g。

制用方法：生姜捣烂，香附研成细粉，同装暖壶中，冲入沸水，加盖闷泡15分钟。然后用毛巾蘸药液，在胃脘部上下左右轻轻地摩擦20分钟。每日2次。

良附液

原料：干姜、肉桂各30g，香附、高良姜各50g。

制用方法：上药用水浸泡20分钟后，煎煮15~25分钟，将药液倒入盆中，待水温热后，将双足浸入药液中，每次20分钟，每日1~2次。

公英液

原料：蒲公英100g，生大黄10g，陈皮30g，醋30g。

制用方法：上药入锅加水适量，煎煮30分钟，去渣取药液，与开水及醋同入盆中，泡足，每天1次，每次20~30分钟。

（十）药枕疗法

羌防藿香枕

原料：藿香300g，羌活、防风各200g，细辛、麻黄、桂枝各100g。

制用方法：上药烘干，共粉碎成粗末，装入枕芯，制成药枕，睡觉时枕之。

疏肝理气枕

原料：香附、木香、柴胡、延胡索各500g，藿香300g，青皮、通草各200g。

制用方法：上药除通草外分别烘干，共研粗末，通草铺匀，外洒药末，装入枕芯，制成药枕，睡觉时枕之。

专家提示

1. 保持大便通畅。

2. 注意避免暴饮暴食、饥饱无常及不良饮食习惯，保持饮食规律，定时定量，戒烟戒酒。

3. 油腻厚味，只要制作细软易消化，患者食后无不适，即可食用，不必禁忌。

4. 辛辣刺激之物，食后多可引起疼痛，当避忌之。但少数寒痛患者食后以其温通，反觉舒适，则亦不忌。

5. 不宜长期只食稀饭，不吃干饭、蔬菜、水果和鸡、鱼、肉、蛋等食物。

6. 保持心情舒畅，性格开朗。

7. 避免过度疲劳，饭后适当休息，不要参加剧烈运动。

8. 注意腹部保暖，避免受风着凉。

9. 宜常喝酸牛奶，忌大量食用豆类、花生，忌吃饭时喝饮料。

第十六节　腹　胀

一、概述

腹胀是指自觉腹部胀满不适，可伴见恶心、呕吐、腹泻、便秘、嗳气等症状。中医学认为本症主要与肝、胆、脾、胃功能失调，以及肠的传导功能异常有密切关系。情绪不舒、肝气郁结、肝胃不和，或饮食不节、胃肠积滞等均可引起。综合文献报道，腹胀大致存在以下几种常见中医证型：

1. 肝脾不和：腹胀，喜叹息，矢气则舒。

2. 脾肾阳虚：腹胀，得温则舒，手足发凉，怕冷。

3. 食滞胃肠：腹胀，食量减少，嗳气，舌苔厚腻。

二、中医调理方法

（一）自我保健按摩

1. 腹部按摩法

平卧床上，两腿放平，以肚脐为中心，用手心按摩腹部，顺时针100次，逆时针100次，重复3遍，每日2次。

2. 点穴按摩法

（1）揉擦解溪穴，施泻法。

（2）掐两内关穴1~2分钟。

（3）以双手拇指按压足三里约1分钟，以酸胀麻感传至足尖为度。

（4）用大拇指和其他4指作相对用力，在中脘穴上有节律的提捏。动作要缓和而连贯，用力要由轻到重，每次提拿2~3次即可。

（二）食疗药膳

1. 日常饮食宜忌

食物中的萝卜、山楂、神曲、麦芽、柠檬、橘、柑、荸荠、槟榔、米醋、香糟、茴香、玫瑰花等具有消食理气作用，易腹胀者可经常选用其中一种或数种配佐饮食；在谷类之中，唯糯米黏滞难消，不可多食，余均可用；不可多食豆类、葡萄，尤其是未成熟的水果、芹菜、韭菜、菜花、洋葱、大蒜、卷心菜等产气食物；薯类虽能益气健脾，脾虚者食之有益，但多食亦可能滞气，食用时应注意控制食用量。

2. 常用食疗药膳方

行滞消胀饮

原料：炒鸡内金 3~5 个，萝卜籽 10g，香附 15g，麦芽 25g，苍术 15g。

制用方法：上药水煎服，每日早晚分 2 次饮服。

内金酒曲饮

原料：鸡内金 30g，生酒曲 15g。

制用方法：煎服，每日早晚各 1 次，连服数次。

槟榔粥

原料：槟榔一枚，生姜汁 15g，粳米 100g，蜜适量。

制用方法：将槟榔碾成粉放入锅内，烧开后再煮十分钟，令其冷却沉淀。锅内另放水，烧开下粳米，煮至米烂粥稠；加生姜汁、槟榔汁、蜜再烧一开即可。空腹顿服。

麻仁茴香汤

原料：大茴香 7 个，大麻仁 15g，生葱白 7 个。

制用方法：将以上三味共研烂，加水煎二十分钟，略沉淀，取上面清汤饮用。

（三）推拿按摩疗法

1. 消胀按摩法

（1）掌推上腹部至下腹部数次，用力要深沉。

（2）上腹胀满者，在上腹部施顺时针方向摩法治疗，要沉而缓慢。

（3）下腹胀满者，在下腹部施顺时针方向摩法治疗，要以局部有热感为宜。

（4）分别点揉中脘、下脘、水分、天枢、水道、关元、足三里、上巨虚等穴，每穴点揉1分钟左右。

2. 辨证按摩法

（1）肝脾不和型

以双手拇指掌面自胸骨剑突下顺两侧肋骨下缘向外做指推法；点按肝俞、脾俞、胃俞、大肠俞、天枢、气海穴各2分钟；以泻法点膻中、中脘、章门、期门、阴陵泉、行间各2分钟。

（2）脾肾阳虚型

以逆时针方向分别在上腹部和下腹部做摩法；并在腰骶部做擦法治疗，以热透为度；用补法点按胃俞、脾俞、肾俞、中脘、关元、足三里穴各2分钟。

（3）食滞胃肠型

以按摩上腹部为主，点穴多用泻法，可点按胃俞、脾俞、肾俞、天枢、上脘、下脘穴各2分钟；点揉足三里、涌泉、太冲各2分钟。

（四）针灸疗法

1. 耳穴疗法

穴位：胰、胆、肝、胃、十二指肠、内分泌、三焦。

操作方法：实证采取对压法，虚证采取点压法或耳廓按摩法，每天于睡前、起床前、午饭前、晚饭前按压一次，两耳交替使用，2天交换1次，每穴按压3分钟，以出现酸胀感为宜。

2. 辨证灸法

采用隔姜灸或麦粒灸法，每穴3~5壮；或艾条悬灸，每穴5~10分钟。

(1) 肝脾不和型：取内关、太冲、天枢等穴。

(2) 脾肾阳虚型：取关元、脾俞、胃俞等穴。

(3) 食滞胃肠型：取膻中、丰隆、足三里等穴。

(五) 穴位敷贴疗法

1. 肝脾不和型

理气健胃糊

原料：厚朴1g，枳实1g，香附0.5g，柴胡0.5g，半夏0.5g，茯苓0.5g，姜汁少量。

制用方法：共研细末，姜汁调成糊状，敷贴于神阙穴，纱布覆盖，胶布固定，每次12~18小时，每天1次。

柴胡疏肝散

原料：柴胡、枳壳、芍药、甘草、香附、川芎各等份。

制用方法：共研细末，每次用0.5g敷脐，膏药固定，每周换药1~2次。

逍遥散

原料：柴胡10g，白术10g，白芍10g，当归10g，茯苓15g，炙甘草5g，薄荷5g，煨姜10g。

制用方法：共研细末，或将逍遥丸（市售中成药）研为细末，每次3g，用陈醋和如膏状，贴脐，外用绷带固定，每周换药1~2次。

2. 脾肾阳虚型

参附桂姜散

原料：人参、附子、肉桂、炮姜各3g，蜂蜜适量。

制用方法：除蜂蜜外，其余诸药混合碾为细粉末。取药末调和蜂蜜如泥状，制成圆形药饼备用。用时取药饼贴于患者脐孔上，外以纱布覆盖，胶布固定，每日换药1次。

附子散

原料：附子、干姜、炙甘草、木香各等份。

制用方法：共研细末，用葱汁调糊敷脐，外加热熨至痛止。

3. 食滞胃肠型

五子末

原料：白芥子、苏子、莱菔子、香附子、山楂子各等量。

制用方法：将上药混合，放入砂锅中炒干，共碾碎成细粉末，取药末适量，填入患者脐孔中，用胶布贴紧，每日换药1次。待脐孔灼热发痒时，去掉药物，反复换药，直至腹胀消失为止。

理中白术散

原料：党参、白术、干姜、云苓、苍术、炙甘草、吴茱萸、白胡椒、山楂、枳壳、小茴香各10g。

制用方法：共研细末，每次取药末3g和白酒调成稠糊状敷脐，另取药末炒热，包熨敷药上，每日2次。

（六）拔罐疗法

1. 留罐法：用闪火法将罐吸拔在中脘、天枢、足三里、曲池、太冲等穴位上，留罐10～15分钟，每日1次。

2. 刺络拔罐法：对中脘、上巨虚、太冲等穴局部皮肤进行消毒后，用消毒三棱针点刺，然后用闪火法将罐吸拔在点刺穴位上，留罐10～15分钟，每日1次。

（七）刮痧疗法

穴位：督脉：大椎至命门；膀胱经：双侧肝俞至胃俞，大肠俞至小肠俞；任脉：上脘至下脘、气海；胃经：双侧天枢、足三里；肝经：双侧太冲。

操作方法：使用刮痧板的薄缘在所选穴位刮拭，用力可较重。使用菜籽油作辅助材料的效果较好。

（八）砭石疗法

1. 用砭具在腹部做摩法5分钟，点按不容、关门、天枢等穴位，每穴2分钟。

2. 用砭具刮擦小腿内侧胫骨后缘，点按三阴交、漏谷、阴陵泉等穴，每穴2分钟。

3. 用大砭板在腰部膀胱经所在位置做温法30分钟。

（九）药浴疗法

莱菔葱姜液

原料：莱菔子120g，生姜60g，葱150g（连须根），白酒1杯。

制用方法：将前3味药放入药锅中，加水适量煎煮，过滤去渣后取药液约1000ml，然后加白酒1杯，待药温适度时，由右至左擦洗腹部，每次30分钟。

陈实木香方

原料：陈皮、枳实、木香各适量。

制用方法：上药研末，装入纱布包内，放进热水浴盆中浸泡30分钟，然后热水调温后，入浴盆中浸浴20分钟，每日1次。

（十）药枕疗法

黄芪白术枕

原料：生黄芪500g，生白术300g，蒲黄200g，党参150g，五灵脂100g，土虫50g。

制用方法：上药一起烘干，研成粗末，装入枕芯，制成药枕，睡觉时枕之。

益阳除胀枕

原料：乳香、炮姜、附子各500g，高良姜、沉香、香附各200g。

制用方法：上药分别烘干，共研细末，和匀，装入枕芯，制成药枕。每晚睡觉时枕之。

专家提示

1. 保持心情舒畅，避免心情过度压抑、焦虑。
2. 养成良好的进食习惯，吃饭时宜细嚼慢咽，不宜过急过快。
3. 少吃或不吃产气、含气的食物，如各种豆类、高纤维食物、不成熟的水果等，不宜过多饮用汽水、啤酒等含二氧化碳较多的饮料。
4. 适量食用姜、蒜制品可开胃健肠，有预防腹胀的作用。
5. 积极参加体育活动，如慢跑、打羽毛球、练太极拳等。
6. 保持大便通畅，宜多饮水，多食蔬菜、水果。

第十七节 超 重

一、概述

当进食热量多于人体消耗而以脂肪形式储存体内，使体重超过标准体重10%时，称为“超重”，可始于任何年龄。常伴有乏力、头晕、多汗、气短、腹胀、便秘、腰痛等症状。中医历来有“肥人多气虚”、“肥人多痰”之说，认为本症病机为本虚标实，本虚即先天禀赋不足、后天体质较差，标实表现为体重超出正常，湿浊内阻，气机壅滞，具体而言就是五脏气虚、痰浊内阻。综合文献报道，超重大致存在以下几种常见中医证型：

1. 胃热炽盛：超重，食欲旺盛，面红，口干口苦，喜冷饮。

2. 脾胃虚弱：超重，气短，乏力，胸闷，舌边有齿痕。

3. 痰湿内阻：超重，头晕目眩，食量减少，身体困重，大便稀溏。

4. 气滞血瘀：超重，胸胁作胀，心烦，失眠，舌暗有瘀点。

二、中医调理方法

（一）自我保健按摩

1. 摩腹：以神阙穴为中心顺时针方向摩腹，以局部发热为度，操作5~10分钟。

2. 点穴：对腹部穴位进行重点点按，可用两手中指重叠操作以增强刺激量，要求局部有较强的酸胀感，每穴1分钟左右。

3. 提拿腹部脂肪：用拇指及其他四指相对用力提拿腹部脂肪，要求腹部有发热感，操作5~10分钟。

4. 指扣腹部：用双手五指尖扣击腹部，操作5分钟。

5. 虚掌击腹部：用双手虚掌扣击腹部，操作5分钟。

（二）食疗药膳

1. 日常饮食宜忌

（1）调控脂类物质的摄取，限制牛油、羊油、猪油等动物性脂防的摄入。

（2）限制胆固醇食物的摄入，如动物的脑、脊髓、内脏、蛋黄、鱼子、蟹黄、带鱼、鱿鱼、鳗鱼、乌贼鱼等，宜食瘦肉、青鱼、白鱼、鲫鱼、桂鱼、海蜇头皮等低胆固醇食物。

（3）限制糖类食物的摄取，宜少食或不食白糖、红糖、水果糖、奶糖、巧克力、蜜饯、糕点、啤酒等；少食葡萄、甜瓜、柿、香蕉、甘蔗、菠萝、荔枝、龙眼、榴莲、芒果等富含糖的水果。

（4）限制主食的摄入，不宜过食精制白面包、速食面及一切方便食品。

（5）烹调方法上，以蒸、煮、炖、烩、拌、卤等少油烹调方法为主，少用油炸、油煎、烧烤等方法。

（6）饮食应注意清淡，多食蔬菜和含纤维素多的食物，如全谷粮食、麦麸麦片、芸豆、白扁豆、豌豆等。宜食洋葱、大蒜、香菇、木耳、燕麦、茶叶等。

2. 常用食疗药膳方

虎杖茶

原料：虎杖15～30g。

制用方法：将虎杖用水煎服，每日1次。

决明茶

原料：决明子、山楂各12g，绿茶9g。

制用方法：上三味用沸水冲泡，15 分钟后代茶饮。

荷叶茶

原料：荷叶、川芎、决明子、人参叶、乌龙茶各 9g。

制用方法：上 5 味水煎代茶饮。

复方首乌茶

原料：何首乌、夏枯草、山楂、泽泻、决明子、莱菔子、茶叶各 10g。

制用方法：将上药用水煎后，代茶饮用。

香干炒芹菜

原料：香干 100g，鲜芹菜 200g。调料：葱末 3g，姜末 3g，酱油 8g，精盐 2g，花生油 25g，味精 1g。

制用方法：香干洗净切成 4 厘米长，1 厘米宽的条块，鲜芹菜洗净，切成 4 厘米长段。锅置火上，花生油烧至七成熟，葱，姜末爆香，加入芹菜煸炒，再加入香干、酱油、精盐翻炒，加味精出锅即可。

猕猴桃汁

原料：鲜猕猴桃 100g。

制用方法：鲜猕猴桃洗净，榨汁。每日 3 次，每次 3 汤匙。

洋参银耳羹

原料：西洋参 15g，银耳 10g。

制用方法：银耳洗净，与西洋参共煮成羹。

红豆粥

原料：红豆 100g，梗米 100g。

制用方法：红豆与粳米淘洗干净，共煮成粥。

海带玉米粥

原料：海带50g，玉米面100g。

制用方法：海带洗净切丝，与玉米面共煮成粥。

（三）推拿按摩疗法

1. 点、按、揉中脘、下脘、天枢、气海、腹结穴：患者取坐位，双腿分开与肩同宽，身体放松。按摩者用拇指点、按、揉每穴2分钟。

2. 点按三阴交穴：点按双侧三阴交穴各1分钟。

3. 叩揉两胁及胃脘部：右手握成空心拳以劳宫穴所在部位叩两胁及胃脘部，再按顺、逆时针方向各揉50下，脂肪多处加左手放在右手上用力运转。

4. 腹部推拿：由上腹部向下腹部做双手掌推法治疗3分钟左右，用力要深沉。然后在腹部行拿法的治疗5分钟左右，最后采用摩法以沉而缓慢的顺时针方向在其下腹部治疗8分钟左右，要以患部有热感为佳。

5. 腰部按摩：在其背、腰部采用拿法、振法、滚法、按法、揉法治疗5分钟左右。然后在其腰骶部行擦法治疗，要使治疗部位有热感为佳。最后在腰部由上而下做掌推法的治疗3分钟左右。

6. 按揉合谷、足三里、丰隆穴：每穴按揉2分钟。

（四）针灸疗法

1. 耳穴疗法

穴位：脾、胃、肾、内分泌、神门、交感。

操作方法：用压籽法贴穴。每天按摩2~3次，每次2分钟，

3～5天双耳轮换。

2. 灸法

穴位：中脘、足三里、天枢、脾俞、内关、阳陵泉。

操作方法：每穴灸15分钟，每日1次。

（五）穴位敷贴疗法

减肥散

原料：半夏、荷叶各10g，茯苓、泽泻各15g，焦三仙各9g，槟榔5g。

制用方法：共研细末，用时取药末15～30g，用大黄15g水煎取汁调成软膏状，敷于脐部，外以纱布覆盖，胶布固定。每日换药1次。

外用减肥方

原料：番泻叶5g，泽泻、山楂各30g，干荷叶100g。

制用方法：共研细末，用时取上药末15～20g，以红茶水调和成软膏状，敷于肚脐上，外以纱布盖上，胶布固定，每日换药1次。

花黄减肥膏

原料：厚朴花、玳玳花、枳壳、苍术各30g，小茴香、大黄各150g。

制用方法：加清水煎3次，3次煎液合并，浓缩成膏状，制成6厘米×6厘米药饼，装入稀薄布制成的袋内备用。取药袋敷贴于中脘、神阙（肚脐）穴上，外纱布包扎固定，5～10天更换药1次。

（六）拔罐疗法

1. 减肥拔罐法

在脂肪堆积明显处用大吸力拔罐，留罐20分钟，每日1次。

2. 辨证拔罐法

用闪火法将罐吸拔在足三里、丰隆、脾俞、胃俞等穴位上，留罐15分钟，每日1次。

（1）胃热炽盛型：加天枢、曲池、内庭。

（2）脾胃虚弱型：加中脘、气海、关元、足三里。

（3）痰湿内蕴型：加中极、水道。

（4）气滞血瘀型：加血海、关元。

（七）刮痧疗法

穴位：督脉：身柱至命门；任脉：中脘，气海至关元；脾经：阴陵泉，三阴交；肾经：太溪；心包经：内关；胃经：天枢至归来。

操作方法：使用刮痧板的薄缘在所选穴位刮拭，用力较重。

（八）砭石疗法

1. 用砭具点按天枢、中脘、滑肉门、大巨、梁丘、上巨虚、丰隆、足三里、公孙、风市等穴位，每穴2分钟。

2. 用砭具在腹部按顺时针方向推摩5分钟。

3. 用砭具在腰部行摩法5分钟。

（九）药浴疗法

白萝卜液

原料：生山楂、泽泻、生大黄各30g，鲜白萝卜60g，鲜橘叶

15g。

制用方法：将上药加水适量，煎煮30分钟，去渣取汁，泡洗双足，每天1次，每次泡30分钟。

山楂瘦身方

原料：生山楂30g，何首乌、泽泻各20g，决明子25g，荷叶、丹参各15g。

制用方法：上药加水适量，煎煮30分钟，去渣取汁，泡浴双足，每天早、晚各1次，每次30分钟。

将军汤

原料：生大黄50g。

制用方法：上药加水煎取药汁，泡浴双足，每次30分钟。

（十）药枕疗法

山泽普饵枕

原料：泽泻、生山楂各500g，普饵茶、白芥子、昆布、半夏、陈皮各200g。

制用方法：分别烘干，研成粗末，装入枕芯，制成药枕，睡觉时枕之。

白芥子枕

原料：白芥子1000g，陈皮、藿香、半夏各500g，通草300g，石菖蒲、郁金各200g。

制用方法：分别烘干，研成粗末，装入枕芯，制成药枕，睡觉时枕之。

（十一）运动疗法

1. 传统运动疗法

如八段锦、太极拳、易筋经、五禽戏等。每次锻炼都要保持一定的时间和强度，注意循序渐进，开始锻炼时，时间宜短，以后再逐渐增加，最后达到每次30~60分钟，但一次锻炼不宜超过1小时。每日1~2次。

2. 有氧运动

如健美操、跳舞、跳绳、慢跑步、旅游、爬山等。每周至少要有3次，每次坚持50~60分钟中等强度的锻炼。

3. 床上运动

每日于睡前平卧，做快速的腹式呼吸，并进行仰卧起坐及腰部的屈、伸、侧屈和旋转运动。

专家提示

1. 减肥饮食与运动处方的提纲：饮食有节、细嚼慢咽、首先喝汤、禁食甜食、体育锻炼、防治便秘、贵在坚持。

2. 改变吃了就睡的坏习惯，生活要有规律，切忌睡眠过多，以每日6~8小时为宜。

3. 改变喜吃甜食、油腻食物和零食的不良饮食习惯。

4. 食物应做充分咀嚼，不宜过度节食。

5. 保持精神愉快，避免悲观失望情绪。

第十八节　眼睛干痒

一、概述

眼睛干痒是指双目干涩、痒痛的一组临床常见症状，可伴有羞明畏光、眼部异物感、口干等表现，以女性多见。中医学认为，本症可分为虚、实两证，虚证为阴血亏虚、津液损耗所致，实证因风热上扰、火热犯目所致。综合文献报道，眼睛干痒大致存在以下几种常见中医证型：

1. 阴血亏虚：目内干燥少津，视物疲劳，头晕，耳鸣，口燥咽干。

2. 风热伤津：两目干燥作痒，目热且涩，干咳少痰，口渴欲饮。

3. 肝火上扰：两目干痒、灼热，白睛发红，口干，口苦，便秘，尿黄。

二、中医调理方法

（一）自我保健按摩

1. 熨目：闭目，双手掌摩搓至极热，双手掌根轻压热熨双目1分钟，再轻轻揉动15遍。

2. 揉攒竹：双手拇指指端分别按揉双眉端攒竹穴30遍。

3. 揉睛明：一手拇指、食指指端分别压于两侧睛明穴，先用力下按，再向上挤捏30遍。

4. 揉按四白：双手食指指腹分别按揉两侧四白穴，逆、顺时针方向按揉各15遍。

5. 刮眼轮：双手拇指指腹按于两侧太阳穴，食指弓曲，第二指节桡侧面自内向外推抹眼眶，先上后下20遍。刮毕分别揉按两侧瞳子髎、丝竹空各30遍。

6. 按揉太阳穴30遍；掐、揉合谷穴各30遍。

（二）食疗药膳

1. 辨证药茶

（1）阴血亏虚型

熟女菟杞茶

原料：熟地、女贞子、菟丝子、枸杞子各10g，绿茶2g。

制用方法：将前四味加水煎沸15分钟，倒出药液冲泡绿茶5分钟，渣可再加水煎一次，冲泡茶，每日1剂，分3次饮服。

注意事项：脾胃虚寒泄泻者忌服。

杞菊茶

原料：枸杞子10g，白菊花10g，优质绿茶3g。

制用方法：将上述三味入杯或茶壶，用沸水冲泡，加盖闷10分钟即可，每日1剂，不拘时频频饮之。

（2）肝火上扰型

甘菊决明茶

原料：白蒺藜（炒）、木贼、决明子、羌活、密蒙花各30g，甘菊90g，茶叶适量。

制用方法：将前六味药均研制成末，混合均匀，装瓶封贮。每日2~3次，每次取药末6g，用茶叶煎汤或用沸水冲泡10分钟后，调服。

（三）推拿按摩疗法

1. 分抹眉弓、前额1分钟。

2. 中指掐、按、揉攒竹、鱼腰、丝竹空、睛明各2分钟。

3. 拇指按揉太阳，食指按揉承泣、四白、瞳子髎、天应各2分钟。

4. 双手掌根部或食、中、无名指平放于双目，轻施压力2分钟。

5. 按揉翳风、风池、天柱骨，各2分钟。

6. 分推坎宫，抹眼眶，拿捏合谷，各30遍。

（四）针灸疗法

1. 耳穴疗法

取眼、心、肝、肾、交感、枕等，用王不留行籽压穴，胶布固定，每天按压3～5次，每次以耳廓热透为度，3～5天双耳轮换。

2. 灸法

蒜片或生姜片1块，穿刺数孔，左眼病取右阳溪，右眼病取左阳溪，双眼病取双侧阳溪，将蒜片或生姜片置穴上，以黄豆大艾炷灸5～7壮，每日灸1～2次，连续3～5天。

（五）拔罐疗法

1. 阴血亏虚型

选取肝俞、气海、风池穴。操作时，病人取坐位，选取中口径玻璃罐以闪火法吸拔诸穴5～10分钟，每日1次。

2. 风热伤津型

选取风池、太阳、合谷穴。操作时，病人取坐位或侧卧位，取针点刺患侧诸穴后，再取小口径玻璃罐以闪火法吸拔患侧诸穴5～

10分钟，每日1次。

（六）刮痧疗法

1. 日常刮痧法

先在脊椎两侧（含颈后至悬枢），轻刮3行，至出现痧痕为止，再刮肘弯、膝弯及足背区，然后用梅花针在眼区进行局部叩刺，每日1次。

2. 辨证刮痧法

（1）阴血亏虚型

取太阳、四白、瞳子髎、气海、膈俞、百会等穴，用刮痧、点揉法均至出现痧痕为止，每穴3~5分钟，每日1次，手法力度中等，操作范围较广泛。

（2）风热伤津型

取曲池、合谷、三阴交、太溪、大椎等穴，用刮痧、点揉法均至出现痧痕为止，每穴3~5分钟，每日1次，手法力度中等，操作范围较广泛。

（七）药浴疗法

1. 风热伤津型

菊花蔓荆茶

原料：蔓荆子5g，白菊花15g，荆芥、防风各5g，薄荷9g。

制用方法：上药加水适量，煎沸去渣取汁，用时将药液倒入碗或杯内，趁热先熏后洗患眼，每日熏洗3次。

2. 肝火上扰型

菊花蝉蜕茶

原料：蝉蜕10g，菊花6g。

制用方法：上药加水250ml，煎沸过滤去渣取汁，用时将药液倒入瓷杯内，待药液温度适宜时，用纱布蘸药水洗患眼，反复洗之，每日洗3次。

（八）药枕疗法

桑菊明目枕

原料：桑叶500g，菊花400g，薄荷、谷精草各200g。

制用方法：分别烘干，共研细末，装入枕芯，制成药枕，睡觉时枕之。

灯芯磁石枕

原料：黄连200g，灯芯草、磁石各100g，栀子、竹叶、木通各50g。

制用方法：上药除磁石打碎外，余药一起烘干，共研细末，和匀，装入枕芯，制成药枕，睡觉时枕之。

专家提示

1. 避免长时间注视电脑及电视机。
2. 眼睛不适时，可用手按摩眼睛旁边眼眶骨的地方，放松眼部肌肉。
3. 注意光线，尽量使用能提供明暗对比的柔和灯光。

第十九节　视觉疲劳

一、概述

视觉疲劳是指视物模糊、眼胀、干涩、流泪、眼眶酸痛等眼部症状，可伴见头痛、眩晕、恶心、烦躁、乏力等全身不适，多由于长时间用眼不当所致。中医学认为本症由肾虚精亏、肝血不足、肝阳上亢、痰湿上扰等引起。综合文献报道，视觉疲劳大致存在以下几种常见中医证型：

1. 肝肾阴虚型：视物模糊，目酸胀，头晕，耳鸣，腰膝酸软。

2. 脾虚湿热型：视物模糊，目酸胀，口干，食量减少，便溏。

3. 气血两虚型：视物模糊，目酸胀，头晕，神疲，乏力，气短。

4. 肝热上扰型：视物模糊，目酸胀，头痛，目涩，口苦，咽干。

二、中医调理方法

（一）自我保健按摩

1. 抹眼：双手拇指按于太阳穴，食指屈曲，用中节桡背侧自印堂穴沿眉弓至丝竹空穴做分推法，再沿眼眶的下缘做同样的操作，并在印堂及太阳处加力按压，共30遍左右。

2. 揉眼球：双手掌相互摩擦，使掌心发热，将手掌分别贴在眼前，掌心与眼相对，双目分别做逆时针和顺时针方向的转动各3圈。

3. 推桥弓：以双手拇指分别在两耳后行"推桥弓"法20遍左右。

4. 点穴：点按睛明、承泣、四白、太阳、丝竹空、鱼腰、阳白、攒竹、风池、合谷、光明等穴，以酸胀为度，每穴1分钟。

5. 拿风池：双手拇指对双侧风池穴进行点按，以酸胀为度，操作1分钟。

6. 脸部擦法：双手在头面部像洗脸一样做擦法1~2分钟。

（二）食疗药膳

1. 日常饮食宜忌

（1）适宜食物：多吃绿色蔬菜和胡萝卜；多吃柑桔类水果与红色果实，如葡萄、柠檬、香蕉和杏子；尽量摄取足够的蛋白质及钙、碘等微量元素；有选择性地多食用含维生素 A、B2 丰富的食物。

（2）禁忌食物：忌辛辣油腻食物；不宜食精糖（各种糖果、甜食）、肉和全脂奶酪；戒除烟、酒。

（3）食物选择

主食的选择：糯米、薏米、小米、黄豆、黑豆及芝麻等。

肉食的选择：猪肝、羊肝等动物肝脏，蛋黄、乳类、鸽肉、兔肉及海螺、白鱼、蚌肉等。

蔬菜的选择：胡萝卜、菠菜、苜蓿、豌豆苗、荠菜、苋菜、韭菜、蘑菇等。

水果的选择：红枣、柑橘、桑椹、荔枝、草莓、西红柿、核桃、苹果等。

2. 辨证药膳

（1）肝肾阴虚型

桑椹蜜膏

原料：鲜桑椹 1000g（干品 500g），蜂蜜 300g。

制用方法：桑椹洗净加水适量煎煮，每 30 分钟取煎液 1 次，加水再煎，共取煎液 2 次。合并煎液，再以小火煎熬浓缩到较黏稠时，加蜂蜜煮沸后停火，待冷装瓶，每次 1 汤匙，以沸水冲化服用，每日 2 次。

枸杞五味子茶

原料：枸杞子6g，五味子6g。

制用方法：用沸水浸泡二药10分钟即可，可代茶饮。

（2）脾虚湿热型

猪油炒苦瓜

原料：苦瓜200g，猪油50g。

制用方法：洗净苦瓜，去籽切丝。将铁锅烧热，下入猪油，待油稍冒烟时，下入苦瓜丝翻炒，调入葱、姜、盐，待苦瓜熟时，放入味精即可，作菜肴常服。

胡萝卜粥

原料：粳米250g，胡萝卜适量。

制用方法：新鲜胡萝卜洗净切碎，同粳米煮粥，可常服。

注意事项：以冬季食用最好，但发热病人及性功能亢进者忌服。

（3）肝热上扰型

菊花茶

原料：菊花15g，金银花15g，山楂15g，桑叶10g。

制用方法：菊花去蒂后与其他药共用沸水浸泡5~10分钟即可，分3~4次服用，可做饮料不定量服。

百合枇杷羹

原料：鲜百合、枇杷（去核）、鲜藕（切片）各30g，淀粉适量，白糖少许。

制用方法：前三物同煮，将熟时放入淀粉、白糖，调匀成羹，亦可放少许桂花，不拘时食用。

夏枯草瘦肉汤

原料：夏枯草30g，猪瘦肉30g，清水适量。

制用方法：煮汤去夏枯草，饮汤食肉，连续服3～5次。

（4）气血两虚型

番茄猪肝

原料：猪肝100g，番茄150g。

制用方法：新鲜猪肝洗净切片，番茄洗净切块，炒锅内放油，待油热入姜片、葱花，然后倒入猪肝、番茄快速翻炒数分钟，加盐、香油即可，作菜肴常服。

黑木耳枣汤

原料：黑木耳15g，大枣8枚。

制用方法：将黑木耳、大枣用温水泡发并洗净放入小碗中，加水和冰糖，将碗放置锅中蒸约1小时左右即可，温服，可常服。

山药莲子粥

原料：生山药（切片）、莲子肉、葡萄干各50g，白糖少许。

制用方法：将前三味同煮熬成粥，加糖食之；亦可将三物蒸烂成泥，加糖食之，可常食。

（三）推拿按摩疗法

1. 按风池穴：用两手拇指或中指分别按在两侧风池穴上，力量从轻至重，使局部感到明显酸胀，按摩2分钟。

2. 按眼眶：用两个拇指或食指、中指、无名指三指的指尖分别按在两侧眼眶上，按摩时间为2分钟。再用拇指掐、按、揉睛明穴，按摩时间为2分钟，以局部感到热胀为度。

3. 推眉心：用双手四指的指腹，从眉心起朝外分推10遍，再摩双眉到前额10遍。用四指的指尖分别轻叩攒竹、鱼腰、丝竹空、四白穴，每个穴位轻叩十分钟。

4. 揉四白穴：将食指指腹按在四白穴上，等出现酸胀感时，从轻至重，一边按一边揉，使酸胀感传到眼区，按摩时间为2分钟。

5. 掐睛明穴：仰靠位并将双腿伸直，两拇指分别放在两侧光明穴上，先掐按2分钟，使局部感到明显酸胀，再掐揉2分钟。

（四）针灸疗法

1. 耳穴疗法：

穴位：眼、目、肝、肾、皮质下。

操作方法：采取点压或按摩手法，两耳交替使用，2天交换1次，每天自行按压3次，每穴按压3分钟，以出现酸胀感为宜。

2. 灸法

穴位：攒竹、太阳、四白、肝俞、光明。

操作方法：每穴灸15分钟，每日1次。

（五）拔罐疗法

1. 留罐法

用闪火法将罐吸拔在阳陵泉、光明、太冲等穴位上，留罐20分钟，每日1次。

2. 刺络拔罐法

对大椎、太阳、印堂等穴局部皮肤进行消毒后，用消毒三棱针点刺，然后用闪火法将罐吸拔在点刺穴位上，留罐10~15分钟，每日1次。

（六）刮痧疗法

治疗选穴：督脉：上星、百会。膀胱经：双侧肝俞至肾俞。胃经：双侧四白、足三里。胆经：双侧瞳子髎、光明。心经：双侧通里至神门。肝经：双侧太冲。

操作方法：眼周穴位使用刮痧板的厚缘，用力较轻。其余部位可使用刮痧板的薄缘，用力较重。

（七）砭石疗法

1. 用砭具在眼眶周围轻擦5分钟，然后沿眼眶点按5分钟。

2. 用砭具刮擦头顶10分钟，然后点按百会、四神聪穴，每穴2分钟。

3. 用砭具揉按太阳穴5分钟。

（八）药浴疗法

杞菊荠菜液

原料：枸杞叶60g，白菊花30g，荠菜50g。

制用方法：上3味同入药锅中，加水适量煎煮30分钟，去渣取汁，浸泡双足，每晚1次，每次20~30分钟。

石斛夜光液

原料：谷精草40g，石斛30g，制首乌50g。

制用方法：上3味药同入锅中，加水适量，煎煮30分钟，趁热先用药蒸汽熏蒸面部及眼部5~10分钟。然后去渣取汁，倒入盆中，浸泡双足，每晚1次，每次20~30分钟。

青箱明目液

原料：当归、远志、茺蔚子、青葙子、桑叶、党参各10g。

制用方法：上药入锅中，加适量水煎煮20分钟，过滤取汁熏洗眼部，每日1次。

（九）药枕疗法

红花二石枕

原料：磁石、代赭石各500g，红花300g，五味子、桑椹各200g，赤芍150g，地龙100g，冰片5g。

制用方法：先将磁石、代赭石打碎，与冰片混匀。余药烘干，共研粗末，与上药末混匀，装入枕芯，制成药枕，睡觉时枕之。

桑椹黑豆枕

原料：桑椹、黑豆各1000g，干地黄、巴戟天各500g，丹皮200g，藿香、细辛各100g。

制用方法：分别烘干，共研细末，装入枕芯，制成药枕，睡觉时枕之。

专家提示

1. 注意用眼卫生，避免用眼过度，每次阅读1小时后应休息10分钟左右。
2. 注意看书报、写字时，姿势端正，光线明亮。
3. 加强营养，多吃富含胡萝卜素及维生素的新鲜蔬菜、水果。
4. 适当参加体育活动，增强体质。
5. 坚持做眼部按摩，每次操作前将双手洗净。

第二十节　耳　鸣

一、概述

耳鸣是指所处环境无相应声源，而自觉一侧或两侧耳内出现各种不同鸣响的一种自觉症状，属于听觉功能紊乱。其声音各种各样，有的如细雨沙沙，有的像蝉声嘶嘶，有的如洪水爆发，有的像雷鸣轰隆，安静环境中感觉更为明显，常见于老年人、慢性病及体弱者。中医学认为本症的发生主要责之肝肾，病因有风热外邪侵袭、肝火上扰清窍、痰火壅结耳窍、肾精亏损、脾肾虚弱等。综合文献报道，耳鸣大致存在以下几种常见中医证型：

1. 外感风热：耳鸣，耳胀，咽痛，发热。

2. 肝火上炎：耳鸣，眩晕，面红，急躁易怒，口苦。

3. 痰火郁结：耳鸣，耳部阻塞感，听力下降，头重。

4. 肾阴亏虚：耳鸣，腰膝酸软，潮热，盗汗。

二、中医调理方法

（一）自我保健按摩

1. 摩搓耳轮：双手食指弓曲，桡侧面与拇指指腹夹持两侧耳轮，上下摩搓至耳发热。

2. 擦耳前：双手食指掌侧紧贴耳前，上下反复擦摩30遍。

3. 按揉耳周诸穴：双手拇指（或中指指端）分别按揉耳门、听宫、听会、翳风，每穴30遍。

4. 按耳：双手掌心紧按双耳，令耳屏紧压耳道，然后突然松开，一压一放30遍。

5. 鸣天鼓：双手掌心按于双耳，手指按于枕后，食指重叠压于中指用力下滑，弹击枕后20遍，令耳中咚咚作响。

（二）食疗药膳

1. 辨证食养

（1）痰火郁结型

减少油腻、甘甜饮食及腥荤发物，如鸡、鹅、鱼、虾、蟹、猪头肉、母猪肉、马肉、驴肉等。

（2）肾阴亏虚型

少吃鹿角胶、红参、狗肉、羊肉、韭菜、桂圆等温热食物；少吃辣椒、花椒、胡椒、芥末、桂皮、良姜、生姜、葱、蒜等辛辣刺激性食物；少吃咸菜、酸菜、咸鸭蛋、咸肉等过咸或腌制的食物；忌饮浓茶、咖啡、酒等。

2. 辨证药膳

（1）肝火上炎型

猪腰磁石粥

原料：磁石60g，猪腰子1只，大米100g。

制用方法：磁石加水2000ml，入砂锅猛火煎1小时，滤汁去渣，再加入大米100g、猪腰子1只、水800ml，煮成粥，睡前服。

平肝清热茶

原料：龙胆草、醋柴胡、川芎各1.8g，生地3g，甘菊花3g。

制用方法：将上述五味药研制成粗末，加水煎汤，或以沸水冲泡10分钟，每日1剂，不拘时代茶饮。

（2）痰火郁结型

黄苍茶

原料：黄柏9g，苍耳子10g，绿茶3g。

制用方法：将上述三味共研制成粗末，用沸水冲泡10分钟，加水煎汤。

（3）肾阴亏虚型

五味胡桃糊

原料：五味子3g，胡桃肉30g，怀山药30g。

制用方法：将五味子洗净，胡桃肉去外衣，3种药共研成粉，放入锅内加水，不断搅拌至煮熟，加糖调成糊，即可食用。

红枣山萸饼

原料：柿饼肉、红枣肉各30g，山萸肉10g，白面粉100g。

制用方法：将前三味捣碎拌匀，放入锅内烘干研粉，再拌面粉制成小饼，烙熟食用。

（三）推拿按摩疗法

1. 对阳陵泉、太冲、肝俞、胆俞、外关等穴行擦法、摩法。

2. 按压风池、翳风、听宫、听会、百会，每穴2分钟。

3. 俯卧位，揉按腰部，点按肾俞、命门穴。

（四）针灸疗法

1. 耳穴疗法：

穴位：内耳、外耳、肾上腺、皮质下、内分泌、肾、肝。

操作方法：采取点压或按摩手法，两耳交替使用，2天交换1次，每天自行按压3次，每穴按压3分钟，以出现酸胀感为宜。

2. 灸法

穴位：听宫、翳风、中渚、肾俞、太溪、阳陵泉。

操作方法：每穴灸10分钟，每日1次；或隔姜灸，艾炷如花生米大，每穴6壮，每日1次。

（五）拔罐疗法

辨证拔罐法

用闪火法将罐吸拔在听宫、听会、翳风等穴位上，留罐10～15分钟，每日1次。

（1）肝火上炎型：加太冲、阳陵泉。

（2）痰火郁结型：加足三里、大椎、尺泽、曲池。

（3）肾阴亏虚型：加肾俞、命门、太溪。

（六）刮痧疗法

穴位：大椎、大杼、神堂、耳门、听宫、听会、翳风、少海、太溪。

操作方法：泻法刮拭大椎、大杼、神堂，待出现紫红瘀斑后，再配合中等强度手法刮拭其余各经穴部位3分钟。

（七）砭石疗法

1. 用砭具沿耳周做抹法5分钟，然后点按耳周诸穴。
2. 用砭具沿头侧发际做刮法5分钟。
3. 用加热后的砭具在足背外侧2/3处做摩法10分钟。

（八）药浴疗法

桑叶首乌方

原料：制首乌60g，桑叶100g，川芎15g。

制用方法：上3味药同入锅中，加水适量，煎煮30分钟，去渣取汁，浸泡双足，每晚 1 次，每次 20～30 分钟。

杜仲牛膝方

原料：杜仲 40g，淮牛膝 30g，川芎 15g。

制用方法：上 3 味药同入锅中，加水适量，煎煮 30 分钟，去渣取汁，浸泡双足，每晚 1 次，每次 30 分钟。

熟地天冬液

原料：熟地 50g，天冬 40g，石菖蒲 15g。

制用方法：上 3 味同入锅中，加水适量，煎煮 30 分钟，去渣取汁，浸泡双足 30 分钟，每晚 1 次。

（九）药枕疗法

二陈枕

原料：白芥子 1000g，陈皮、半夏各 500g，郁金、石菖蒲各 200g，辛夷 150g，冰片 10g。

制用方法：上药除冰片外，烘干，共研细末，兑入冰片，和匀，纱布包裹，装入枕芯，睡觉时枕之。

黑豆磁石枕

原料：黑豆、磁石各 1000g。

制用方法：上药分别打碎，和匀，装入枕芯，制成药枕，睡觉时枕之。

专家提示

1. 保持耳道清洁，不要用尖锐之物搔挖耳道。
2. 心情舒畅、愉悦，不可大喜大悲。
3. 避免劳倦，节制房事。

4. 增强抵抗力，预防感冒。
5. 创造安静的环境，避免噪声刺激。
6. 乘飞机时，经常作吞咽动作。

第二十一节 口腔溃疡

一、概述

口腔溃疡又称口疮，是口腔黏膜最常见的溃疡性损害。其特征是在口腔黏膜上出现黄白色如豆大的溃点，具有周期性复发的规律，以女性为多见，好发于青壮年，当进食或受酸、咸、热、辣等食物刺激时疼痛加重。中医学认为本症一般分为实证和虚证两种，实证多由心、脾、肝火引起，虚证以肾阴虚型多见。综合文献报道，口腔溃疡大致存在以下几种常见中医证型：

1. 心脾积热：口腔溃疡，口渴，口臭，尿短黄，便秘。
2. 阴虚火旺：口腔溃疡，口唇干燥，五心烦热，失眠，盗汗。
3. 气血两虚：口腔溃疡，面色无华，气短乏力，便溏或便秘。

二、中医调理方法

（一）自我保健按摩

用食、中二指按揉后颈部及耳下侧颈部 20～30 次，再以双拇指按压翳风穴，酸胀感传至脸颊及口腔部，拇指按压两侧涌泉和劳宫穴各 3 分钟，点揉承浆、合谷、足三里、三阴交穴各 1 分钟，每日早、晚各 1 次。

(二) 食疗药膳

1. 日常饮食宜忌

(1) 适宜饮食

高蛋白饮食：注意平衡饮食，补充足够的蛋白质，如各种动物的肝、乳类、蛋类、鱼类及豆制品。

供给丰富的维生素：多食富含维生素 B 族的食物如全麦、糙米、牛奶、鸡蛋黄、新鲜蔬菜和水果等；增加维生素 A、维生素 C、维生素 E 等的摄入量。多选用番茄、萝卜、绿叶蔬菜，及西瓜、柑桔等水果。

补充微量元素：酌情补充富含微量元素硒、锌及铁的食物，含锌食物如牡蛎、鸡蛋、猪瘦肉、动物肝脏、花生、核桃等。

适量进食西瓜、黄瓜、冬瓜、梨等寒凉性食品。

(2) 禁忌饮食

少吃发物，如虾、蟹、鸡、鹅、鱼、油炸物品、香瓜、桂圆、荔枝、樱桃、桃子等；

不宜摄取过多的简单糖类，如蔗糖、葡萄糖、果糖等；

少食腌制、熏烤及油炸、爆炒的食物，以及香料、烟酒类和辛辣食物，如辣椒、姜、葱、蒜等。

禁用温热中药，如附片、干姜、肉桂等。

(3) 辨证食养

心脾积热型：多吃清凉的食品，如萝卜、西瓜、梨、苦瓜、木耳等，也可经常用白菊花、枸杞子、西洋参等泡水代茶服用，忌油炸及辛辣食物。

气血两虚型：多吃具有健脾作用和容易消化的食品，如莲子、扁豆、豆制品、橙子、苹果，也可用白参泡茶饮用。

2. 辨证药膳

（1）心脾积热型

胖大海冰糖茶

原料：胖大海 4～6 枚，冰糖适量。

制用方法：将胖大海洗净放入碗内，加冰糖适量，冲入沸水，加盖闷半小时，慢慢饮用。隔 4 小时可再泡 1 次，每天 2 次，一般 2～3 天即显效。

山栀根煲瘦猪肉

原料：山栀根 15～20g，瘦猪肉 60g。

制用方法：加清水适量煲汤，调味后饮汤吃肉，每日 1 次，连服 3 次。

（2）阴虚火旺型

烧肉蚝豉汤

原料：蚝豉（牡蛎肉干）50g，瘦猪肉 100g。

制用方法：加清水适量煲汤，用食盐少许调味佐膳。

（3）气血两虚型

红枣羊骨糯米粥

原料：羊胫骨 1～2 根（敲碎），红枣（去核）20～30 个，糯米适量。

制用方法：加清水煮成稀粥，调味服食，一天内分 3 次服完。

（三）推拿按摩疗法

1. 按揉玉枕穴：以拇指指腹按揉患侧玉枕穴，先按压后揉，刚柔相济，用力均匀，每次 3～5 分钟。实证用泻法，指力稍重，时间稍长；虚证用补法，指力稍轻，时间稍短。

2. 推健心穴：实证患者用手多指蘸介质（如鸡蛋清、凉水等）自上而下、均匀有力地推健心穴 3～5 分钟。

3. 揉劳宫、合谷穴：用手拇指蘸介质（介质同上）揉劳宫1～2 分钟，再揉合谷半分钟。

4. 按足三里、内庭穴：稍用力按，各穴半分钟。

5. 揉肾俞穴：对虚证患者用双手大鱼际及掌根蘸介质（如乙醇等）旋转揉双侧肾俞穴 1 分钟。

6. 按揉太溪穴：拇指分别按揉两侧太溪穴各半分钟。

7. 以拇指按压后颈部、肩部数次，重点按压风池、风府、大椎、肩井一带，并使产生的酸胀感放射至深部为佳。其间点揉承浆、水沟、风池、曲池、合谷穴。

（四）针灸疗法

1. 耳穴疗法

在心、肺、内分泌、脾、胃、肾上腺、耳尖、神门等耳穴上贴压王不留行籽，每片胶布上置 2～3 个籽，根据病情选择适当穴位，每周两次，两耳交替。

2. 灸法

（1）将艾卷点燃对准脐部进行熏烤，以悬灸法，使患者感到温热舒适，即固定于此高度上，连续灸治 5～10 分钟至局部发红（切勿灼伤），每日 1 次。

（2）用艾绒加入其它药物（如丁香、吴茱萸、附子、细辛等）做成艾条，或直接用艾条点燃，对准脐部进行熏灸，直到病人感觉温热舒适，便将艾条燃烧的一端固定在一定高度，连续施灸 5～10 分钟，灸至局部发红为度。

3. 三棱针疗法

揉捏耳廓 3～5 分钟，使局部充血，将耳尖部常规消毒后用三棱针在耳尖上点刺，挤出3~4滴血，隔日治疗1次，两耳穴交替进行。

4. 辨证耳穴疗法

(1) 心脾积热型

采用点压或按摩法，取耳部口、心、脾、皮质下、内分泌等穴，轮流取穴，每隔1日换穴。

(2) 阴虚火旺型

采用点压或按摩法，取耳部口、舌、神门、肾、皮质下、内分泌等穴，轮流取穴，每隔1日换穴。

(五) 穴位敷贴疗法

1. 敷脐疗法

细辛脐贴膏

原料：细辛1.5g，醋4ml，甘油1ml。

制用方法：细辛研末，加醋，甘油调匀后，直接敷贴于神阙穴上，盖以纱布，外用胶布固定，每日换药1次。

口疮膏

原料：大黄、硝石、白矾各等量，米醋、面粉少量。

制用方法：共研细末，加入米醋、面粉调和，制成膏备用。临用时取膏药1小团，分别敷于患者脐孔上，盖以纱布，在伤湿止痛胶布固定，每日1次。

黄连桂心散

原料：黄连、桂心等量。

制用方法：共研为散，掺在伤湿止痛膏上，贴脐部。

2. 敷涌泉疗法

吴茱萸散

原料：吴茱萸15~30g。

制用方法：共研细末，用水或醋调成糊状，敷涌泉穴，24小时取下。

生附子足贴膏

原料：生附子适量。

制用方法：切焙为末，用醋调为糊状，晚上临睡前敷于一侧足心涌泉穴，盖以纱布，外用胶布固定。

生大黄足贴膏

原料：生大黄9g，炒绿豆6g，丁香1.5g。

制用方法：共研细末，用醋调和成糊状，敷贴于双足涌泉穴，盖以纱布，外用胶布固定。

3. 敷印堂疗法

巴豆贴膏

原料：枯矾2g，巴豆仁2g，雄黄0.4g。

制用方法：将上3味药捣如膏状，分成35粒备用，使用时取药1粒，放于胶布中心，贴于印堂穴上，24小时取下。

（六）拔罐疗法

1. 走罐法

在背部涂适量润滑油，用闪火法将罐吸拔在背部，并沿胸段脊柱正中线及其两旁、膀胱经内侧循环行线，走罐至局部皮肤潮红为度。起罐后于大椎、身柱、灵台、心俞等穴位上闪罐5~6次，隔日1次。

2. 血罐法

采用梅花针罐法和刺血法，于大椎、心俞穴位上先以梅花针叩击数遍后，用闪火法将罐吸拔在叩刺部位，留罐15~20分钟；同时用三棱针点刺商阳、少冲穴各3下，放血少许，隔日1次。

3. 辨证拔罐疗法

取金津、玉液、合谷、承浆等穴，先用三棱针点刺出血后，再用闪火法将罐吸拔于出血处，留置5~10分钟，每日1次。

（1）心脾积热型：加内庭、大都。

（2）阴虚火旺型：加太溪、阴郄。

（3）气血两虚型：加足三里、三阴交、膈俞。

（七）刮痧疗法

1. 口疮刮痧法

先刮头颈部颊车、承浆、廉泉，再刮上肢部曲池、支正、合谷，然后刮下肢部足三里、内庭。用泻法或平补平泻法，刮至出现痧斑为度。每日或隔日1次。

2. 辨证刮痧法

（1）心脾积热型：取心俞、脾俞、劳宫、商阳等穴，手法力度中等，操作范围较广泛，每穴3~5分钟，每日1次。

（2）阴虚火旺型：取合谷、太溪、照海、廉泉、内关等穴，手法力度较重，操作范围较广泛，每穴3~5分钟，每日1次。

（3）气血两虚型：取通里、阴陵泉、足三里、三阴交等穴，手法力度中等，操作范围较广泛，每穴3~5分钟，每日1次。

（八）药浴疗法

1. 心脾积热型

竹叶车前草汤

原料：淡竹叶、车前草各 10g。

制用方法：将上药放入锅中，加入清水适量，浸泡 10～15 分钟，水煎去渣取汁，将药汁倒入浴盆中，待温度适宜时，将双足置入足浴，每次 10～15 分钟，每日 1～2 次，每日 1 剂，连续 3～5 天。

2. 阴虚火旺型

白矾浴方

原料：白矾适量。

制用方法：将白矾研细，放入浴盆中，加清水适量煎汤取汁足浴，每日 1 次，每次 10～30 分钟，连续 3～5 天。

（九）药枕疗法

黄连通草枕

原料：黄连、通草各 200g，灯芯草、磁石各 100g，栀子、竹叶各 50g。

制用方法：除磁石打碎外，余药烘干，共研粗末，混匀，装入枕芯，制成药枕，睡觉时枕之。

益气养阴枕

原料：生地 500g，枸杞子 300g，五味子、麦冬、黄柏、知母、白薇各 200g，苦参、浮小麦各 150g。

制用方法：分别烘干，共研细末，装入枕芯，制成药枕，睡觉时枕之。

专家提示

1. 保持心情舒畅，避免精神紧张。
2. 生活规律，保持大便通畅。
3. 保证足够睡眠，忌长期疲劳。
4. 保持口腔清洁，每天早晚用淡盐水漱口。
5. 纠正偏食习惯，多吃蔬菜及水果，忌酸涩、辛辣、过冷、过热、油炸及过硬饮食。

第二十二节 咽感觉异常

一、概述

咽感觉异常属神经官能症的一种，是耳鼻喉科最常见的主诉症状之一，多见于中青年女性，主要临床表现为情志抑郁，胸闷气短，善太息，尤以咽中有异物感最为突出，自觉"异物"大如梅核，吐之不出，咽之不下，却又不影响进食，其发生与精神情绪的变化直接相关。中医学认为本症多由情志抑郁，肝气不舒，气郁痰阻，凝结于咽喉所致，或因气滞血瘀而形成，临床辨证以肝气郁结为主。

二、中医调理方法

（一）自我保健按摩

揉按二间、少泽、鱼际、少商、液门、咽喉点等穴位。

（二）食疗药膳

1. 日常饮食宜忌

（1）适宜饮食：宜食软、清淡、易于消化且具清凉滋润作用的食物，可选用西瓜、甘蔗、冬瓜，胡萝卜、白萝卜、番茄等清热养阴的食物；可常吃金橘饼、山楂片、冬瓜糖等具有消食、利咽、理气作用的食物。

（2）禁忌饮食：不宜吃辣椒、大葱、大蒜、韭菜、洋葱等辛辣刺激性食物；不宜吃油条、油饼、炸鸡、烤羊肉、烤馍片等煎炸烧烤食物；不宜吃羊肉、狗肉、鹿肉、人参、枸杞、牛鞭等温补食物；不宜吃咸鱼、咸鸭蛋、咸鸡蛋、甜糕点等过咸过甜食物。

2. 常用食疗药膳方

玳玳花茶

原料：玳玳花适量。

制用方法：用玳玳花适量沸水冲泡，代茶饮。饮茶时如能同时送服茯苓饼一片则效果更佳。每日2次，连服5日。

绿梅淮药羹

原料：绿萼梅10g，怀山药30g。

制用方法：怀山药洗净切片煎水煮烂，加入绿萼梅一滚即取起，去渣食用，连服5~7日。

二青饮

原料：青萝卜30g，青果10枚。

制用方法：水煎服，以汤代茶，每日1剂，分数次饮，连服5~7日。

（三）推拿按摩疗法

1. 多指揉拿颈部两侧2分钟；再施擦法2分钟。
2. 按揉风池、天柱、大椎各1分钟。
3. 按揉或一指禅推膈俞、肝俞、胆俞、脾俞、胃俞各1分钟。
4. 指揉胸胁部，掌揉腹部各5遍。
5. 按揉廉泉、天突、膻中、中庭各2分钟。
6. 揉神门、内关各1分钟；拿肩井5遍。

（四）针灸疗法

1. 耳穴疗法

取咽喉、食道、交感、三焦、神门、皮质下、肝、胃等穴，用王不留行籽或磁珠贴压，按压手法用直压或对压方法，中等刺激，一般每次取一侧耳穴，双耳交替，2~3日换1次。

2. 灸法

取天突、膻中、丰隆、太冲等穴，隔姜灸或麦粒灸，每穴3~5壮；或艾条悬灸，每穴5~10分钟。

（五）穴位敷贴疗法

三味利咽糊

原料：生香附、生半夏、生南星各15g。

制用方法：上药共研细末，用醋调糊，制成薄饼，贴于涌泉穴，纱布包扎固定，每日更换1次。

附骨膏

原料：生附子1个，补骨脂15g。

制用方法：共研细末，用清水调为药糊，敷于双足心涌泉穴上，用纱布包扎固定，每日换药1次。

附茱膏

原料：吴茱萸30g，生附子6g，醋适量。

制用方法：前二味共研细末，用面粉少量混匀，用米醋调为糊状，做成两个药饼，微蒸热，敷于双足心涌泉穴上，用纱布包扎固定，每日换药1次。

（六）拔罐疗法

1. 夹脊拔罐法：取颈椎4~6夹脊0.5寸处，拔罐10分钟，每日1次。

2. 梅花针结合拔罐法：取曲池、心俞、肾俞、足三里、天突、气海、关元等穴，每次选穴2~3个，用梅花针叩刺后拔罐20分钟，每日1次。

（七）刮痧疗法

治疗选穴：

督脉：风府至大椎。胃经：双侧人迎至气舍。胆经：双侧风池至肩井。任脉：膻中至鸠尾。心经：双侧神门。胃经：双侧丰隆。肝经：双侧太冲。

操作方法：使用刮痧板的厚缘在所选穴位刮拭，用力较轻。

（八）砭石疗法

1. 用加热的小砭板在患者颈部做温法30分钟。

2. 用砭具在人迎、天突穴点按，每穴5分钟。

(九) 药枕疗法

麦冬石膏枕

原料：麦冬、冬桑叶、生石膏各500g，枇杷叶、银花、天花粉各200g。

制用方法：先将石膏打碎，余药烘干，共研粗末，混匀，装入枕芯，制成药枕，睡觉时枕之。

磁石枯草枕

原料：磁石500g，丹皮、夏枯草各300g，知母、麦冬各200g。

制用方法：先将磁石打碎，余药烘干，共研粗末，混匀，装入枕芯，制成药枕，睡觉时枕之。

(十) 咽喉导引法

睡醒时即坐起，集中思想，抛开一切杂念，闭口调整呼吸，舌舔上颚，待口中唾液增多时，分作3次缓慢吞下。

专家提示

1. 保持心情愉快，避免情绪紧张。
2. 保证充足睡眠，避免过度劳累。
3. 加强身体锻炼，增强体质。
4. 多吃容易消化、色香味俱全的食物。

第二十三节　咽喉干痒

一、概述

咽喉干痒以咽部微痛、干燥发痒、灼热等为主要表现，伴见声音粗糙嘶哑或失音、咽部黏膜充血等症状，可发于任何年龄。中医学认为本症有内因和外因之分，内因是脾肾热盛、肺肾阴虚、肝气郁结等；外因是风热邪毒内侵，循经上犯咽喉而发病。综合文献报道，咽喉肿痛大致存在以下几种常见中医证型：

1. 外感风热型：咽喉干痒、疼痛，口渴，喜冷饮，吞咽不利。

2. 肝肾阴虚型：咽喉干痒，有异物感，声音嘶哑，腰膝酸软。

二、中医调理方法

（一）自我保健按摩

先在喉结两旁上下往返推按40次，再按揉天突穴40次，然后按风府、风池、肩井，及按压曲池、合谷，掐少商穴，每次10分钟，每日2~3次。

（二）食疗药膳

1. 日常饮食宜忌

（1）适宜饮食：宜食软、清淡、易于消化且具清凉滋润作用的食物，可选用西瓜、甘蔗、冬瓜、胡萝卜、白萝卜、番茄等清热养阴食物。

（2）禁忌饮食：不宜吃辣椒、大葱、大蒜、韭菜、洋葱等辛辣刺激性食物；不宜吃油条、油饼、炸鸡、烤羊肉、烤馍片等煎炸烧烤食物；不宜吃羊肉、狗肉、鹿肉、人参、枸杞、牛鞭等温补食物；不宜吃咸鱼、咸鸭蛋、咸鸡蛋、甜糕点等过咸过甜的食物。

2. 辨证药茶

（1）外感风热型

胖大海山豆茶

原料：胖大海1~2粒，山豆根6g。

制用方法：将以上二味洗净，置杯内，用沸水浸泡10分钟即可，每日1剂，不时兑沸水代茶饮用。

罗汉果茶

原料：罗汉果半个，绿茶3g。

制用方法：将罗汉果切碎，与茶一并以沸水冲泡10分钟即可，每日1剂，不拘时冲兑饮用。

防疫清咽茶

原料：金银花15g，杭菊花10g，板蓝根20g，麦冬15g，桔梗15g，甘草3g，茶叶6g。

制用方法：将桔梗、甘草研磨成粗末，纳入麦冬、板蓝根煎成的浓液后和匀，外附上茶叶、金银花及杭菊花花瓣打压成块，阴干。或将上药研成粗末纳入纱布袋中，袋口结扎，便于泡沏。服法：上药约75g，可制两块茶砖，每块可供1次冲饮。

（2）肝肾阴虚型

桔萸二花茶

原料：桔梗6g，山萸肉6g，玫瑰花3g，月季花3g，绿茶3g。

制用方法：将以上五味共制粗末，以沸水冲泡10分钟即可，每日1剂，不拘时冲泡饮服。

橘女绿梅茶

原料：橘络、绿萼梅、绿茶各3g，女贞子6g。

制用方法：先将女贞子捣碎后，与前三味共入杯内，以沸水冲泡即可，每日1剂，不拘时饮服。

（三）推拿按摩疗法

1. 掐揉大椎穴：以拇指的指尖掐揉大椎穴2~3分钟。

2. 揪大椎穴：用屈曲的食指、中指，或者屈曲的食指、拇指张开呈钳形，挟住大椎穴处的皮肉，拉起后放下，局部用清水沾一沾，保持湿润，令局部皮肤成紫红色为度。

3. 掐少商穴：用拇指的指甲分别重掐两侧的少商穴，每个穴位重掐30秒，同时不停地做吞咽动作。

4. 揪喉结处肌肉：以食指、中指呈钳形，挟住喉结处肌肉，一拉一放，局部沾一些清水，时间为3分钟。

5. 掌摩人迎穴：把掌跟平伏在两侧的人迎穴上，着力应均匀，按顺时针方向摩动，从轻至重，从慢至快，时间为3~5分钟。

6. 抹擦任、督两脉：将手掌伸直，掌面紧贴住皮肤，由天突穴抹擦到曲骨穴，背部由大椎穴抹擦到骶尾部，反复抹擦任督二脉各9次。

（四）针灸疗法

1. 耳穴疗法

取耳部耳尖、扁桃体、咽喉、肺、胃、皮质下、肾上腺等穴，以王不留行籽贴压，双耳交替，每次取一侧，3~5天1换。

2. 灸法

穴位：外关、大椎、曲池、尺泽、列缺、太溪。

操作方法：每穴灸10分钟，每日1次。

3. 三棱针疗法

取双侧少商穴，术者以一手拇、食二指捏住患者拇指关节，另一手拇、食二指持三棱针，露出针尖1~2分，以固定针尖防止刺入皮肤过深或过浅。局部消毒后对准穴位，轻快地点到深约1~1.5分处，挤出1~2滴血，用消毒棉球压迫针眼。

（五）穴位敷贴疗法

伤湿止痛膏

原料：伤湿止痛膏。

制用方法：清洁皮肤后用伤湿止痛膏贴在天突上，隔日换药1次。

细辛膏

原料：细辛、生附子、生吴茱萸各15g，大黄6g，醋适量。

制用方法：共研细末，用米醋调为药糊备用。取药糊适量，敷于双足心涌泉穴上，用纱布包扎固定，每日换药1次。

（六）拔罐疗法

1. 利咽拔罐法

用闪火法将罐吸拔在廉泉、合谷等穴位上，留罐15分钟，每日1次。

2. 辨证拔罐法

（1）外感风热型：用闪火法将罐吸拔在风池、曲池、风门、外关等穴位上，留罐10～15分钟，每日1次。

（2）肝肾阴虚型：用闪火法将罐吸拔在肾俞、阴谷、照海等穴位上，留罐10～15分钟，每日1次。

（七）刮痧疗法

治疗选穴：督脉：大椎。任脉：天突。膀胱经：双侧肺俞。胃经：双侧人迎。胆经：双侧风池。大肠经：双侧扶突、曲池。肺经：双侧尺泽、少商。

操作方法：使用刮痧板的薄缘在所选穴位刮拭，用力较重。

（八）砭石疗法

1. 用砭具在咽喉部行刮法、摩法，手法应轻快柔和，不可粗暴用力。

2. 用砭具点按风池、风府、肩井、曲池、合谷，以酸胀为度，每穴 2 分钟。

专家提示

1. 起居规律，劳逸结合。

2. 适度体育锻炼，增强体质。

3. 注意冷暖，积极预防上呼吸道感染。

4. 多饮水，保持大便通畅。

5. 增加室内湿度，忌烟薰及粉尘刺激，必要时可戴口罩。

6. 定期更换牙刷，少食含糖分过高食物，避免给咽部细菌繁殖创造条件。

7. 尽量少说话，忌大声讲话，长时间用嗓后不可大量吃冷饮。

第二十四节　颈部不适

一、概述

颈部不适是以颈项僵硬、活动受限等为主要表现的症状。中老年人，办公室文员、教师、科研人员、电脑操作员等长期伏案工作人群发生率较高。中医学认为本症多由风寒湿邪留滞经络关节，瘀血阻络，加之督脉受损、肝肾亏虚、骨失所养所致。综合文献报道，颈部不适大致存在以下几种常见中医证型：

1. 风寒入络型：颈部不适，颈项强硬，周身酸痛，怕冷，怕风。

2. 瘀血内停型：颈部不适，颈项强直，头胀，头痛，舌麻，舌紫暗。

3. 肝肾阴虚型：颈部不适，颈项酸麻，腰腿酸软，耳鸣，盗汗。

4. 气血两虚型：颈部不适，眩晕，上肢麻木，心悸，乏力，舌淡胖。

二、中医调理方法

（一）自我保健按摩

1. 用两手指分别捏、搓、擦颈后项韧带和斜方肌，以局部发热为度。

2. 用右手的四指尖在颈椎棘突两侧施重力抓、拔法。反复操作约 2~3 分钟。

3. 捏两侧风池穴，约 1 分钟。

4. 捏两侧合谷穴约半分钟。

5. 两手的拇、食二指的指甲分别捏两手十指尖的十宣穴，各约 3 分钟。

6. 做头颈前屈、后伸、左右旋转动作 5~7 遍，速度不宜太快。

7. 打八邪法：两手 5 指自然伸开，指与指之间要有 1 寸左右的距离，两手指相互交叉，指根互相冲撞，对打虎口和四指根部的八邪穴，约 50~100 下。

8. 按揉或拿捏列缺、后溪、合谷各 100 次。

（二）食疗药膳

1. 日常饮食宜忌

（1）适宜饮食：宜多食具有补肾作用的食物或药物。如肾阴虚者可选食龟肉、鳖肉、桑椹、蜂蜜、鸭肉、乌骨鸡、羊奶、黑豆、黑芝麻等；肾阳虚者可选食胡桃仁、羊肾、狗肾、羊肉、狗肉、鹌鹑肉、泥鳅、虾、海马、蛤蚧、鹿角胶、鹿茸、鹿鞭、海狗肾、狗鞭等；多食黄芪、党参、杜仲、熟地、当归、枸杞子、五味子、大枣、佛手、丹参、玫瑰花、香橼等理气、益气、活血、养血一类的药膳。

（2）禁忌饮食：控制猪肉、羊肉、动物内脏以及油炸食品等高脂肪食物的摄入；禁过量饮酒、咖啡；避免食用含有色素、添味剂、防腐剂、乳化剂等添加剂的食物。

（3）饮食选择

主食的选择：可选用小麦、大麦、糯米、粳米、黄豆、芝麻、胡桃、粟米、小米、黑豆等。

肉食的选择：多选用鸡肉、鹌鹑肉、鸽肉、麻雀肉、狗肉、牛肉、泥鳅、墨鱼、海参、河虾、海虾等富含优质蛋白、钙、磷、铁、镁、钾、钠、维生素的食物。

蔬菜的选择：可选用韭菜、平菇、蘑菇、猴头蘑等。

水果的选择：可选用无花果、大枣、龙眼肉、枸杞子、荔枝、葡萄、桑椹等。

2. 辨证药膳

（1）风寒入络型

独活寄生酒

原料：独活30g，桑寄生20g，秦艽30g，防风20g，细辛12g，当归尾50g，赤芍30g，川芎20g，生地150g，杜仲50g，牛膝15g。

制用方法：将上药分别捣碎后放入高度粮食酒1.5kg浸泡，密封瓶口，14日后饮用。

葛根赤小豆汤

原料：葛根15g，赤芍12g，炙甘草6g，赤小豆50g，桂枝6g，生姜5片，大枣10枚。

制用方法：先将葛根、赤芍、甘草、生姜、桂枝加适量水煎，去渣留汁，加入浸泡好的赤小豆和大枣，稍加白砂糖，在文火上煮熟至烂，适量食之。

（2）瘀血内停型

蛤蚧蕲蛇酒

原料：蕲蛇（去头）30g，土甲片5g，蛤蚧（去头爪）10g。

制用方法：将上物置白酒600ml中，浸7天，去渣过滤，贮瓶备用，每服10~20ml，每日3次。

桑树根蒸猪蹄

原料：猪蹄1只，米酒1瓶，桑树根适量。

制用方法：先将猪蹄切成小块，浸于大碗酒中，再放入桑树根，隔水蒸至肉烂，趁热喝汤吃肉。

（3）肝肾阴虚型

山茱萸酒

原料：山茱萸50g，仙灵脾50g，白酒500g。

制用方法：用白酒浸泡山茱萸、仙灵脾，密封放置1周即可，每日早晚饮用，每次10ml。

杜仲寄生粥

原料：杜仲15g，桑寄生20g，粳米100g，盐适量。

制用方法：将杜仲、桑寄生用水煮汁，去掉药渣不用。将粳米煮粥，加入药汁，至米熟即可，每日早晚各服1次，用时可加适量盐。

（4）气血两虚型

生姜羊肉汤

原料：羊肉500g，黄芪60g，当归10g，生姜5片。

制用方法：文火炖熟，喝汤食肉。

黄芪当归鸡

原料：淮山药30g，熟地、枸杞、莲子肉、党参、黄芪各15g，当归6g，母鸡一只。

制用方法：上药洗净入布袋置于净膛后的母鸡中，置锅内，加水适量炖母鸡，可根据情况间断食用。

（三）推拿按摩疗法

1. 以拇指沿督脉反复揉按风府、哑门、大椎，再按天柱、大杼的酸痛区，应使每穴都产生酸胀感。

2. 点按手三里穴区。

3. 滚患侧颈肩部2～3分钟。

4. 按摩上背部5分钟。

5. 用拇指弹拔颈部索条状硬结及压痛点处3分钟。

6. 用拇指按揉风池、缺盆、肩井、肩中俞、肩外俞、肩髃、天宗、曲池、合谷穴各2分钟。

7. 拿颈项部、肩背部各5分钟。

8. 搓患侧肩部与整个上肢2分钟。

9. 抖患侧上肢2分钟。

（四）针灸疗法

1. 耳穴疗法

取心、肾、神门、颈、枕、上、中、下耳背穴，配以胆、肝、脾、三焦穴。耳廓消毒后，将王不留行籽贴在所选穴位上，每次配穴可选2~3个，每天自行按耳穴3~4次，每穴按压5~10下，穴位处产生痛、麻、热为得气感。第一次双耳贴压，以后取单侧耳穴轮换贴压，每隔2日换药1次。

2. 灸法

将生姜切成0.2~0.3cm厚，面积大于椎体，刺数孔置于穴位上，再在姜层上放满艾绒施灸4~5壮，用平补平泻法针灸，每日1次。

（五）穴位敷贴疗法

活血透骨散

原料：透骨草30g，五加皮15g，当归12g，红花10g，花椒30g。

制用方法：各药装入布袋内扎紧，在盆中煎煮15分钟，以药袋托敷于颈部，每次30分钟，每日2次，1剂可用4次。

六味活络散

原料：葛根、鸡血藤各30g，桂枝、当归各12g，肉苁蓉、骨碎补各20g。

制用方法：连煎2次，共煎药汤1脸盆，置炉上保温，用厚布蘸药汤趁热敷患部30分钟，药汤重煎可连用3天。

（六）拔罐疗法

1. 舒颈拔罐法

用闪火法将罐吸拔在大椎、病变颈椎夹脊及痛点，留罐15分钟，每日1次。

2. 走罐法

在颈部涂适量润滑油，用闪火法将罐吸拔在颈部，沿着华佗夹脊穴来回推动火罐，至皮肤出现红色瘀斑为度，每日1次。

3. 辨证拔罐法

(1) 风寒入络型：用闪火法将罐吸拔大椎、曲池、风池、昆仑等穴位上，留罐5~10分钟，每日1次。

(2) 气滞血瘀型：在颈背部涂适量润滑油，用闪火法将罐吸拔在颈部，沿颈夹脊穴走罐5~6次，再用闪火法将罐吸拔在大椎、膈俞等穴位上，留罐5~10分钟，每日1次。

(3) 肝肾阴虚型：在颈背部涂适量润滑油，用闪火法将罐吸拔在颈部，沿颈夹脊穴走罐2~3次，再用闪火法将罐吸拔在风池、天柱、三阴交等穴位上，留罐5~10分钟，每日1次。

(七) 刮痧疗法

治疗选穴：阿是穴：疼痛局部。督脉：风府至身柱。胆经：双侧风池至肩井。膀胱经：双侧天柱至大杼。小肠经：双侧天宗。大肠经：双侧曲池至合谷。三焦经：双侧外关、中渚。胆经：双侧阳陵泉至悬钟。

操作方法：使用刮痧板的厚缘在所选穴位刮拭，阿是穴用力宜轻，其他穴位用力可较重。

(八) 砭石疗法

1. 用加热的大砭板在颈部热熨30分钟。

2. 用砭具在颈部做从上向下的刮法5~10分钟。

3. 用砭具棱部施以拨法5分钟，特别针对条索状、结节状病变处，使其变松变软。

（九）药浴疗法

二仙米醋液

原料：仙灵脾、威灵仙各50g，米醋1.5斤。

制用方法：将前2味用米醋共煎数沸，离火浸渍备用；用大块生姜1块，以切开一端蘸药液，自上而下擦颈椎及颈椎两旁1寸许，疼痛部位也可擦，每日1次。

伸筋舒颈液

原料：伸筋草、海桐皮、秦艽、当归、羌活、钩藤各10g，乳香、没药各5g。

制用方法：上药用水适量煎煮30分钟，去渣取汁，温洗颈部。

透骨活络方

原料：石菖蒲、川芎、当归、陈艾叶各10g，苍术、透骨草、路路通、续断各15g。

制用方法：上药入锅中加水适量，煎煮30分钟，取汁熏洗局部，每日2~3次。

（十）药枕疗法

利颈枕

原料：当归、羌活、藁本、制川乌、黑附片、川芎、赤芍、红花、地龙、石菖蒲、桂枝、细辛、丹参、威灵仙、防风各300g，乳香、没药各200g，冰片20g。

制用方法：上药除冰片外，一起烘干，共研细末，兑入冰片，和匀，装入枕芯，制成药枕，睡觉时枕之。

除痛枕

原料：丹参、石菖蒲、葛根、当归、破故纸、附子、巴戟天各500g，郁金、姜黄各400g，威灵仙、元胡、合欢皮各200g，土虫100g，冰片20g。

制用方法：上药除冰片外共研细末，和入冰片，混匀，装入枕芯，睡觉时枕之。

（十一）日常保健操

1. 犀牛望月势：站立，两脚分开，与肩等宽，两手插腰；头部缓缓地向右转动，双目随之向上注视似望月一般，转动时慢慢吸气；接着还原，同时慢慢呼气；然后头部向左转，动作、呼吸与上节相同，转动方向相反，重复12次。

2. 哪吒探海势：站立，两脚分开，与肩等宽，头颈前伸，并慢慢转向右前下方，双目注视右前下方约两公尺处，似向海底窥探一般，同时慢慢吸气；接着还原，还原时慢慢呼气；然后头颈向左前下方转动；动作、呼吸与上节相同，转动方向相反，重复12次。

3. 两手托天势：站立，两脚分开，与肩同宽，两肘弯曲，两手置腹旁，指尖相对，掌心向下，两手上抬，两手平两眼时翻掌上托，掌心向上，同时抬头看手背，两手缓缓上抬并慢慢地吸气；然后还原，还原时慢慢呼气，重复12次。

4. 用两手拇指顶住下巴，慢慢后抬，使头部呈伸仰状态，坚持6~10秒，重复数次。

5. 颈部旋转，取站位或坐位，双手叉腰，头轮流向左右旋转，动作要缓慢，幅度要大，每当旋转到最大限度时停3~5秒钟左右，旋转15~20次。

6. 先抬头望天，还原后再低头看地，注意抬头时吸气，低头时呼气，呼吸要自然；然后头颈向右后转，还原后向左后转，再将头颈向左侧弯，还原后向右侧弯；之后头颈前伸并侧转向右前下方，还原后再将头颈侧转向左前下方，转动时吸气，还原时呼气；再后，头颈向右后上方尽力转，还原后再转向左后上方，转动时吸气，还原时呼气；最后将头颈向左右各环绕1周。

专家提示

1. 保持乐观情绪。

2. 睡枕不宜过高、过低、过硬。

3. 注意颈肩部保暖，避免头颈负重物，避免过度疲劳。

4. 适度体育锻炼，如长跑、放风筝、太极拳、五禽戏、八段锦等。

5. 加强颈肩部肌肉锻炼，多做头部及双上肢的前屈、后伸及旋转运动。

6. 端正头、颈、肩、背姿势，座位时背部紧贴椅背，腰部挺直；立位时应站直，不要将身体一边依靠墙；多采取仰卧，不要长期一侧卧，或长时间在床上侧卧看电视或长时间打麻将；不要偏头耸肩，看书时要正面注视，保持脊柱正直。不宜急速转头和单用上肢力量提重物，坐车时不要打瞌睡，防止高速行车中突然刹车。

第二十五节　肩部不适

一、概述

肩部不适是以肩关节疼痛和活动障碍为主要表现的症状。好发于中老年人，体力劳动者多见。中医学认为本症病因病机主要为正气不足、风寒湿邪入侵经络。综合文献报道，肩部不适大致存在以下几种常见中医证型：

1. 风寒湿痹：肩部不适、窜痛，感风寒痛增，怕风，怕冷。

2. 气滞血瘀：肩部不适、肿胀，有外伤史，舌暗或有瘀斑，舌下静脉怒张。

3. 气血两虚：肩部不适、酸痛，头晕，气短，乏力。

二、中医调理方法

（一）自我保健按摩

1. 自上而下按揉患侧肩关节前部及外侧，大约 1~2 分钟，在局部痛点处可以用拇指点按片刻。

2. 按揉肩关节后部的各个部位，大约 1~2 分钟，按揉过程亦可点按局部痛点片刻。

3. 揉捏患侧上肢的上臂肌肉，由下至上揉捏至肩部，大约1~2 分钟。

4. 自上而下地掌揉肩、臂 1~2 分钟，对于肩后部推拿不到的部位，可拍打前面。

5. 点按风门、肩髃、肩髎、肩贞、天宗及局部阿是穴，每穴掐压 3~5 分钟。

（二）食疗药膳

1. 日常饮食宜忌

（1）禁忌饮食：少食或不食糯米等性黏腻、不易消化的食品；少食油腻、肥甘之品；可少量饮酒，但不可过度。

（2）饮食选择

主食的选择：可选择小米、小麦、粳米等含蛋白质、矿物质及维生素丰富的主食。

肉食的选择：可选择牛肉、猪肉、鸡肉、兔肉等含丰富蛋白质及B族维生素的肉类。

蔬菜的选择：可选择芹菜、荠菜、马齿苋、番茄、菠菜、蘑菇、丝瓜等含维生素丰富的蔬菜。

水果的选择：可选择芒果、柚子、樱桃、葡萄、梨等含维生素丰富的水果。

2. 辨证药膳

（1）风寒湿痹型

薏米防风饮

原料：薏米30g，防风10g。

制用方法：上二味用水煮熬，去渣，每日1~2次，连饮1周。

木瓜蜜汤

原料：木瓜4个，白沙蜜1000g。

制用方法：将白沙蜜炼净，将2物调和匀，放入净瓷器内，每日晨起空腹，用开水冲调1~2匙饮用。

樱桃独威酒

原料：鲜樱桃1000g，独活50g，威灵仙30g。

制用方法：将上物洗净，加白酒适量浸泡1个月后食用，每次吃樱桃10枚，1日2次。

（2）气滞血瘀型

桃仁酒

原料：桃仁80g，酒250g，砂糖10g。

制用方法：先将桃仁去皮尖，微炒，趁热将桃仁捣烂如膏，渐渐调入酒中，收瓶备用，于空腹、临睡前服1小杯。

乌梢米仁粥

原料：乌梢蛇1条，薏苡仁60g，米酒适量。

制用方法：将蛇去皮、内脏、头尾，加薏苡仁煮至烂熟，用油盐调味，冲适量的米酒食用，每周1~2次。

（3）气血两虚型

生姜羊肉汤

原料：羊肉500g，黄芪60g，当归10g，生姜5片。

制用方法：文火炖熟，喝汤食羊肉。

酒蒸蘑菇肉

原料：猪肉250g，蘑菇250g，黄酒30ml，花椒适量，白酒30ml。

制用方法：把花椒熬水冲入黄酒中，将肉切片，和蘑菇黄酒拌匀，蒸熟，以白酒为引，食用。

（三）推拿按摩疗法

1. 以双手大鱼际或掌部着力，在患肩周围前后、内外分推3~5分钟。

2. 以全掌大面积抚摩肩部3分钟。

3. 以单手掌或双手掌揉肩部及上臂各3~5分钟。

4. 以拇指与多指相对用力揉拿或捏拿肩部及上臂各3~5分钟。

5. 用左手握患肢前臂并托起肘部，将上肢外展并活动其肩部，同时用右手小鱼际或掌指关节滚肩背部及上臂各3~5分钟。

6. 以一手大鱼际或掌跟部自患肩的肩胛骨脊柱缘由上而下揉3~5分钟。

7. 以食、中、无名指从肩胛脊柱缘插入肩胛骨前方，拨理肩胛下肌5分钟。

8. 以拇指或掌跟揉拨肩胛骨腋窝缘3分钟。

9. 双手拇指对按中府、天宗、肩贞、肩中俞等穴2~3分钟；拇指重按肩外俞、秉风、巨骨、缺盆、肩髃穴各2分钟；拇指按揉肩部痛点2~3分钟。

10. 以双掌或握空拳拍打或叩打肩背及上臂部各2分钟。

（四）针灸疗法

1. 耳穴疗法

取耳部肩、锁骨、神门、肾上腺、耳背、肝、脾等穴，用王不留行籽或油菜籽、六神丸等贴压并以小胶布块固定，每次取一侧耳穴，左右耳交替，2~3天1换。

2. 灸法

将艾卷点燃后，置于巨阙、中脘、左阳池、臑俞、曲池、肩髃、天宗、身柱、心俞等穴上端，持艾卷的手也可在穴位上方左右轻轻晃动，一般选取3~4个穴位，每穴灸5分钟左右。

3. 梅花针疗法

重度弹刺患部关节周围及患部压痛点或有阳性反应物的部位，如果患部或患侧手指皆有麻木感者，可在局部或指尖放血。

（五）穴位敷贴疗法

栀子乌药散

原料：栀子15g，乌药7.5g，雄黄3.5g。

制用方法：上药共研细末，和匀，用时加入适量面粉，再用白酒调湿，外敷肩部肿胀疼痛处，外用保鲜膜包上，每日换药1次。

半夏附子散

原料：生半夏、生南星、白芷、生川乌、生草乌、细辛、红花、没药、乳香、生葱、生姜、白酒各适量。

制用方法：前9味药共研细末，再加生葱、生姜捣烂，兑入白酒，一并入锅内炒热，敷于患肩部，隔日换药1次。

注意事项：对药物过敏者，可用纱布蘸食用油涂在皮肤上，再敷药。

肩痛散

原料：草乌10g，细辛9g，姜黄20g，肉桂10g，木瓜20g，乳香15g，没药15g，丹参30g，透骨草30g，地龙20g，桑枝20g，延胡索20g，醋适量。

制用方法：上药共研细末，过120目筛，用时取药末30g，用醋调成糊状，敷于肩痛处，用纱布包扎固定，每日换药1次。

（六）拔罐疗法

1. 留罐法

用闪火法将罐吸拔在肩外俞、肩髃、臂臑等穴位上，留罐20分钟，每日1次。

2. 走罐法

在局部涂适量润滑油，以肩峰为中心，拔罐后向四周作环形推动，要求缓慢、轻柔，至皮肤潮红或皮下有瘀斑为度。

（七）刮痧疗法

治疗选穴：阿是穴：局部疼痛点，患侧腋前线、腋后线。督脉：风府至大椎。膀胱经：患侧大杼至膈俞，双侧昆仑。胆经：患侧风池至肩井，双侧阳陵泉至悬钟。大肠经：双侧肩髃至臂臑、合谷。三焦经：双侧外关至中渚。胃经：患侧缺盆，双侧丰隆至解溪。脾经：血海。

操作方法：以瓷汤匙、水牛角板、檀木等工具于施术部位，自上而下、自内而外、由轻到重地刮拭，使局部皮肤泛红、隆起至出现紫红色或黑青色痧痕止。一般刮擦速度为每分钟 40 次左右，每一部位可刮 5 分钟以上，刮毕可于痧斑块的皮肤上面抹少量驱风油。

（八）砭石疗法

1. 用加热的砭具按揉肩部，以三角肌、肩胛冈上及下部痛点为主。

2. 双手持砭块，在肩部行拿法 3~5 分钟。

3. 以砭具尖部点按、点揉肩贞、肩髃、肩井、臂臑、天宗、肩髎、肩外俞、肩中俞、手三里、内关、外关、曲池、合谷等穴。

（九）药浴疗法

四枝白酒液

原料：鲜桑枝 90g，鲜槐枝、鲜柏叶各 60g，鲜柳枝、鲜艾叶各 30g，桂枝 15g，白酒 15g（后下）。

制用方法：上药入锅中共水煎，局部熏洗，每日 2 次，每次 30 分钟。每日 1 剂。

伸筋利肩方

原料：伸筋草 60g，防风、姜黄、钩藤、白芍各 30g。

制用方法：上药放入锅中，加水适量煎煮，过滤去渣后倒入盆中，用毛巾蘸取药液擦洗肩部。每次 20 分钟，每日 3 次，每剂药可洗 2 日。

箭羽黄酒液

原料：鬼箭羽、海桐皮各15g，桂枝、红花、木瓜各10g，黄酒250ml。

制用方法：先加水适量浸泡20分钟，然后倒入黄酒，煎沸后取汁趁热熏洗肩部，冷则加热再熏洗，每次熏洗15～30分钟，每日2次。每剂可连用3日。

（十）药枕疗法

1. 风寒湿痹型

细辛枕

原料：细辛、白芷、川芎、羌活、独活、菖蒲各等份。

制用方法：共研粗末，混匀，装入枕芯，制成药枕，睡觉时枕之。

2. 气滞血瘀型

蚕砂枕

原料：川芎、羌活、独活、丹参、急性子、玫瑰花、晚蚕砂各等份。

制用方法：共研粗末，混匀，装入枕芯，制成药枕，睡觉时枕之。

（十一）功能锻炼

1. 爬墙活动：双脚并拢，面对墙壁，用双手或单手沿墙壁缓缓向上爬动，使上臂尽量高举，然后缓缓向下回原处，反复数次，最好同时举起双手。

2. 体后拉手：双手向后，用健侧手拉住患侧腕部，渐渐向上拉动，反复进行。

3. 划圈法：分为竖圈、横圈两法。竖圈为前后方向竖着划圈，横圈为上下左右方向划圈，每次可顺时针或逆时针方向各划 15~20 圈，

4. 屈肘甩手：背部靠墙站立或仰卧于床上，上臂贴身，屈肘，以肘部作为支点进行外旋活动。

展翅飞翔：站立，上肢自然下垂，双臂伸直，手心向下缓缓向上用力抬起，到最大限度后停 10 秒钟左右，然后回到原处，反复进行。

5. 头枕双手：仰卧位，两手十指交叉，掌心向上放于头后部，先使两肘尽量内收，然后再尽量外展。

6. 旋肩：站立，患肢自然下垂，肘部伸直，患臂由前向后划圈，由小到大。

7. 徒手体操

（1）前后摆臂运动：预备姿势，分腿站立，间距稍宽于肩，上体前屈，头稍抬起，眼看前方，两臂自然下垂。动作：右臂放松，尽量向上摆，同时左臂放松尽量向后摆，然后左右臂交换摆动方向，动作重复 10~20 次。

（2）左右摆臂运动：预备姿势同上一节。动作：两臂放松，尽量向侧上方摆动，然后两臂往回摆，于胸前交叉，动作重复10~20 次。

（3）环转肩运动：预备姿势，两腿直立，两肘关节屈曲，两手分别搭于两肩。动作：以肩为轴，两肩由前上向后下绕环 10~15 次，然后以同样动作，由后上向前下绕环 10~15 次。

（4）收展肩运动：预备姿势，分腿直立，两肘关节屈曲，两手十指交叉放在枕骨部。动作：两手扶头后，两臂向内夹紧，然后由内向外向后尽量展开。动作重复 10~20 次。

(5) 托天运动：预备姿势，分腿直立，两臂自然下垂。动作：两臂弯曲至胸前，掌心向上。双手十指交叉，上抬至额前，以腕关节为轴，两手外翻，掌心向上，两手尽量上托，然后，两臂依势由两侧下落还原成预备姿势。动作重复 10~20 次。

(6) 前冲拳运动：预备姿势，两膝关节微屈，分腿站立，与肩同宽，两手握拳置于腰间，拳心向上。动作：右手用力向前冲拳，拳心顺势转为向下，右拳用力收回到腰间，然后左手用力向前冲拳，拳心顺势转为向下，左拳用力收回至腰间，动作重复 10~20 次。

(7) 侧冲拳运动：预备姿势，同上一节。动作：右手用力向侧方冲拳，拳心顺势转为向下，右拳用力收回至腰间，然后左手用力向侧冲拳，拳心顺势转为向下，左拳用力收回至腰间，动作重复 10~20 次。

专家提示

1. 注意局部保暖及避风，不穿潮湿的衣服，防止雨淋。
2. 多进行太极拳、舞剑等体育锻炼。
3. 避免提抬重物，减少损伤肩部活动。
4. 主动锻炼肩关节功能，循序渐进，持之以恒。
5. 局部可配合热敷，水温不要过高。

第二十六节 腰部不适

一、概述

腰部不适是以腰背部疼痛及活动障碍为主要表现的症状，可发于任何年龄。中医学认为本症多由肾精亏虚、风寒湿热以及痰饮等邪阻滞、气滞血瘀、扭伤等因素导致。综合文献报道，腰部不适大致存在以下几种常见中医证型：

1. 风寒湿痹型：腰部不适，腰酸，坠胀，痛处发凉喜暖，腰如坐水中。

2. 脾肾阳虚型：腰部不适，腰酸绵绵，下肢酸软，不能久立，手足发凉。

3. 肝肾阴虚型：腰部不适，五心烦热，头晕，耳鸣，盗汗。

4. 气滞血瘀型：腰部不适，痛有定处，舌紫暗，舌下静脉怒张。

二、中医调理方法

（一）自我保健按摩

1. 揉腰：手掌揉按腰骶及患侧大腿，力量不宜过大，以自己感到舒适为度，操作3分钟。

2. 点穴：点按命门、肾俞、气海俞、大肠俞、关元俞、腰阳关、秩边、环跳、承扶、殷门、委中、风门、阳陵泉、承山、昆仑等穴，每穴1分钟，以局部酸胀为度。

3. 颠脚运动：双脚并拢，脚跟有节奏地抬离地面，然后放下，如此交替进行，持续1~2分钟。

4. 踢腿运动：双手叉腰或一手扶物，双下肢有节奏地交替尽力向前踢、后伸，操作10~20次。

5. 伸展运动：双手扶物，双下肢交替后伸，脚尖着地，尽力向后伸展腰部，操作10~20次。

6. 转腰运动：自然站立，两脚分开与肩同宽，双上肢肘关节屈曲平伸，借双上肢有节奏地左右运动，带动腰部转动，操作10~20次。

7. 伸腿运动：仰卧位，双下肢变替屈膝上抬，尽量贴近下腹部，重复10~20次。

8. 挺腰运动：仰卧位，屈双膝，双手握拳，屈双手置于体侧，腰臀部尽量上抬，挺胸，缓慢进行10~20次。

9. 后伸运动：俯卧位，两臂及两腿自然伸直，双下肢交替向上尽力抬起，重复10~20次。

10. 船形运动：俯卧位，双肘屈曲，双手交叉置于腰后，双下肢有节奏地用力向后抬起、放下，同时挺胸抬头，重复10~20次。

11. 擦肾俞：双手掌反身向后，用擦法在肾俞处进行操作，以局部发热为度。

（二）食疗药膳

1. 日常饮食宜忌

（1）日常禁忌饮食：忌食高粱米、荞麦面等难消化的食物；忌食生冷瓜果、凉饭凉菜、糍粑、糯米饭、年糕等黏腻食物；忌食动物内脏、凤尾鱼、蟹黄、蛋类、猪油、奶油等脂肪含量高的食物；忌食过酸过咸的食物，忌偏食，忌浓茶和过量饮酒。

（2）辨证饮食宜忌：

寒证忌食黄花菜、荸荠、大白菜等性寒蔬菜，宜吃性温补肾之品，如核桃仁、栗子、枸杞子、山萸肉、羊肉、鹿肉、狗肉、黄酒、米酒或适量白酒。

热证忌食辣椒、韭菜、姜、葱等性热食物。

（3）饮食选择

主食的选择：粳米、玉米、大麦、小麦等维生素及矿物质丰富食物。

肉食的选择：鳝鱼、蛇肉、瘦猪肉、牛肉、羊肉、鸽子、乌鸡等脂防含量较少而维生素A、D丰富食物。

蔬菜的选择：黄花菜、茄子、苦瓜、大白菜、香菜、山药等维生素丰富食物。

水果的选择：石榴、苹果、大枣、桂圆、橙子等维生素及叶酸丰富食物。

2. 辨证药膳

(1) 风寒湿痹型

辣椒猪肉汤

原料：瘦猪肉100g，辣椒30g，花椒10g，陈皮10g，精盐适量。

制用方法：瘦猪肉切好后放入锅中，加水适量，同时放入辣椒、花椒、陈皮、精盐，小火煨炖，佐餐食用。

五加皮酒

原料：五加皮100g，糯米500g。

制用方法：将五加皮洗净，加水适量泡透煎煮，每30分钟取煎液1次，共取2次，再用煎液与糯米同煮成糯米干饭，待冷却后加酒曲适量，搅拌均匀，发酵成酒酿，佐餐食用。

(2) 脾肾阳虚型

羊肉葱头

原料：瘦羊肉200g，葱头100g，姜丝10g，素油、花椒、辣椒、味精、精盐、黄酒、醋适量。

制用方法：将瘦羊肉切成丝，葱头洗净后切成小块，另将炒锅置于火上，放素油，烧热后，放入花椒、辣椒，炸焦后将其捞出，再放入羊肉丝、姜丝和葱头煸炒，再加入黄酒、精盐、味精、醋，熟透收汁即可，佐餐食用。

熟附子煲猪肚

原料：熟附子15g，猪肚250g。

制用方法：加水煲汤，煮2小时后加盐少许调味，饮汤吃猪肚。

羊腰煨杜仲

原料：羊腰2只，杜仲15g。

制用方法：切开羊腰，将杜仲稍炒后研末，纳入羊腰内，外包湿纸放入锅内，文火煨熟，服食羊腰喝汤。

(3) 肝肾阴虚型

枸杞叶煲猪腰

原料：猪腰2只，枸杞叶150g。

制用方法：将猪腰去筋膜，洗净切成小块，加水与枸杞叶共煲汤，熟后加食盐适量调味食之。

黄鳝汤

原料：鳝鱼250g。

制用方法：鳝鱼洗净去内脏，切成段煮熟成汤，加葱姜、食盐等调味后，吃鳝鱼喝汤。

(4) 气滞血瘀型

红花酒

原料：红花100g，人参10g，白酒500ml。

制用方法：将红花洗净，人参切成片，放入白酒中，密封储存，每日振摇1次，半月后开始饮用，每日饮10~20ml。

川断杜仲煲猪尾

原料：川断20g，杜仲30g，猪尾1~2条。

制用方法：猪尾去毛洗净，与前两味共放瓦煲内煲1个半小时，盐少许，调味服用。

（三）推拿按摩疗法

1. 日常按摩法

（1）先在腰、背、臀部和大腿后部施推、揉、滚、拍等手法，使肌肉放松。

（2）侧扳法：患者侧卧位，上面的下肢屈曲，下面的下肢伸直。术者一手扶住髋部，另一手扶住肩部，令其放松腰部，双手同时向相反方向用力，使脊柱发生扭转，常可听到清脆的响声。

（3）屈晃法：令患者仰卧位，屈髋屈膝，术者一手扶于膝部，用力晃动腰部数次。

（4）压按法：患者俯卧位，术者双手重叠，按于患处，逐渐向下用力，待患者产生抵抗力后，再猛烈上提松手。

（5）拨、弹法：如梨状肌损伤引起腰腿疼，局部施用此手法，使之复位。

（6）点按环跳、委中、承筋、承山、跗阳、昆仑、申脉等穴。整个治疗时间不宜过长，以15~30分钟为宜。

（7）患者仰卧，术者立于患者足前下，用右手食指弹拨左足昆仑穴，左手食指弹拨右足昆仑穴。当弹拨昆仑穴时，用食指尖放于穴上，首先向下压力，然后向外踝方向滑动，两侧穴各弹拨3次。

2. 辨证按摩法

（1）风寒湿痹型

揉按命门穴：用拇指端由轻而重地按揉2分钟。

揉按肾俞、大肠俞、膀胱俞穴：用两手拇指肚向外依次揉按各穴2分钟。

揉擦肾俞至膀胱俞等穴：用掌根同时自上而下揉擦5~10分钟，以腰部有温热感为宜。

点按环跳、殷门、委中穴：用拇指肚依次点按各穴3分钟。

推揉环跳至委中穴：用掌面同时自上而下推揉5~10分钟，以下肢有轻松感为好。

（2）肝肾阴虚型及脾肾阳虚型

推揉关元穴：以掌面推揉，顺逆各3分钟。

揉按命门穴：以拇指端由轻而重地揉按3分钟。

揉按膀胱俞穴：以拇指向外揉按3分钟。

（3）气滞血瘀型

推揉腰阳关至腰俞穴：推揉2~3分钟。

揉按肾俞和膀胱俞穴：以两拇指向外依次按揉2~3分钟。

揉擦肾俞和膀胱俞至腰部：用掌根同时自上而下揉擦5分钟，以局部皮肤发热为宜。

点按殷门、委中和阳陵泉穴：用拇指依次点按各穴2~3分钟。

对拿昆仑穴：以拇指按在昆仑穴，食指按在内踝后，对拿昆仑3分钟，以下肢和足部有酸胀感为宜。

（四）针灸疗法

1. 耳穴疗法

取腰、肾、腰椎、皮质下等穴，以绿豆压穴，伤湿止痛膏或麝香虎骨膏固定，按压1~2分钟，保留3~5天。

2. 辨证灸法

（1）风寒湿痹型

取肾俞、京门、大肠俞、次髎、身柱、心俞、脾俞、曲池、足

三里、太溪穴，每次取4~5个穴，每日1次，每次灸40分钟，

（2）脾肾阳虚型

取脊中、命门、肾俞、关元、腰俞、痛点等穴，用艾条熏灸至局部透热为度，或用隔姜灸，每穴1~3壮，以局部皮肤潮红为度。

（五）穴位敷贴疗法

大黄膏

原料：大黄粉、生姜自然汁各适量。

制用方法：上药混合，调成软膏状，用时取药膏平摊于疼痛处，约厚0.5厘米，并覆盖油纸或塑料薄膜，保持软膏湿润，再盖纱布，胶布固定，每日1次。

独活寄生散

原料：独活12g，防风10g，杜仲6g，川断12g，威灵仙20g，香附6g，桑寄生10g。

制用方法：各药混和，入锅炒热，用布包热敷腰部疼痛处，冷后再炒再敷，每日1~2次。

补阳散

原料：肉桂30g，吴茱萸90g，葱头30g，生姜120g，花椒60g。

制用方法：诸药共炒热，以绢帕包裹熨痛处，冷后再炒热熨敷。

（六）拔罐疗法

1. 留罐法：用闪火法将罐吸拔在大肠俞、血海、委中、阿是等穴位上，留罐10分钟，每日1次。

2. 刺络拔罐法：对局部进行常规消毒后，用梅花针叩打命门、腰阳关、肾俞、环跳、委中等穴，以皮肤潮红渗出血滴为度，然后加拔罐，留罐5~10分钟，每周2次。

（七）刮痧疗法

治疗选穴：阿是穴：局部疼痛点。奇穴：患侧腰眼。督脉：悬枢至腰俞。膀胱经：患侧肾俞至关元俞，双侧委中至承山，双侧昆仑。小肠经：双侧后溪。

操作方法：以75%酒精消毒刮拭部位及刮痧工具，用刮痧板的薄缘在所选穴位刮拭，用力较重。阿是穴与奇穴可点按。

（八）砭石疗法

1. 用加热的大砭板在腰部热熨30分钟。

2. 用砭具分别在患处做滚法、揉法，各5分钟。

3. 以砭具尖端在痛处或硬结痉挛处行点按、拨法、推法各5分钟，可配合点按志室、肾俞、大肠俞、环跳、殷门、委中、阿是穴等。

（九）药浴疗法

透骨壮腰方

原料：桃仁、丹参、川芎、地龙、羌活、柴胡、透骨草、木瓜、地龙各20g。

制用方法：上药加水适量煎煮，待药液温度时宜时浸洗腰部，每次15分钟，药液变凉后再加热浸洗，每日2~3次。

强腰活络液

原料：伸筋草、寻骨风、透骨草、路路通、徐长卿各30g。

制用方法：加水适量，煎煮后取汁趁热熏洗腰部，每次20分钟，每日2次。

（十）日常锻炼

1. 挺胸：仰卧位，抬起胸部和肩部，吸气，然后放下，呼气。连续重复10次。以头、肘、腿为支点。

2. “半桥”：仰卧位，两腿屈曲，抬起臀部同时挺胸，吸气，放下时呼气，连续重复10次。

3. “全桥”：仰卧位，双腿伸直并拢抬起臀部，挺腰、吸气、放下、呼气。连续重复10次，以头、肩、足为支点。

4. 半俯卧撑：俯卧位，用双臂撑起上身，抬头，髋部不能离床面，吸气、放下、呼气。连续重复10次。

5. 俯卧抬腿：俯卧位，两腿伸直，轮流抬高下肢。

6. “燕式”：俯卧位，同时抬起上身两臂及伸直的两腿，锻炼的次数由少至多，逐渐增加。

专家提示

1. 劳逸结合，不宜长时间弯腰及久卧久坐，避免过度负重及劳累。

2. 注意腰部保暖，淋水冒雨或身劳汗出之后应及时用干毛巾擦干。

3. 用宽皮带束腰，并睡硬板床，仰卧时腰部可垫枕头。

4. 加强腰肌锻炼，平时进行伸、弯腰锻炼，踢腿运动，腰肌按摩等。

5. 适当增加户外运动及饮食调养。

6. 防止跌、仆、闪、挫。

7. 保持正确的腰部姿势，正确的立姿是抬起头，肩膀平直、胸部微向前倾，下腹内收，腰微后；坐时挺直腰部，双脚着地，小腿自然下垂，臀部往后靠，可使用软垫使腰部有依靠；最佳的睡姿是右侧卧，同时膝部微曲。

第二十七节　膝部不适

一、概述

膝部不适是以膝关节肿胀、疼痛、活动障碍为主要表现的症状。多由外伤、长期受凉、过度疲劳等因素引起。中医学认为气血虚弱，导致膝部筋脉失养，或寒湿之邪阻滞经络，导致膝部筋脉痹阻，均可引发本症。治疗应以温阳补血，散寒除湿为主。

二、中医调理方法

（一）自我保健按摩

1. 指揉法施于膝关节周围，约3~5分钟。

2. 按揉内、外膝眼、阳陵泉、阴陵泉、血海、足三里、委中，每穴约3~5分钟。

3. 掌摩法施于膝关节及周围，约5分钟，直至局部有温热感觉为佳。

4. 摇髌骨：拇指与食指分别放于髌骨两侧提起，并左右摇动髌骨。

（二）食疗药膳

1. 日常饮食宜忌

（1）禁忌饮食：控制猪肉、羊肉、动物内脏及油炸食品等高脂肪食物的摄入；避免食用含有色素、添味剂、防腐剂、乳化剂等食物；禁咖啡及过量饮酒。

(2) 饮食选择

主食的选择：小麦、大麦、糯米、粳米、黄豆等、芝麻、胡桃、粟米、小米、黑豆等。

肉食的选择：鸡肉、鹌鹑肉、鸽肉、麻雀肉、狗肉、牛肉、泥鳅、墨鱼、海参、河虾、海虾等。

蔬菜的选择：韭菜、平菇、蘑菇、猴头菇等。

水果的选择：无花果、大枣、龙眼肉、枸杞子、荔枝、葡萄、桑椹等。

2. 常用食疗药膳

羊藿木瓜茶

原料：淫羊藿15g，木瓜12g，甘草9g。

制用方法：将上述三味药加水适量煎汁，或将三味药制成粗末，装入热水瓶内，以沸水泡透即可，每日1剂，不拘时温服。

豨草茶

原料：豨莶草15g。

制用方法：将豨莶草洗净，用水煎煮，去渣取汁即可，每日1剂，不拘时代茶饮。

血筋茶

原料：伸筋草20g，鸡血藤15g。

制用方法：将伸筋草、鸡血藤加水煎煮，取汁即可，每日1剂，不拘时温服。

归活艽生茶

原料：当归10g，独活5g，秦艽6g，桑寄生10g。

制用方法：将上述4味煎水，反复煎2次，去渣留汁，每日1剂，分上、下午2次温饮。

杜仲寄生粥

原料：杜仲15g，桑寄生20g，粳米100g，盐适量。

制用方法：将杜仲、桑寄生用水煮汁，去掉药渣不用。将粳米煮粥，加入药汁，至米熟即可，每日早晚各服1次，用时可加少量盐调味。

（三）推拿按摩疗法

1. 理筋：分别采取仰卧和俯卧的姿势，下肢自然放松直，术者位于一侧，拿、按、揉、滚、摩、振大腿和小腿部，以放松下肢肌肉及软组织。然后用拇指或大鱼际的掌根部在膝关节周围做按、揉、推等手法治疗，力度要适中，治疗时间为10分钟左右。

2. 点穴：膝眼、膝关、曲泉、血海、梁丘、鹤顶、阴陵泉、阳陵泉、阴门、委中、承山。

3. 膝部屈伸活动：患者仰卧位，下肢放松，术者一手握住患肢的踝关节，另一手扶住患膝，做膝关节的被动屈伸活动。

4. 放松：用手掌置膝关节用擦法，以局部有热感为宜。然后两手掌心相对分别置于患肢两侧或前后，自上而下搓动整个患肢两遍。最后自大腿根部向踝部做掌平推法的治疗。

（四）针灸疗法

1. 耳穴疗法

穴位：内分泌、肾上腺、肝、肾、三焦等相应部位。

操作方法：用王不留行籽压穴法，每次选择以上穴位3~5个贴压，每次3~5天，两耳交替进行。

2. 灸法

穴位：大椎、足三里、阴陵泉、犊鼻、膝眼、阳陵泉、阿是穴。

操作方法：每次选3个局部穴位，每穴灸15分钟，每日或隔日1次；或隔姜灸，艾炷如花生米大，每穴6壮，每日1次。

（五）穴位敷贴疗法

头骨膏

原料：乳香、甘草各9g，麻黄12g，透骨草30g，细辛10g。

制用方法：共研细末，取药末适量，用香油少许调成糊状，外敷穴位，上盖纱布，胶布固定，每日换药1次。

祛寒膏

原料：白芥子30g，延胡索、细辛各15g，川乌、草乌、桂枝、川芎、独活各10g，生姜汁适量。

制用方法：共研细末，取药末适量，用生姜汁少许调成膏状，外敷膝眼、血海、梁丘、足三里等穴位上，上盖纱布，胶布固定，每日换药1次。

注意事项：注意贴后局部反应及敷贴时间，以免灼伤皮肤。

膝痛膏

原料：伸筋草20g，透骨草50g，豨签草30g，清风藤、川椒各20g，川乌、红花各10g，川芎15g，刘寄奴、独活各20g，土鳖虫15g，全蝎、蜈蚣各10g，高度白酒适量。

制用方法：共研细末，取药末50g，用白酒加热后调成糊状，装入纱布袋中，趁热外敷患处，上盖保鲜膜，胶布固定。每日热敷2次，每次1小时。

（六）拔罐疗法

1. 留罐法

用闪火法将罐吸拔在梁丘、血海、阳陵泉、阴陵泉、膝眼、悬钟等穴位上，留罐10分钟，每日1次。

2. 刺络拔罐法

对膝关节局部进行常规消毒后，用梅花针叩打10分钟左右，以皮肤潮红渗出血滴为度，然后加拔罐，留罐5~10分钟，每日1次。

（七）刮痧疗法

治疗选穴：阿是穴：局部疼痛点。奇穴：膝眼、鹤顶。胃经：梁丘、足三里。脾经：血海、阴陵泉、三阴交。胆经：阳陵泉。膀胱经：委阳、委中至承山。肾经：阴谷。

操作方法：使用刮痧板的薄缘在所选穴位刮拭，用力稍重。

（八）砭石疗法

1. 用加热的砭板在膝部做温法30分钟。

2. 用砭具在膝部做揉法3~5分钟。

3. 以砭具尖端点按血海、膝关、膝眼、犊鼻、阳陵泉、委中、委阳等穴，每穴2分钟。

（九）药浴疗法

伸筋透骨方

原料：麻黄、透骨草、伸筋草、红花、桑枝、葱白各15g。

制用方法：上药入锅加水适量，共煎汤取汁熏洗膝部，每次20分钟，每日2次。

伸筋活血方

原料：鸡血藤、当归、生姜、伸筋草各50g，赤芍、川断、大黄各30g，乳香、没药、苏木各20g，米醋250ml。

制用方法：上药加水适量煎煮30分钟，趁热熏蒸膝部，待稍凉至皮肤可耐受时，则浸洗或用毛巾蘸药液湿热敷局部，每次30分钟，每日2次。

专家提示

1. 控制行走距离，不穿高跟鞋，注意膝部保暖。
2. 加强伸膝锻炼，防止股四头肌萎缩。
3. 可适度选择游泳、骑车、划船等活动。
4. 避免在坚硬的地面上跑步。

第二十八节　经行腹痛

一、概述

经行腹痛是指女性在月经行经期或其前后，发生下腹部疼痛、坠胀或腰酸痛等症状，常伴有恶心呕吐、头痛、冷汗、两乳胀痛等不适，一般在行经前开始有痛感，逐渐加剧，历时数小时或两三天不等，月经过后疼痛自然消失。中医学认为本症主要病机是气血运行不畅。综合文献报道，经行腹痛大致存在以下几种常见中医证型：

1. 肝郁血瘀型：经行小腹胀痛，经色紫暗有瘀块，乳房胀。
2. 寒湿凝滞型：经行小腹冷痛，月经色黑有瘀块，手足发凉。
3. 肝肾阴虚型：经行小腹隐痛，月经量少，色淡，腰酸。

二、中医调理方法

（一）自我保健按摩

1. 掌揉小腹：用手掌揉摩小腹部，从右上向左下方向，来回循环按摩至小腹有温暖感为宜；

2. 掌摩腰骶：用手掌揉摩腰骶部和大腿内侧20~30次；

3. 指揉特效穴位：用单手的大拇指推揉血海、三阴交、气海、关元、劳宫穴，每次5分钟，每日早晚各1次。

（二）食疗药膳

1. 日常饮食宜忌

（1）月经前2~3日及月经期要避免受寒冷刺激，忌食生冷饮食如冰冻饮料、冰水果，少食性偏寒的食物如绿豆、荸荠、黄瓜、丝瓜、冬瓜、梨、柚子、西瓜、甲鱼等，忌食酸涩食物，如醋拌食物、酸梅、石榴、山楂等。

（2）忌食生姜、大蒜、辣椒、荔枝、狗肉、羊肉、韭菜、葱、酒类、浓茶、咖啡、可可等辛辣及刺激性食物。

（3）不宜吃肥肉、油煎及油炸等油腻食物。

2. 辨证药膳

（1）肝郁血瘀型

益母糖水

原料：益母草30g，红糖10g。

制用方法：上二味用水煎，代茶服，每日1剂，在经前4~5日开始服用。

延胡鸡蛋

原料：鸡蛋2个，延胡索20g，益母草50g。

制用方法：将三者加水一起煮至鸡蛋熟后，剥去鸡蛋外壳继续煮15分钟，然后吃鸡蛋，喝汤代茶，每日1剂，在月经前1周开始服用。

（2）寒湿凝滞型

干姜红枣汤

原料：红枣30g，干姜30g，花椒10g。

制用方法：将前二味加水煎汤，煮沸后加花椒10g，再用文火煮。每日1剂，五剂为1疗程。行经前三天开始服用。

（3）肝肾阴虚型

胡桃肉粥

原料：胡桃肉300g，枸杞150g，粟子150g，大米适量。

制用方法：上药熬米成粥，随意进食，行经前5天开始服用。

注意事项：枸杞不宜久煮，须等粥煮熟后再放。

（三）推拿按摩疗法

1. 日常按摩法

（1）双手掌揉后腰及臀部，力量稍重，反复1~2分钟。两手大拇指点按同侧肾俞穴，并向臀部推行数十次，力量沉重，须产生酸胀之感。双手点按同侧三阴交、血海、劳宫及归来穴，以一手中指按气海、关元、章门穴。

（2）用双手在小腹部做拿提法数次，疼痛敏感点须多施手法，然后双腿同时抬起，坚持片刻再放下，重复20次。再屈膝屈髋，双手抱膝贴近胸部，坚持片刻然后放下重复做20次，掌揉下腹部

1~2 分钟。

（3）用手掌搓揉腰骶部数十次使局部发热。其间点按腰骶部压痛点、志室、双手劳宫穴。

2. 辨证按摩法

用摩法以顺时针方向在小腹部治疗；然后在小腹部、腰骶部行擦法的治疗，以局部有温热感为宜；再点按气海、关元、子宫穴、血海、足三里、三阴交、劳宫、涌泉等穴。

（1）肝郁血瘀型：在其肋弓下缘以双手拇指做分推法治疗，以泻法点章门、期门、中极、地机、太冲。

（2）寒湿凝滞型：擦腰骶部及双足底，均以有温热感为度。以补法加点气海、关元，以泻法点中极、次髎、地机。

（3）肝肾阴虚型：点穴以补法为主，加点膻中、中脘。

（四）针灸疗法

1. 耳穴疗法

取子宫、内分泌、肝、肾、神门、交感等穴，常规消毒，于经前 3~5 天用王不留行籽进行贴压，每日自行按压数次，经期结束后停止。

2. 保健灸法

（1）取中极、关元穴，每穴灸 20 分钟，经前 10 天左右施灸，每日 1 次。

（2）以地机、关元、三阴交等为主穴，疼痛拒按加合谷、中极；乳房胀痛加归来、太冲；腹痛剧烈加次髎；腹痛喜按加肾俞、气海。用温和灸法，每穴 10~30 分钟，每日 1 次，于月经前 5 天开始灸治，也可隔姜灸。

3. 梅花针疗法

以中重度弹刺胸背、腰背、骶部、腹股沟、气海、三阴交、行间、隐白、公孙、太冲等穴，于痛经发生前一周开始。

4. 辨证耳穴疗法

取子宫、内分泌、皮质下、神门、肝、肾，用王不留行籽按压，连续治疗3个月经周期。

（1）肝郁血瘀型：加肝、耳尖放血。

（2）寒湿凝滞型：加脾、缘中。

（3）肝肾阴虚型：加肾、脾、肝；痛剧加交感、皮质下、盆腔。

（五）穴位敷贴疗法

当归吴萸细辛方

原料：当归、吴茱萸、肉桂、细辛各等份。

制用方法：取上药水煎浓缩成糊状，混入溶于适量95%浓度酒精的乳香、没药液，烘干后研细末加樟脑，经前3天取药粉5g，用黄酒数滴拌成糊状，外敷脐中，用伤湿膏固定。药干则调换1次，经行3天后取下，每日1次。

白芥子方

原料：白芥子15g，面粉150g。

制用方法：取白芥子研细与面粉和匀，沸水制饼，取上药饼，趁热贴脐，外以纱布、胶布覆盖固定，可3~4小时换药1次。

干姜延胡止痛方

原料：炒小茴香、干姜、延胡索、炒五灵脂、没药、川芎、当归、生蒲黄、官桂、赤芍各等份。

制用方法：取上药共为极细末，于经前2天，先用盐水清洗肚脐，取上述药粉3g，用醋调成糊状，纳入脐内，外用胶布固定，2日换药1次，连用3次。

（六）拔罐疗法

1. 刺络拔罐法

对局部进行常规消毒后，用梅花针对准次髎穴叩刺，然后用闪火法将罐吸拔在穴位上，留罐15~20分钟，每日1次。

2. 辨证拔罐法

（1）肝郁血瘀型：用闪火法将罐吸拔在气海、中极、太冲、三阴交等穴位上，留罐10~15分钟，每日1次。

（2）寒湿凝滞型：用闪火法将罐吸拔在关元、三阴交、公孙等穴位上，留罐10~15分钟，每日1次。

（3）肝肾阴虚型：用闪火法将罐吸拔在肝俞、肾俞、关元、三阴交等穴位上，留罐10~15分钟，每日1次。

（七）刮痧疗法

治疗选穴：奇穴：双侧子宫。督脉：命门至腰俞。任脉：关元至中极。胆经：双侧肩井。膀胱经：双侧肾俞至白环俞。胃经：双侧足三里。脾经：双侧地机至三阴交。肝经：双侧太冲。

操作方法：使用刮痧板的薄缘在所选穴位刮拭，用力较重。

注意事项：应避开行经期而选择其前后各2周时间内进行。

（八）砭石疗法

1. 经前3天，每天用加热的砭板在小腹及腰骶部做温法30分钟。

2. 用砭具点按肝俞、膈俞、脾俞、胃俞、肾俞、八髎等穴位，每穴2分钟。

3. 用砭具在腰骶处横擦，以热透为度。

（九）药浴疗法

艾叶食盐水

原料：艾叶50g，食盐15g。

制用方法：将二味入锅中，加水适量煎煮20分钟，取药液温洗腰腹部，每日1次。

血藤益母方

原料：香附、红花各10g，鸡血藤100g，川牛膝10g，益母草30g。

制用方法：上药加水适量煎煮30分钟，取药液浸浴或热敷腰腹部。

延胡止痛方

原料：乌药、砂仁、延胡索、香附、木香各10g。

制用方法：上药加水适量煎煮30分钟后取汁，浸浴，每次20分钟，每日1次

（十）药枕疗法

祛寒除痛枕

原料：藿香300g，羌活、防风、元胡各200g，细辛、麻黄、桂枝各100g。

制用方法：分别烘干，共研细末，装入枕芯，制成药枕，睡觉时枕之。

活血定痛枕

原料：生黄芪500g，当归、香附、元胡、蒲黄各200g，生白

术、党参各150g，五灵脂100g，土虫50g。

制用方法：分别烘干，共研细末，装入枕芯，制成药枕，睡觉时枕之。

专家提示

1. 注意保暖，避免淋雨、涉水、受寒等寒性刺激。
2. 经期注意休息，避免剧烈运动，防止过度疲劳。
3. 保持大便通畅，保持心情愉快，避免不良情绪。
4. 保持局部清洁，注意经期卫生，勤换卫生巾和内裤。
5. 适当参加体育锻炼和体力劳动。
6. 经期禁止性生活。

第二十九节　月经不调

一、概述

月经不调是指女性的月经周期、经期、经量、经色、经质的某些异常改变，常伴有少腹胀满、腰酸痛、心烦意乱、头晕、心悸、睡眠不安、疲倦等不适。中医学认为本症与肝、肾、脾有密切的关系。综合文献报道，月经不调大致存在以下几种常见中医证型：

1. 气虚：月经周期缩短，月经提前，月经量多，色淡、质稀。
2. 血热：月经周期缩短，月经提前，月经量多，色紫、质稠。
3. 血虚：月经周期延长，月经延后，月经量少，色淡、心悸。
4. 血瘀：月经周期延长，月经延后，月经量少，色暗、腹痛。
5. 肾虚肝郁：月经先后无定期。

二、中医调理方法

（一）食疗药膳

1. 辨证食养

（1）气虚血热型

宜食龟、鳖、鸭肉、牛肉、鸡蛋、淡菜、柑橘、胡萝卜、莲子、牛奶、赤小豆等清淡和高蛋白的食物。

偏气虚者：选食山药、扁豆、芡实、龙眼肉、牛肉、鸡肉、红枣等；

偏血热者：选食芹菜、藕、荸荠、茶叶、荠菜、鸡冠花等。

（2）血虚血瘀型

多吃猪肝、牛筋、鸡肉、海参、黄鳝、乌贼鱼、龙眼肉、牛肉、大枣等营养丰富的食物，可分别选用人参、红枣、鸡汁、牛奶、芝麻、枸杞、动物肝等与大米煮粥。

血虚型：选食龙眼肉、桑椹、芝麻、莲子、山药、鸡肉、牛肉、红枣、红糖等。

血瘀型：宜用生姜、红糖、山楂、羊肉、狗肉等。

（3）肾虚肝郁型

多吃鹌鹑、鸡肉、鸟蛋、麻雀、狗肉、羊肉、羊肾、鸡肉、核桃仁、玫瑰花、桂花、麦芽、橘饼、韭菜等。

2. 辨证药膳

（1）气虚血热型

老藕猪肉汤

原料：老藕250g，猪肉200g。

制用方法：共煮汤，每日1次，月经期连服5日。

木耳砂糖水

原料：黑木耳30g，白砂糖15g。

制用方法：木耳微火炒香，加水文火煮汤，调白砂糖食用。

（2）血虚血瘀型

归地烧羊肉

原料：羊肉500g，当归15g，熟地15g，干姜10g。

制用方法：羊肉洗净切块入沙锅内，加入当归、熟地、干姜，红烧至熟烂食用。

（3）肾虚肝郁型

天冬红糖水

原料：天冬30g，红糖适量。

制用方法：天冬洗净，入沙锅内加水3碗，煎成1碗，加红糖适量再煮沸，温服，每日1次，连用数日。

（二）推拿按摩疗法

1. 患者仰卧位，在其小腹部行按法、揉法、摩法和擦法的治疗，然后在腰部做横擦法的治疗，使局部有热感为宜。

2. 点穴：关元、中极、子宫、冲门、气冲、天枢、地机、血海、水泉。

（三）针灸疗法

1. 耳穴疗法

取子宫、卵巢、内分泌、肝、脾、肾等穴，以王不留行籽贴压，胶布固定，3~5天双耳轮换。

2. 辨证灸法

艾条温和灸关元、血海、三阴交，每次10~15分钟，每日1次。

(1) 气虚血热型：加归来、中极。

(2) 血虚血瘀型：加气海、足三里。

(3) 肾虚肝郁型：加行间。

(四) 穴位敷贴疗法

当归川芎敷脐调经方

原料：当归、红花、川芎、月季花各15g。

制用方法：共研细末，用茶水调成糊状，取药糊适量，敷肚脐部，纱布覆盖、胶布固定，每日换1次，连用5~7天。

人参五味麦冬方

原料：人参20g，五味子20g，麦冬20g，黄芪40g，当归20g，熟地30g，鹿茸15g，菟丝子40g，丹参30g，香附20g。

制用方法：共研细末，瓶装，密封。用时取上药10g，加适量水调成糊状，涂于神阙穴，纱布覆盖，胶布固定，3天换药1次。

(五) 拔罐疗法

1. 走罐法

在下腹部涂适量润滑油，用闪火法将罐吸拔在腹部，沿任脉来回拉动火罐，至皮肤出现红色瘀血为度，然后变换体位，用同样方法在督脉的命门至腰俞，足太阳膀胱经肾俞至次髎来回拉动火罐，每次15分钟，每日1次。

2. 辨证拔罐法

(1) 气虚型：用闪火法将罐吸拔在关元、气海、足三里、脾俞等穴位上，留罐10~15分钟，每日1次。

（2）血虚型：用闪火法将罐吸拔在脾俞、胃俞、中极、阴陵泉等穴位上，留罐10～15分钟，每日1次。

（3）血瘀型：用闪火法将罐吸拔在合谷、三阴交、血海等穴位上，留罐10～15分钟，每日1次。

（4）肾虚肝郁型：用闪火法将罐吸拔在肝俞、肾俞、三阴交等穴位上，留罐10～15分钟，每日1次。

（六）刮痧疗法

治疗选穴：督脉：腰阳关。任脉：气海至关元。膀胱经：双侧膈俞至肾俞。肝经：双侧期门、太冲。脾经：双侧地机至三阴交。胃经：双侧天枢至归来。肾经：双侧照海。

操作方法：使用刮痧板的厚缘在所选穴位刮拭，用力较轻，使局部出现淡紫色痧斑。

注意事项：避开行经期，选择每次月经前2周开始，至月经期结束。

（七）药浴疗法

益母草方

原料：益母草50g。

制用方法：加水适量煎煮20分钟后取汁，温洗小腹部。

香附吴萸液

原料：吴茱萸、香附各20g，杜仲、益母草各30g。

制用方法：加水适量，煎煮30分钟后取药液，温洗小腹部。

（八）药枕疗法

益气调经枕

原料：葛根、生白术、当归、黄精各500g，党参、巴戟天各200g，升麻100g。

制用方法：分别烘干，共研细末，装入枕芯，制成药枕，睡觉时枕之。

疏肝调经枕

原料：柴胡、合欢皮、乌药各500g，香附、当归、木香、川芎、佩兰各400g。

制用方法：分别烘干，共研细末，装入枕芯，制成药枕，睡觉时枕之。

养血调经枕

原料：丹参1000g，川芎、当归、熟地、白芍各200g。

制用方法：分别烘干，共研细末，装入枕芯，制成药枕，睡觉时枕之。

益肾调经枕

原料：巴戟天1000g，大附子、炮姜、黄精各500g，细辛、川椒、大茴香、肉桂各200g。

制用方法：分别烘干，共研细末，装入枕芯，制成药枕，睡觉时枕之。

专家提示

1. 保持心情舒畅，避免不良情绪刺激。
2. 生活规律，注意锻炼身体，增强体质。

3. 不宜过食生姜、辣椒、胡椒、蒜、冷饮等辛辣及寒凉食物。

4. 注意寒温变化，避免受寒、雨淋、曝晒等。

5. 月经期间注意休息，避免过度劳累及剧烈活动。

6. 房事要节制，注意经期卫生。

第三十节　白带异常

一、概述

白带异常是指女性的白带在量、色、性状及气味等方面发生异常变化而出现的相关症状，可伴有腰腹胀痛、身倦乏力、小腹坠痛及头晕等症状。中医学认为本症主要发病机制为湿浊下注，与脾虚、肾虚、湿热下注、湿毒内侵因素有密切关系。综合文献报道，白带异常大致存在以下几种常见中医证型：

1. 脾虚：带下色白、清稀、量多、无臭，乏力，面色淡白，大便稀溏。

2. 肾虚：带下清稀、量多，手脚发凉，腰膝酸痛。

3. 湿热：带下黄绿如脓、或夹血液、异味，阴部瘙痒。

二、中医调理方法

（一）自我保健按摩

1. 推摩小腹：用自己的手掌在小腹部作环形推摩法 40 ~ 50 次，推摩时应先将掌心搓热再进行。

2. 点按特效穴位：按压气海、大巨、阴陵泉、三阴交各 1 分钟。

3. 掌搓腰骶：用手掌搓腰骶部及大腿内侧各 20 ~ 30 次，早晚各做 1 次。

（二）食疗药膳

1. 日常饮食宜忌

（1）不宜大量吃海鲜、肥肉、鸡、鹅、猪头肉等腥荤食物；

（2）不宜吃油煎、油炸、肥肉等油脂过多食物；

（3）不宜吃辣椒、葱、蒜、姜、酒等辛辣刺激性食物。

2. 辨证食养

（1）脾虚型：宜吃红薯、土豆、芋头、山药、白扁豆、莲子、白果仁、薏苡仁、蚕豆、绿豆、黑木耳、豇豆、芹菜、龟肉、乌鸡、红枣、芡实、荷叶等。

（2）湿热型：饮食宜清淡，忌辛辣、燥热食物，可多吃新鲜蔬菜，如芹菜、黄花菜、冬瓜、西瓜、苋菜、马兰头、绿豆、赤小豆、荸荠、紫菜、茭白、藕、马齿苋、山楂等。

（3）肾虚型：宜吃羊肉、狗肉、海参、栗子、核桃肉、韭菜、桂皮等。

（4）身体虚弱者应补充营养、增强体质，宜吃牛奶、鸡蛋、豆浆、瘦肉、动物内脏等。

3. 辨证药膳

（1）脾虚型

白扁豆煨猪肚

原料：白扁豆100g，猪肚1个。

制用方法：将白扁豆纳入猪肚内，炖服，常食用。

墨鱼炖猪肉

原料：墨鱼二条，瘦猪肉250g。

制用方法：将墨鱼洗净同瘦猪肉一起炖熟加食盐调味，每天1次。

山豆糖茶

原料：山药、白扁豆各20g，白糖适量。

制用方法：先将白扁豆炒至黄色，捣碎，山药切片，加水同煎汤，取汁加糖，搅溶即可，每日1剂，代茶饮。

(2) 肾虚型

干贝韭菜饮

原料：淡菜（干贻贝）30g，韭菜50g，黄酒适量。

制用方法：将淡菜（干贻贝）用黄酒浸洗一遍，与切好的韭菜一起煮熟后共服，每日1剂，经常服用效果好。

苁蓉茶

原料：肉苁蓉20g。

制用方法：将肉苁蓉以水煎，取汁即可，每日1剂，早、晚各服1次。

(3) 湿热型

菊花菜蛋汤

原料：菊花菜200g，鸡蛋1个。

制用方法：将菊花菜与鸡蛋煮汤饮，常用。

双花止带茶

原料：鲜鸡冠花30g，扁豆花6g。

制用方法：将扁豆花晒干研末，用鸡冠花煎汤送服，每日1剂，连服数日。

(三) 推拿按摩疗法

1. 日常按摩法

取仰卧位，术者用手掌推揉小腹部数次，接着按压气海，再用双拇指相对按压带脉，后以手掌按揉大腿内侧数次，痛点部位应多施手法，以皮下组织有热感为度。并点按血海、阴陵泉、三阴交等穴。再取俯卧位，术者用手掌揉腰骶部数次，然后揉点阳关穴。再以手掌搓腰骶部2~3分钟。

2. 辨证按摩法

在腰骶部做擦法治疗，以局部有温热感为宜。再点按上脘、中脘、下脘、章门、期门、京门、气海、关元、中极、子宫、带脉、血海、阴陵泉、三阴交、气冲等穴。

(1) 脾虚型

在上腹部以逆时针方向行摩法至有温热感，点穴时以补法为主，加点足三里、丰隆。

(2) 肾虚型

在下腹部采用顺时针方向摩法治疗，然后在双足底涌泉穴处做擦法治疗，以局部感到发热为宜，点穴时均采用补法。

(3) 湿热型

在肋弓下缘以双手拇指做分推法治疗，再以拇指置于耳根后部，自上而下行推法治疗20遍，点穴以泻法为主。

(四) 针灸疗法

1. 耳穴疗法

取内生殖器、盆腔、内分泌、肾上腺、脾、肾、肝、三焦、外生殖器等穴点，双耳可轮流取穴4~5个，以王不留行籽贴压，直压或对压手法，每天治疗1次。

2. 灸法

艾条灸命门、神阙、中极、隐白、带脉等穴，每次10~15分钟，每日1次。

3. 梅花针疗法

取腰背、骶部、下腹部、腹股沟，重点刺腰背部并配合关元、肝俞、胆俞，以中度刺激弹刺。

（五）穴位敷贴疗法

1. 脾虚型

理中散

原料：党参10g，白术7g，干姜5g，甘草3g。

制用方法：上药共研细末，取药2~5g填脐，胶布固定，1日1换。

白术茯苓止带方

原料：炒白术、茯苓、红花、炒鸡冠花（醋炒）、荷叶炭各3g，净黄土30g，白酒适量。

制用方法：上药共研细末，加醋、酒适量拌匀制成饼，敷脐，每日1次。

2. 肾虚型

白芷芡实治带方

原料：桑螵蛸30g，白芷20g，芡实25g。

制用方法：上药共研细末，加米醋或黄酒调成糊状，取药糊适量，敷于脐部，盖以清洁纱布并用胶布固定，每日换药1次。

（六）拔罐疗法

1. 走罐法

在局部涂适量润滑油，用闪火法将罐吸拔在腹部，沿任脉来回拉动火罐，至皮肤出现红色瘀血为度，然后变换体位，用同样方法在督脉的命门至腰俞，足太阳膀胱经肾俞至次髎来回拉动火罐，每次15分钟，每日1次。

2. 辨证拔罐法

（1）脾虚型：用闪火法将罐吸拔在足三里、脾俞、丰隆等穴位上，留罐10~15分钟，每日1次。

（2）肾虚型：用闪火法将罐吸拔在肾俞、带脉、关元等穴位上，留罐5分钟，每日1次。

（3）湿热型：用闪火法将罐吸拔在血海、带脉、阴陵泉等穴位上，留罐10~15分钟，每日1次。

（七）刮痧疗法

治疗选穴：督脉：腰俞；任脉：气海至中极；膀胱经：双侧肾俞至关元俞、上髎至下髎；胆经：双侧带脉；心包经：双侧间使；胃经：双侧丰隆；肝经：双侧太冲至行间；脾经：双侧阴陵泉至三阴交；肾经：双侧照海。

操作方法：体实者，使用刮痧板的薄缘在所选穴位刮拭，用力较重；体虚者使用刮痧板的厚缘在所选穴位刮拭，用力较轻。

（八）砭石疗法

1. 用砭具在腰部腰阳关与命门穴之间来回做擦法，以热透为度。
2. 用砭具在腰侧部带脉穴处做摩法10分钟。

（九）药浴疗法

1. 肾虚型

椒艾公英液

原料：蜀椒15g，蒲公英15g，艾叶15g。

制用方法：上药入锅中，加水1500ml煎煮20分钟，将药汁倒入盆中，局部熏洗10～25 分钟（水温以 60℃左右为宜），每日 1 剂。

2. 湿热型

黄柏苦参液

原料：黄柏 15g，苦参 15g，忍冬藤 30g。

制用方法：上药入锅中，加水 1500ml 煎煮 20 分钟，将药汁倒入盆中，熏洗局部 10～25 分钟（水温以 60℃左右为宜），每日 1 剂，煎 2 次熏洗。

专家提示

1. 保持乐观情绪。
2. 忌食辛辣、油腻之物。
3. 劳逸结合，多进行适当体育锻炼。
4. 生活规律，养成良好的生活习惯。
5. 阴部保持清洁卫生，经期、产褥期、流产之后尤其要注意。
6. 洗浴用具卫生，提倡淋浴，避免公共浴室的盆浴。

主要参考文献

黄其春．亚健康的产生及其解决对策．广西中医学院学报，2002，5（3）：628.

王琦．调治亚健康状态是中医学在21世纪对人类的新贡献．北京中医药大学学报，2001，24（2）：1～4.

Fukuda. Complete text of revised case definition. Annals of Internal Medicine，1994，121（12）：953～959.

赵瑞芹，宋振峰．亚健康问题的研究进展．国外医学·社会医学分册，2002，19（1）：10～131.

陈青山，王声涌，荆春霞，等．应用Delphi法评价亚健康的诊断标准．中国公共卫生，2003，19（12）：1467～1468.

沈澄，杜筱丽，崔常英，等．空勤疗养员“第三状态”分析探讨．中国疗养医学，2002，11（4）：103～104.

温海辉，黄飞雁，陈思东，等．深圳市龙岗区坪地外来工亚健康状态的研究．广东药学院学报，2003，19（4）：379～380.

于红，王明皓，罗浩，等．北京市民养生保健状况调查．中国医药学报，2004，19（1）：8～10.

卢建华，吴建国，吴静娜，等．构建适合中国国情的健康管理体系．中国全科医学，2009，12（2A）：212～215.

陈建勋，马良才，于文龙，等．“健康管理”的理念和实践．中国公共卫生管理，2006，22（1）：7～9.

何赛萍．小毛小病不求医．杭州：浙江科技出版社，2002

王其先．百病调治宜忌大全．呼和浩特：内蒙古人民出版社，2001

周敦华．百病与禁忌．上海：上海中医药大学出版社，1998

主要参考文献

王烈．百姓最佳生活疗法．北京：中国城市出版社，2002
姜建华，等．保健按摩．杭州：浙江大学出版社，2001
刘道清．病人饮食禁忌．石家庄：河北科学技术出版社，2006
唐瑞．常见病家庭运动疗法．哈尔滨：黑龙江科学技术出版社，2002
漆浩．二十世纪中医药最佳处方·五官科卷．北京：学苑出版社，2002
李洪涛，等．防病辨病与食疗．北京：中国医药科技出版社，2001
谢炜，等．非处方药疗法．广州：华南理工大学出版社，2000
栾同芳．非处方医疗．青岛：青岛出版社，2000
张孝蒿．家庭按摩顶尖手法与高超技巧．北京：中国言实出版社，2005
曾强．家庭保健药茶配制．北京：华文出版社，2002
赵立科，等．家庭实用非药物疗法．北京：气象出版社，2000
叶景华．简明中医临床诊治手册．上海：上海中医药大学出版社，2006
王秀芬，等．临床常见病的中药治疗．石家庄：河北科学技术出版社，2008
洪蕾．中医养生学．重庆：重庆出版社，2008
周立红，等．小病自己治．哈尔滨：黑龙江科学技术出版社，2002
齐凤军．人体全息诊疗大法．北京：中国医药科技出版社，1998
冯善祥．实用推拿按摩．北京：新时代出版社，1999
冯淑兰．中老年人中医针灸按摩保健．北京：中医古籍出版社，2006
徐平．家庭保健推拿．上海：文汇出版社，2001
程爵棠．耳穴疗法治百病．北京：人民军医出版社，2005

管遵信. 耳穴治疗. 北京：中国中医药出版社，2002
林涛. 人人会压耳穴（健康生活丛书）. 北京：学苑出版社，2005
林琳，等. 灸疗治百病. 北京：科学技术文献出版社，2007
闵晓俊，等. 灸疗法百病妙治. 北京：人民军医出版社，2002
赵立岩. 实用中医天灸疗法. 北京：人民卫生出版社，2008.8
程爵棠，等. 穴位敷贴治百病（第2版）. 北京：人民军医出版社，2007
刘广霞. 穴位敷贴疗法. 合肥：安徽科学技术出版社，2000
欧阳颀，等. 图解敷贴疗法. 北京：人民军医出版社，2007
常宇，等. 拔罐治百病. 北京：科学技术文献出版社，2007
费兰波. 拔罐疗法保健. 北京：科学技术文献出版社，2002
王敬，等. 中国刮痧健身法大全. 北京：北京科学技术出版社，1997
卢虎英. 人人会刮痧·家庭保健刮痧疗法. 北京：学苑出版社，2005
李琳. 刮痧疗法（中华自然疗法图解丛书）. 武汉：湖北科学技术出版社，2001
梅晓芳. 实用亚健康经络调理法. 北京：人民军医出版社，2008
秋雨. 针灸、按摩、拔罐、刮痧特效疗法. 北京：中国画报出版社，2008
耿引循，等. 实用砭石疗法. 北京：学苑出版社，2007
盖国忠. 药枕治百病. 长春：吉林科学技术出版社，1998
尚志华，等. 药浴药酒疗病秘典. 郑州：中原农民出版社，2007